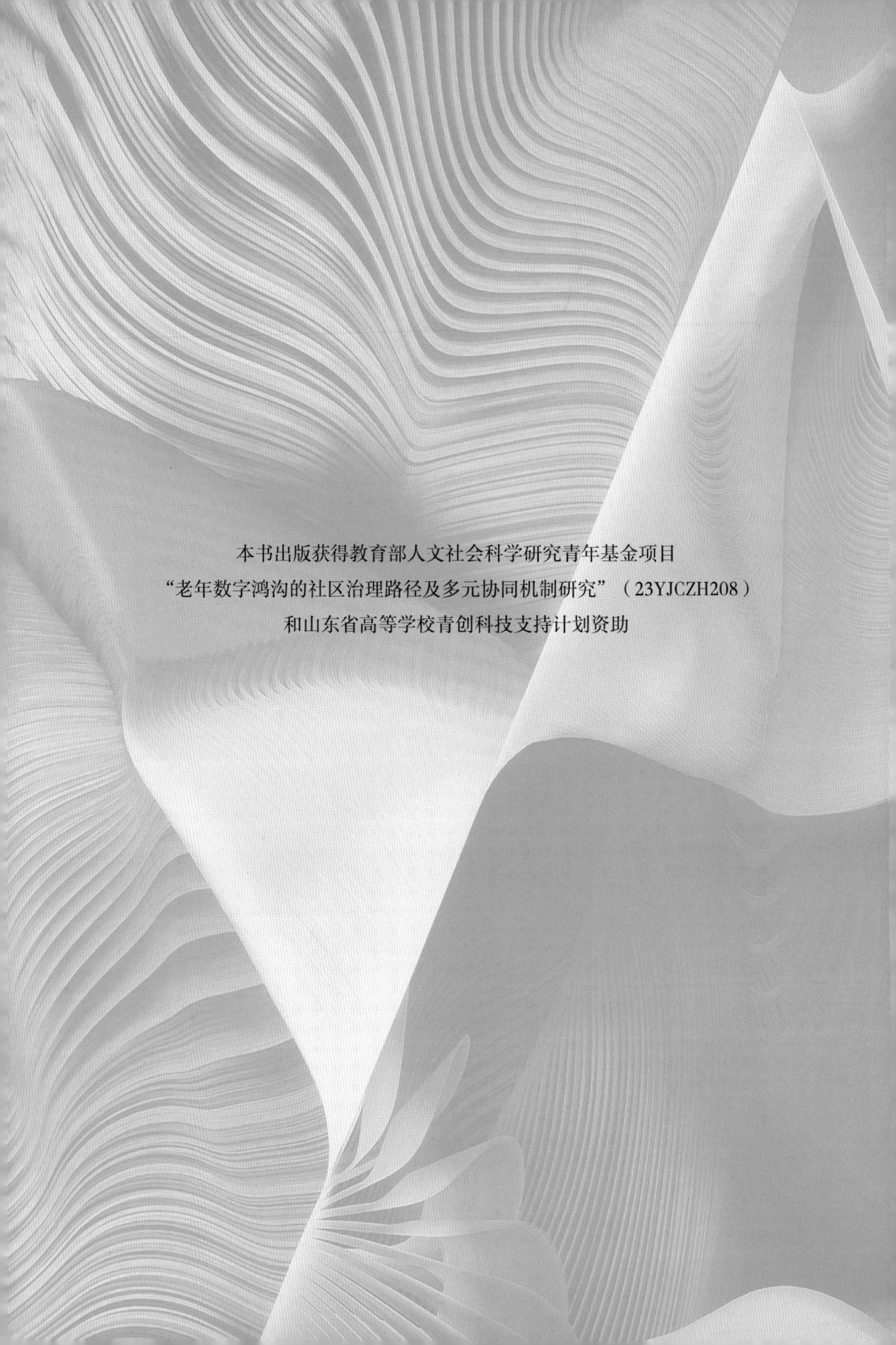

本书出版获得教育部人文社会科学研究青年基金项目
"老年数字鸿沟的社区治理路径及多元协同机制研究"（23YJCZH208）
和山东省高等学校青创科技支持计划资助

Mental Health and Social Support System among the Community Dwelling Older Adults with Functional Limitation

社区居家失能老年人精神健康的社会支持体系

王建云 著

中国社会科学出版社

图书在版编目（CIP）数据

社区居家失能老年人精神健康的社会支持体系／王建云著. -- 北京：中国社会科学出版社，2025. 5.
ISBN 978-7-5227-4950-1

Ⅰ．R161.7；D669.6

中国国家版本馆 CIP 数据核字第 202533C8A5 号

出 版 人	赵剑英	
责任编辑	侯苗苗	
责任校对	刘　娟	
责任印制	郝美娜	
出　　版	中国社会科学出版社	
社　　址	北京鼓楼西大街甲 158 号	
邮　　编	100720	
网　　址	http：//www.csspw.cn	
发 行 部	010-84083685	
门 市 部	010-84029450	
经　　销	新华书店及其他书店	
印刷装订	北京君升印刷有限公司	
版　　次	2025 年 5 月第 1 版	
印　　次	2025 年 5 月第 1 次印刷	
开　　本	710×1000　1/16	
印　　张	16.5	
字　　数	271 千字	
定　　价	98.00 元	

凡购买中国社会科学出版社图书，如有质量问题请与本社营销中心联系调换
电话：010-84083683
版权所有　侵权必究

目 录

第一章　绪论 …………………………………………………… 1

　第一节　选题背景和研究意义 ……………………………………… 1
　第二节　国内外研究综述 …………………………………………… 10
　第三节　研究设计 …………………………………………………… 33

第二章　核心概念界定与研究的理论基础 ……………………… 39

　第一节　核心概念界定 ……………………………………………… 39
　第二节　研究的理论基础 …………………………………………… 49
　第三节　分析框架构建 ……………………………………………… 59

第三章　社区居家失能老年人精神健康及其社会支持质性研究 … 61

　第一节　社区居家失能老年人精神健康社会支持的研究设计 …… 61
　第二节　社区居家失能老年人精神健康的维度划分及其要素 …… 68
　第三节　社区居家失能老年人精神健康社会支持的需求分析 …… 77
　第四节　社区居家失能老年人精神健康社会支持的影响机理 …… 86
　本章小结 ……………………………………………………………… 102

第四章　社区居家失能老年人精神健康的社会支持实证研究 … 103

　第一节　社区居家失能老年人精神健康的社会支持的
　　　　　实证框架 …………………………………………………… 103
　第二节　社区居家失能老年人认知功能的社会支持研究 ………… 125
　第三节　社区居家失能老年人抑郁情绪的社会支持研究 ………… 135
　第四节　社区居家失能老年人生活满意度的社会支持研究 ……… 144
　本章小结 ……………………………………………………………… 153

第五章　社区居家失能老年人精神健康社会支持存在问题及原因分析 ……… 156

第一节　社区居家失能老年人精神健康社会支持存在的问题分析 ……………………………………………… 156

第二节　社区居家失能老年人精神健康社会支持存在问题的原因分析 …………………………………………… 170

本章小结 ………………………………………………… 176

第六章　完善社区居家失能老年人精神健康社会支持体系的建议 ………………………………………………… 178

第一节　协调社区居家失能老年人精神健康社会支持的多元主体 ………………………………………… 178

第二节　满足社区居家失能老年人精神健康社会支持的客体诉求 ………………………………………… 190

第三节　丰富社区居家失能老年人精神健康社会支持的内容 …………………………………………………… 192

第四节　推进社区居家失能老年人精神健康社会支持的路径信息化 ……………………………………… 197

本章小结 ………………………………………………… 206

第七章　结论与研究展望 …………………………………… 207

第一节　主要结论 ……………………………………… 207

第二节　创新点 ………………………………………… 209

第三节　研究不足及未来展望 ………………………… 210

附　录 …………………………………………………… 212

附录一：我国失能老年人精神健康社会支持有关的政策法规汇总表 …………………………………… 212

附录二：社区居家失能老年人精神健康及其社会支持访谈提纲 ………………………………………… 214

附录三：调研对象汇总表 ……………………………… 216

附录四：社区居家失能老年人精神健康及其社会支持访谈
　　　　编码表（节选） ·· 220
附录五：长期护理保险制度试点城市名单 ······················ 225
附录六：访谈材料编码过程 ·· 226

参考文献 ·· 227

后　记 ·· 253

图目录

图1-1	技术路线	37
图2-1	社区居家失能老年人的概念架构	44
图2-2	基于需求层次理论的社区居家失能老年人精神健康社会支持需求	51
图2-3	社区居家失能老年人精神健康社会支持网络分析	54
图2-4	基于福利多元主义的社区居家失能老年人精神健康的社会支持	56
图2-5	基于压力理论的社区居家失能老年人精神健康社会支持分析	58
图2-6	社区居家失能老年人精神健康社会支持分析框架	59
图3-1	深度访谈的样本选择	63
图3-2	扎根理论研究流程	65
图3-3	社区居家失能老年人精神健康社会支持的需求分析	77
图3-4	基于扎根理论的社区居家失能老年人精神健康社会支持分析框架	87
图3-5	社会支持对社区居家失能老年人精神健康的影响	89
图3-6	社区居家失能老年人精神健康状况及社会支持动态变化示意	99
图4-1	实证样本选择	110
图4-2	2011—2018年社区居家失能老年人精神健康状况变化	123
图6-1	福利多元主义的社区居家失能老年人精神健康的社会支持路径	199
图6-2	大数据驱动的社区居家失能老年人自助、互助与辅助关系	205

表目录

表号	标题	页码
表2-1	ADL量表（Barthel指数）	41
表2-2	日常生活活动量表国际指标和本书概念操作化	42
表2-3	医学、心理学和社会学对精神健康研究侧重点的比较	45
表2-4	基于福利多元主义的社区居家失能老年人精神健康的社会支持	55
表3-1	社区居家失能老年人访谈对象描述性统计（N=72）	63
表3-2	访谈资料原始文本和初始编码	66
表3-3	部分编码节点的一致性百分比	68
表3-4	社区居家失能老年人精神健康维度的轴心式编码	69
表3-5	社区居家失能老年人精神健康社会支持需求的轴心式编码	78
表3-6	社区居家失能老年人精神健康社会支持的轴心式编码	88
表4-1	中国版简易精神状态检查量表	112
表4-2	社区居家失能老年人精神健康的抑郁情绪测量	113
表4-3	主要变量缺失情况及赋值	117
表4-4	变量的描述性统计（N=1121）	121
表4-5	2011—2018社区居家失能老年人精神健康状况变化	123
表4-6	社区居家失能老年人认知功能的社会支持回归分析	127
表4-7	不同失能等级社区居家失能老年人认知功能的社会支持回归分析	129
表4-8	分城乡、性别、年龄的社区居家失能老年人认知功能的社会支持回归分析	131
表4-9	社区居家失能老年人抑郁情绪的社会支持回归分析	135
表4-10	不同失能等级社区居家失能老年人抑郁情绪的社会支持回归分析	138

表 4-11　分城乡、性别、年龄的社区居家失能老年人抑郁情绪的
　　　　社会支持回归分析 …………………………………… 140
表 4-12　社区居家失能老年人生活满意度的社会支持回归分析 …… 144
表 4-13　不同失能等级社区居家失能老年人生活满意度的社会
　　　　支持回归分析 …………………………………………… 148
表 4-14　分城乡、性别、年龄的社区居家失能老年人生活满意度的
　　　　社会支持回归分析 ……………………………………… 149
表 4-15　社区居家失能老年人精神健康的社会支持研究假设验证
　　　　情况汇总 ………………………………………………… 153
表 6-1 　社区居家失能老年人精神健康社会支持的责任分工………… 180

第一章 绪论

第一节 选题背景和研究意义

一 选题背景

随着老龄化程度的加深,我国老年人数量不断增加,失能老年人群体也越来越大。为获得"天伦之乐",大多数失能老年人选择社区居家养老模式。社区居家失能老年人是老年社会的弱势群体,不仅面临身体衰老、生理机能下降和疾病困扰等生理问题,也面临社会角色转换、社会地位下降、社会参与减少带来的孤独感、无用感、抑郁、落寞感等不良的情绪。此外,部分社区居家失能老年人还可能因家庭关系不和、丧偶或子女去世等,产生不良的情绪和恶劣的心境,导致失能老年人精神空虚、精神失常,甚至威胁失能老年人的生命安全。精神健康不仅影响失能老年人健康预期寿命,而且直接关系到失能老年人的健康价值、生活质量和家庭幸福。①

与社区居家健康老年人相比,失能限制了老年人的外出和社会参与,减少了老年人与朋友、邻里的交流,社区居家失能老年人有更多的孤独感和自卑感,在精神健康方面承受着常人难以想象的压力。与机构养老的失能老年人相比,社区居家失能老年人分散居住,难以获得正式社会支持,有较高的精神健康风险。

在传统文化中,社区居家失能老年人的精神健康服务是私人事务或家庭事务,由子女和配偶提供家庭精神慰藉,亲朋好友、社区邻里提供

---

① 穆光宗:《老龄人口的精神赡养问题》,《中国人民大学学报》2004年第4期。

精神互助等非正式社会支持。但是随着城市化进程加快及人口流动增多，代际居住空间分离，子女忙于工作难以有足够的时间和精力照护失能老年人，更缺乏与失能老年人精神交流沟通，难以提供精神关爱和精神慰藉服务；社区邻里和亲朋好友的精神支持也因居住距离而难以维系。此外，由于计划生育政策带来的家庭结构核心化、小型化以及女性劳动力就业增多，社区居家失能老年人的照料人力资源减少，家庭功能弱化。因此，当非正式社会支持难以满足社区居家失能老年人的精神健康服务需求时，社区居家失能老年人的精神健康就从个人风险升级为社会风险，需要国家的正式社会支持，弥补非正式社会支持的不足，维持社会的稳定和谐。

我国现有的社区居家失能老年人精神健康的社会支持体系尚未建立健全，正式社会支持难以保障失能老年人日益增长的精神健康服务需求。一是政府部门主导的社会保障制度关注的重点是物质保障和服务保障，如养老保险、医疗保险、长期护理保险和社区服务，很少关注精神健康保障。二是我国现有的养老机构和社会组织的数量较少，难以满足数量庞大的社区居家失能老年人群体精神健康服务需求，且难以弥补失能老年人对含饴弄孙、天伦之乐生活的向往。因此，为应对社区居家失能老年人日益增长的精神健康服务需求，亟须构建正式和非正式社会支持主体相结合的社区居家失能老年人精神健康社会支持体系，实现从精神健康救助、精神健康慰藉到精神健康福利的发展。

（一）社区居家失能老年人规模不断扩大

我国老年人口数量快速增加，人口老龄化趋势不断加快。2023年年底，我国60岁及以上老年人数量为2.96亿人，占总人口的21.1%；65周岁及以上2.16亿人，约占15.4%。① 机构养老、社区养老和家庭养老是我国主要的养老模式，约90%以上的老年人选择了社区居家养老模式，失能老年人也不例外。

随着我国人口老龄化的快速推进，老年人寿命延长与自理能力下降并存。高龄老年人增多且老年人生理机能退化速度加快，社区居家失能老年人群体不断扩大。据统计，2015年我国城乡老年人的失能率在

---

① 民政部　全国老龄办：《2023年度国家老龄事业发展公报》，2024年10月11日，http://www.gov.cn/lianbo/bumen/202410/content_6979487.htm，2025年1月8日。

10.48%—13.31%。① 2017年我国老年人群体中约4500万是失能失智老年人，预计21世纪50年代我国失能失智老年人数将达到1亿人左右。② 我国65岁以上老年人预期轻度失能时间是4.42年、中度失能的时间是0.88年、重度失能的时间是0.63年。③

（二）社区居家失能老年人精神健康问题日益凸显

随着社会经济的快速发展、人民生活水平的不断提高，我国社区居家失能老年人的物质需求和服务需求得到极大的满足。与之相对应的是，伴随失能老年人身体机能逐渐衰退的认知障碍、抑郁情绪等精神健康问题的频发，老年人的精神健康保障逐渐被提上议事日程。近年来，人们的压力逐渐增大，精神卫生疾病的疾病种数和患病人群不断扩大。中国患有焦虑、抑郁和强迫症等精神类疾病的人口约有1.73亿人，但曾接受专业精神疾病治疗的人口仅为0.15亿人，约有91.32%从未接受过专业的治疗。④

常见的老年人精神障碍有"老年痴呆"、抑郁、焦虑、社交障碍、偏执症等。⑤ 其中，抑郁和认知障碍已成为老年人易患的精神障碍。我国85%的老年人存在不同程度精神健康问题，⑥ 患心理障碍的老年人约占27%，患老年痴呆症的约占0.75%。有专家指出，我国老年痴呆患者达到880万人，65岁及以上老年痴呆患病率为5.56%；预计到2040年，超过2200万人将患老年痴呆症。⑦ 有研究表明，全球老年抑郁发病率为

---

① 张文娟、魏蒙：《中国老年人的失能水平到底有多高？——多个数据来源的比较》，《人口研究》2015年第3期。

② 《我国失能失智老人近半亿长护险需求强劲亟需扩面》，中国经济网，2018年7月13日，http://www.ce.cn/xwzx/gnsz/gdxw/201807/13/t20180713_29736304.shtml，2020年11月24日。

③ 张立龙、张翼：《中国老年人失能时间研究》，《中国人口科学》2017年第6期。

④ 《世界精神卫生日：中国约1.73亿人有精神疾病小心身体发出的报警信号》，2019年10月10日，http://news.jstv.com/a/20191010/89f1fcd4fbfe428ea8934c09ae3fe4c4.shtml，2020年10月13日。

⑤ Zarit S. H., Zarit J. M., "Mental Disorders in Older Adults: Fundamentals of Assessment and Treatment", *Journal of Psychosocial Nursing & Mental Health Services*, Vol. 37, No. 7, 2011, pp. 45-46.

⑥ 周勇：《美国精神健康领域社会工作及其对中国的启示》，《四川大学学报》（哲学社会科学版）2010年第3期。

⑦ 《最新研究！我国65岁以上老年期痴呆患病率达5.56%！》，搜狐网，2018年12月2日，https://www.sohu.com/a/279176066_100084081，2020年11月24日。

10%—20%，且呈现逐年增加的趋势。① 中国老年人抑郁患病率高达23.6%。② 与韩国和日本等发达国家的老年人抑郁症患病率相比，我国老年人抑郁症患病率明显较高。③

失能是长期的、不可逆的。虽然尚没有关于社区居家失能老年人精神疾病的统计，但失能给老年人带来了大量的社会隔离并减少了社会参与，社区居家失能老年人的精神健康问题更值得关注。社区居家失能老年人因生活自理能力受限、机体活动能力下降而无法独立进行基本日常活动，需要他人的帮助。这导致失能老年人自我认同感降低，产生自卑心态；有些失能老年人因饱受病痛的折磨，长期陷入无尽的悲痛之中，变得健忘、焦虑、情绪多变、猜疑、妒忌、性格孤僻等；部分失能老年人不愿与周边人来往并逐渐切断联系，甚至产生抑郁、认知障碍等精神疾病。精神疾病若得不到重视和治疗，会导致失能老年人出现精神和行为异常。据调查，约40%的老年常见病（心脑血管疾病和恶性肿瘤等）与精神健康有关。④ 失能老人长期处于精神健康的消极状态，严重影响其情绪控制能力、生活自理能力等，甚至因其心灵痛苦而以自杀的方式结束生命。据统计，我国自杀率出现了"J"形，随着老龄化的发展，我国老年人自杀率快速上升。⑤ 此外，精神健康的消极状态导致老年人有自杀的意念和死亡念头。罗萌等研究发现，有4.78%的老年人有死亡的念头，2.1%的老年人有自杀意向，约0.67%的老年人有过自杀未遂的经历。⑥ Lee等研究发现，老年人考虑过用自杀来结束自己的痛苦，维持自己的尊严，或者减轻自己所爱的人的负担。⑦

---

① Barua A., Ghosh M. K., Kar N., et al., "Socio-demographic Factors of Geriatric Depression", *Indian Journal of Psychological Medicine*, Vol. 32, No. 2, 2010, pp. 87-92.

② Li D., Zhang D. J., Shao J. J., et al., "A Meta-analysis of the Prevalence of Depressive Symptoms in Chinese Older Adults", *Archives of Gerontology and Geriatrics*, Vol. 58, No. 1, 2014, pp. 1-9.

③ Kim J. I., Choe M. A., Chae Y. R., "Prevalence and Predictors of Geriatric Depression in Community-Dwelling Elderly", *Asian Nursing Research*, Vol. 3, No. 3, 2009, pp. 121-129.

④ 石金群、王延中：《试论老年精神保障系统的构建》，《社会保障研究》2013年第2期。

⑤ 王武林：《中国老年人口自杀问题研究》，《人口与发展》2013年第1期。

⑥ 罗萌、李晶、何毅：《中国城乡老年人自杀意念研究》，《老龄科学研究》2015年第7期。

⑦ Lee S., Tsang A., Li X. Y., Phillips M. R., Kleinman A., "Attitudes toward Suicide among Chinese People in Hong Kong", *Suicide and Life-Threatening Behavior*, Vol. 37, No. 5, 2007, pp. 565-575.

此外，失能严重影响了社区居家失能老年人的社会交往能力，限制了老年人的外出和社会活动参与，妨碍失能老年人与家人、邻里的沟通和交流。社会角色的转变和社会活动参与减少会增加失能老年人的自卑感、孤独感和茫然感，老年人承受着巨大的精神压力，容易出现精神空虚和精神失常。如果失能老年人长期得不到关注和照料，不仅会降低老年人身心健康质量，增加失能老年人精神压力，还会影响老年人及其家庭的生活质量，甚至会带来严重的社会问题，对老年人家庭乃至整个社会产生不良影响。因此，失能老年人的精神健康问题应该得到关注。

（三）家庭精神慰藉功能减弱

在中国传统孝道伦理文化的影响下，为享受子女照护和天伦之乐，老年人更倾向于选择社区居家养老模式，失能老年人也不例外。大量失能老年人居住在社区和家庭，由家庭成员提供经济支持、服务支持及精神支持。据统计，社区居家失能老年人的主要照护主体是家庭其他成员；男性老年人依赖子女获得服务支持的约占65%，女性约占85%；五分之一以上的男性失能老年人依靠配偶获得服务支持，而女性失能老年人仅有4.2%依靠配偶获得服务支持。[①] 家庭观念中的"孝老""尊老"和"敬老"思想对失能老年人的精神疾病风险有很好的防护作用。但改革开放后，在城市化进程加快、人口流动增加、女性进入劳动力市场以及计划生育政策等背景影响下，家庭养老功能逐渐弱化，家庭的经济支持、服务支持和精神慰藉功能难以为继。具体原因如下：一是计划生育政策的推行和家庭观念变化导致家庭结构日趋小型化、核心化，家庭保障功能不断弱化。二是女性劳动力走向工作岗位，家庭养老服务人力资源减少，进一步加剧了失能老年人护理人员的短缺。三是城市化和工业化带来人口流动频繁以及住房条件改善，尤其是大量青壮年流动性就业行为日渐增多，子代与亲代不在同一地居住和生活的"分居"现象增加。老年人"空巢化"现象加剧，子女照料之责难以履行，增加了社区居家失能老年人的焦虑和担忧。四是社区居家失能老年人的照顾时间长、强度大、难度高、压力大。因缺少必要的社会支持，社区居家失能老年人照

---

① 彭晨、吴明：《我国老年人失能失智及长期照护的现状》，《解放军预防医学杂志》2016年第3期。

顾者易陷入经济紧张、情绪崩溃、身体健康受损等困境,①难以为失能老年人提供精神健康服务,甚至将工作和生活中的坏情绪带给老年人,进一步加重社区失能老年人的精神健康障碍。五是信息技术加深代际鸿沟,代际交流减少。由于网络及信息技术的发展、代际之间的价值观差异等原因,社区居家失能老年人的观念和思想落后时代潮流,失能老年人与子女之间的共同语言越来越少,交流也日益减少,加剧社区居家失能老年人的孤独感和无用感。因此,社区居家失能老年群体难以获得家庭生活照料和精神慰藉,其患精神疾病的风险不断增加。

（四）精神健康的社会支持体系不健全

随着人口预期寿命的提高,失能老年人带病期和失能期延长,需要照料的失能老年人越来越多。失能老年人的生理功能受限,面临持续性、多样化的精神健康服务需求。而以家庭为代表的非正式社会支持的精神健康保障功能弱化,亟须正式社会支持,提供精神健康服务。但是,目前我国社区居家失能老年人的社会保障还停留在经济和服务方面,精神健康服务较少。

失能老年人的精神健康问题可以通过早期预防和治疗等方式有效干预。有关研究显示,给有精神障碍的老年人一定的专业护理干预和心理疏导,可以有效帮助老年人缓解心理障碍,减少精神疾病的复发,改善照护者及老年人的心理健康,更好地发挥家庭护理的作用。美国失能老年人可以从医疗保险（Medicare）和医疗救助（Medicaid）中获得政府的心理咨询、心理诊断等精神健康服务。而我国老年人的精神健康的正式社会支持体系建设尚处于起步阶段,医疗保险的覆盖范围有限,仅对重症精神疾病患者的治疗进行报销,缺少必要的精神疾病预防、检查和筛选的预算。社区日间照料中心和社区嵌入式养老服务机构缺乏专业的精神健康上门服务,难以满足社区居家失能老年人的精神健康服务需求。目前,我国试点长期护理保险制度,由政府补贴失能老年人的护理费用,提供精神关爱,但收效甚微。此外,社会组织的参与性不强,社会支持不到位,服务机构和专业的服务人员缺乏。

我国当前老龄政策及社会保障制度对老年人精神健康问题的忽视,

---

① 黄晨熹、汪静、陈瑛:《家庭长期照顾者的特征需求与支持政策——以上海市失能失智老人照顾者为例》,《上海城市管理》2016年第5期。

导致失能老年人精神健康的社会支持具有现实紧迫性。老年人精神健康保障不仅关乎老年人群体的生活，也涉及我国老龄事业稳步健康发展，是关乎我国国计民生的重大问题。随着老年群体的扩大，其不断增加的精神健康服务需求与有限的社会支持资源供给之间的矛盾将日益凸显。因此，亟待加快相关法律、制度出台和颁布的进程，强化政府的责任，亟须研究正式和非正式的社会支持对社区居家失能老年人精神健康的影响、探索适合我国国情的社区居家失能老年人精神健康的社会支持体系。

二　研究意义

党的二十大报告指出，"推进健康中国建设，把保障人民健康放在优先发展的战略位置……重视心理健康和精神卫生"。社区居家失能老年人精神健康是"健康中国战略"的重要内容，具有战略意义。社区居家失能老年人是精神疾病的高危人群，本书对社区居家失能老年人精神健康及其社会支持进行深入研究，不仅有利于推动我国老年精神健康的相关理论建构与发展，也推动了我国社区居家失能老年人精神健康社会支持体系的建立健全。社区居家失能老年人精神健康的社会支持体系构建能促使社区居家失能老年人生活得更加幸福、有尊严，具有重大的现实意义和深远的历史意义。

（一）理论意义

一是丰富了精神健康相关理论和研究视角。首先，本书利用扎根理论方法，从管理学角度厘清社区居家失能老年人精神健康和社会支持的概念和划分维度，丰富了精神健康的内涵与外延。其次，现有社区居家失能老年人精神健康研究以社会学、医学和心理学等某一学科为主，缺少学科之间的交叉研究，本书借鉴社会学和心理学的研究方法，探究我国社区居家失能老年人的精神健康的社会支持体系，丰富了现有精神健康的研究视角，具有重要的理论意义。再次，从失能老年人精神健康服务需求出发，探索构建适合我国社区居家失能老年人精神健康的社会支持体系，有助于弥补现有研究的不足，丰富精神健康社会支持的相关理论。最后，对社区居家失能老年人精神健康提供社会支持是推动我国精神文明建设和实现社会和谐稳定发展的关键，也是未来几十年社会发展关注的重点。本书能够为我国失能老年人精神健康及其社会支持的研究提供一定的理论价值和有益参考。

二是有利于丰富我国孝文化及社会支持理论。以"精神健康"为切入点，研究社区居家失能老年人的养老问题，不仅有利于完善我国社会支持体系，更是弘扬和传承我国尊老、敬老、爱老传统美德和构建社会主义新家庭观的重要环节。我国有着悠久的孝文化历史和良好的敬老文化，重塑和完善社区居家失能老年人精神健康的社会支持体系，既是对传统敬老文化的传承和发扬，又能唤起社会对老年人精神健康的关注，有助于改变目前养老服务重物质保障、轻精神保障的观念和现状。

三是有利于丰富社区居家失能老年人精神健康的学术研究。在社区居家失能老年人群体不断扩大的社会背景下，分析我国社区居家失能老年人精神健康的社会支持具有重要意义。随着经济社会发展和老龄化程度的加深，老年人精神健康及其社会支持体系的相关研究必然成为新的研究热点。

(二) 实践意义

本书分析社区居家失能老年人精神健康的划分维度以及探索失能老年人精神健康的社会支持体系，对社区居家失能老年人、家庭以及社会具有重要现实意义。相对于躯体健康，精神健康的社会支持是更高层次的保障。我国社区居家失能老年人精神健康社会支持体系的建立健全，体现了国家对人民群众精神文化生活的重视，有利于促进社会和谐发展，有助于个人身心的协调发展。

一是有利于探索精神健康服务需求，提高失能老年人的生活质量。随着失能等级加重和失能时间增长，社区居家失能老年人精神健康问题日益严峻。失能及其带来的社会隔离、社会参与减少会影响失能老年人精神健康，导致失能老年人产生抑郁、焦虑、认知障碍等，甚至导致失能老年人自杀。本书在分析社区居家失能老年人精神健康服务需求的基础上，探索失能老年人精神健康的社会支持体系，在一定程度上能保障社区居家失能老年人的生活质量。尊重失能老年人的自我意志和尊严，有益于提高失能老年人的精神健康，构建"自助+他助"的精神健康服务支持体系，为老年人群体创造和谐的社会参与环境和提供更高水平的精神慰藉，丰富老年人生活情趣和精神文化生活。精神健康社会支持能够有效预防社区居家失能老年人精神空虚，促进其精神健康，保障其安度晚年生活。本书对社区居家失能老年人精神健康及其社会支持体系构建的研究有助于增强老年人对自身的认同感，帮助其认识和寻找正确途径调适自身精神健康，满足其精神健康诉求，减少失能老年人"得过且过"的消极生活态度。本书探索老年人精神健康的划分维度，社会支持的主体、客体、内容和路径等，有助于增加政府及社会对社区居家失能老年人精神健康的干预，合理配置精神卫生服务资源，实现老年人精神疾病早发现、早诊断、早治疗。

二是有利于缓解照料负担，强化家庭精神慰藉功能。社区居家失能老年人精神疾病的病因复杂，病程长，治疗和照护的经济负担、时间成本和心理压力较为沉重。社区居家失能老年人的照料者和家庭有较大心理压力、经济压力和照护压力，影响家庭内部的和谐与稳定。当社区居家失能老年人照料者的照料负担和经济压力较重、个人和家庭无力承担时，需要国家和社会的帮助。国家可以出台对应的政策和法规，增加社区居家失能老年人精神卫生服务的供给，分担家庭的照护压力，推动社会和谐发展和优化社会资源分配，解决老年人家庭照料者的后顾之忧。因此，本书探究了以子女支持为代表的非正式社会支持对社区居家失能老年人精神健康的影响，提出非正式社会支持优化政策，以便有效减轻家庭照料负担。

三是有利于构建精神健康的社会支持体系，促进社会和谐与稳定。对社区居家失能老年人精神健康问题的忽视容易导致社会资源的浪费，甚至会影响整个社会的和谐与稳定。本书关注社区居家失能老年人精神健康问题，对我国应对人口老龄化危机，保障失能老年人精神健康具有重要的指导意义。社区居家失能老年人精神健康社会支持体系的建立有利于保障失能老年人精神健康，减轻失能老年人的家庭负担；解决子女的后顾之忧，人力资本不再被束缚，同时提高了家庭收入，有利于经济的发展和社会的和谐稳定。从精神健康服务需求角度研究居家失能老年人养老问题，不仅能够拓宽家庭精神慰藉职能，创新精神健康的研究视角和思路，探索构建精神、服务和物质全方位的社会支持体系，还能引起政府、社会、家庭对失能老年人精神健康的关注，促进精神健康的社会支持相关政策落实，健全基本公共服务体系，保障老年人的精神健康需求，促进社会稳定和谐发展。

第二节 国内外研究综述

以"失能老年人（Older Adults with Disabilities/Function Limitations）""精神健康/心理健康（Mental Health）""社会支持（Social Support）""精神健康保障（Mental Health Security）""抑郁（Depression/Depressive Symptoms）""认知障碍（Cognitive Impairment）""长期照护（Long-term Care）""正式照料（Formal Care）""非正式照料"（Informal Care）"代际支持（Intergenerational Support）"等为主题词，在中国知网（CNKI）、万方、Web of Science、Pub Med 等网络数据库进行检索，检索年限为 1980—2023 年。搜索发现，以"社区居家失能老年人精神健康的社会支持"为主题的研究成果较少，国内外对老年人精神健康的界定有差异。通过对社区居家失能老年人精神健康概念，精神健康社会支持的主体、客体、内容、路径及社会支持对精神健康的影响等方面进行研究述评，以期勾勒社区居家失能老年人精神健康社会支持体系的轮廓，为本书提供文献支持。

一 关于社区居家失能老年人精神健康的研究

（一）关于社区居家失能老年人精神健康内涵与外延的研究

国外有关精神健康的研究起步较早，且研究范围较为广泛，现已形成相对完整的系统。1948 年，世界卫生组织（World Health Organization，WHO）指出，健康不仅仅是没有身体的残疾或缺陷，还应该包括生理、心理和社会的良好适应状态。西方学者自 20 世纪 70 年代开始关注老年人的精神健康问题。但也有学者指出，精神健康的研究最早可以追溯到涂尔干的《自杀论》。[①] 1975 年，杜克中心（Duke）创立的 OARS（Older American Resources Services）多功能评价问卷将精神健康作为老年健康的重要指标。[②] WHO（1980）认为，精神健康是指没有缺陷（Impairment）、残疾（Disability）和障碍（Handicap）；缺陷是指心理、生理或人体结构或功能的缺失或畸形，残疾指由缺陷导致的正常活动能力的缺失，障碍

---

① ［法］涂尔干：《自杀论》，冯韵文译，商务印书馆1996年版。
② ［美］戴维·L. 德克尔：《老年社会学》，沈健译，天津人民出版社1986年版。

是指由于损伤或残疾，限制或阻止个人作为正常人（取决于年龄、性别和社会文化等因素）发挥某一方面的作用。Roberta G. Sands 指出，精神健康是指一种心理社会功能状态，其范围从功能失调、功能正常到最佳状态。① 1987 年 5 月，世界卫生大会提出健康老龄化，把老年人维持心理健康、身体健康和社会适应的健康状态作为健康老龄化的维度，三者共存，失能老年人才拥有高质量的晚年生活。② 1992 年，由世界精神病学协会（World Psychiatric Association，WPA）发起，每年的 10 月 10 日为"世界精神卫生日"，经世界卫生组织（WHO）确定后开始实施。美国精神病学协会《第四版精神障碍诊断和统计手册（DSM-IV）》将严重抑郁症定义为在两周内出现五种以上如下症状：（1）情绪低落，（2）失去兴趣或愉快，（3）体重增加或体重减轻，（4）失眠或睡眠过度，（5）精神运动激动或迟钝，（6）疲劳，（7）无价值或过度或不适当的感觉内疚，（8）思考、集中注意力或做出决定的能力下降，（9）反复出现死亡、自杀意念或自杀未遂或自杀计划的想法。③

国内学者对精神健康的关注则相对较晚。在我国，精神健康问题没有受到应有的重视，在当前中国社会学中这类研究往往被边缘化。④ 直到 2000 年，国内社会学界才开始进行精神健康的研究。2008 年以后，国内学者对精神健康的研究逐渐增多，分析视角及分析对象也逐渐扩展。

一是关于精神需求的研究。老年人精神需求是内化于老年人内心，为排遣消极情绪感受，实现欢乐、充实和尊严而产生的物质需求、情感需求、娱乐需求、交往需求、求知需求和价值需求等。⑤ 周绍斌（2007）认为，人有着身体和精神两个方面的需求，精神需求和对精神需求的满足都是精神生活的重要组成部分，精神需求更能体现人存在的价值和意义，精神需求如何被满足以及被满足的程度都直接影响着老年群体的生

---

① ［美］桑兹：《精神健康：临床社会工作实践》，何雪松、花菊香译，华东理工大学出版社 2003 年版。
② 邬沧萍、姜向群：《"健康老龄化"战略刍议》，《中国社会科学》1996 年第 5 期。
③ American Psychiatric Association, *Diagnostic and Statistical Manual of Mental Disorders* (DSM-5), Washington, D. C. : American Psychiatric Association, 2013.
④ 梁樱：《心理健康的社会学视角——心理健康社会学综述》，《社会学研究》2013 年第 2 期。
⑤ 明艳：《老年人精神需求"差序格局"》，《南方人口》2000 年第 2 期。

活质量与生活满意度。① 穆光宗（2004）则认为老年人的精神需求涵盖三个方面，一是自尊，老年人希望受人敬重；二是期待，老年人对子女寄予厚望，期待子女能事事顺利。三是心灵的慰藉，老年人需要亲人的关怀和情感的交流。②

二是关于精神健康的研究。精神健康是健康的重要组成部分，精神障碍是导致疾病负担和残障的主要原因。③ 精神疾病不仅会使患者日常生活和自理能力衰退，社会功能缺损，还会给患者和家庭造成沉重的经济负担（因病致贫）和精神压力，甚至会危害公共安全和社会稳定。目前，学界倾向于认为精神健康是指在精神上有独立性和自主性，能够很好地把握环境和现实，从这种意义上来说，精神健康不仅是精神失调的对立面，更强调一种积极面对人生和自我的状态。④ 精神健康包括老年人所获取的来自外界的肯定、尊重和缓解孤寂的安抚，对休闲娱乐、社会交往所要获悉的各种信息和指导，但国内关于社区居家失能老年人精神健康的研究并不多。

目前国内外学者主要从积极情绪和消极情绪两个方面定义精神健康，并把精神健康界定为保持情绪稳定且具有良好的社会适应。其中，积极情绪是指幸福、快乐、生活满意度等；消极情绪指焦虑、抑郁、孤独等。精神不健康指精神病态、精神空虚和精神依附；主要表现为畸形或错误的人生观、价值观和世界观，缺乏精神追求和希望，盲目认同负性精神情绪。⑤

精神健康是自我主观评价，包括享乐性和终极性的精神幸福感。⑥ 其中，享乐性精神幸福感是根据个人较短时间内体验到的积极或消极心理状态的评价。⑦ 终极性精神幸福感是个人对长期的生活历程中的困难和挑

---

① 周绍斌：《从物质保障到精神保障——老年保障的新趋势》，《福建论坛》（人文社会科学版）2007年第7期。
② 穆光宗：《老龄人口的精神赡养问题》，《中国人民大学学报》2004年第4期。
③ 肖水源：《我国经济卫生服务面临的重要挑战》，《中国心理卫生杂志》2009年第12期。
④ 徐延辉：《休闲方式、精神健康与幸福感》，《吉林大学社会科学学报》2016年第5期。
⑤ 郭斯萍、马娇阳：《精神性：个体成长的源动力——基于中国传统文化的本土思考》，《苏州大学学报》（教育科学版）2014年第1期。
⑥ Richard M. Ryan, Edward L. Deci, "On Happiness and Human Potentials: A Review of Research on Hedonic and Eudaimonic Well-being", *Annual Review of Psychology*, Vol. 52, No. 1, 2001, pp. 141-166.
⑦ Carol Ryff, Burton Singer, "Know Thyself and Become What You Are: A Eudaiminic Approach to Psychological Well-Being", *Journal of Happiness Studies*, Vol. 9, No. 1, 2008, pp. 13-39.

战、生命意义的心理状态的反思和评价。① 卓日娜图娅建立了心理健康的指标，包含生活满意度、安全感、情绪、孤独感、认知能力等方面。② 乌云特娜和七十三认为，精神健康由生理层面与精神疾患相对应的精神健康、心理层面与心理疾病相对的精神健康和精神层面与灵性或意义相对的精神健康组成。③ Mitchell 对英国 65 岁以上的老年人访谈发现，老年人的精神健康包括：依恋（爱，友情，情感）、角色（做有价值的事情）、享受（愉悦，喜悦，满足）、安全（感到安全）和控制（能够做出自己的决定）。④

(二) 社区居家失能老年人精神健康服务需求的研究

精神需求是老年人内心强烈的需求，这种需求表现为增加快乐、充实和尊严等积极情绪感受，减少消极情绪感受。⑤ 也有学者认为，精神需求体现了老年人的社会价值和生命意义，直接影响其生活质量和生活满意度。⑥ 有学者进一步指出，社区居家老年人的精神需求还应包括尊重需求。⑦ 有学者将自尊需求、期待需求和亲情需求并入老年人精神需求，并强调人格尊重、成就安心和情感慰藉对满足精神健康需求的重要性。⑧ 梁艳认为，农村社区居家空巢老年人精神需求主要是健康需求、自尊需求、亲情需求和期待需求。⑨ 刘颂在以往的研究基础上，提出生活安全需求是城市社区居家老年人的精神需求之一，其与社会尊重和行为意义共同构

---

① John Maltby, Liza Day, Louise Barber, "Forgiveness and Happiness the Differing Contexts of Forgiveness Using the Distinction between Hedonic and Eudaimonic Happiness", *Journal of Happiness Studies*, Vol. 6, No. 1, 2005, pp. 1–13.

② 卓日娜图娅：《贫困地区农村家庭禀赋、社区资源与老年人多维健康——以宁夏固原为例》，博士学位论文，西北农林科技大学，2019 年。

③ 乌云特娜、七十三：《精神健康是心理健康教育的核心价值追求》，《华东师范大学学报》（教育科学版）2015 年第 2 期。

④ Mitchell P. M., Roberts T. E., Barton P. M., Coast J., "Applications of the Capability Approach in the Health Field: A Literature Review", *Social Indicators Research*, Vol. 133, No. 1, 2017, pp. 345–371.

⑤ 明艳：《老年精神需求"差序格局"》，《南方人口》2000 年第 2 期。

⑥ 周绍斌：《从物质保障到精神保障——老年保障的新趋势》，《福建论坛》（人文社会科学版）2007 年第 7 期。

⑦ 韩振燕、郑娜娜：《空巢老人心理需求与老年社会服务发展探析——基于南京市鼓楼区的调查研究》，《西北人口》2011 年第 2 期。

⑧ 穆光宗：《老龄人口的精神赡养问题》，《中国人民大学学报》2004 年第 4 期。

⑨ 梁艳：《农村"空巢家庭"老年人精神赡养状况探析——以河南省某村空巢老人为例的个案研究》，硕士学位论文，山东大学，2007 年。

成精神需求。①

有学者指出，老年人的精神需求存在呈同心圆状的"差序格局"，由内而外分为三个层次，分别是情感需求，文体娱乐、求知和交往需求，价值需求。②周绍斌也同样认可亲情需求和情感慰藉需求在老年人精神需求的核心层次。③

社区居家老年人的精神生活孤寂、匮乏，这容易导致老年人心理健康水平的下降，尤其是社区居家失能老年人。孙建娥和王慧对城市社区120位居家失能老年人研究发现，四分之一的居家失能老年人希望社会能够提供文化娱乐活动，保障其精神文化需求。④有学者分析发现，城市社区居家的高龄老年人最迫切需求是照护服务需求和精神健康类服务需求，精神健康类服务需求又远高于生活照料服务和医疗护理服务的需求。⑤孙唐水、郭安根据马斯洛的需求层次理论对南京市社区独居老人的精神需求分析发现，老年人的社会尊重需求、基本生活需求已经得到基本满足；但亲情缺失，精神慰藉方式单一、人际交往不足，自我实现愿望不强烈，亟待进行保障。⑥俞卫、刘柏惠分析2008年浙江省和甘肃省的CHARLS数据发现，64.95%的老年人需要生活照料，50.17%的老年人需要医疗照料，还有37.76%的老年人需要精神照料。⑦曾毅也指出，精神慰藉需求已经成为社区居家失能老年人的第三大长期照护需求且呈上升趋势。⑧有学者对南京市388位机构养老的失能老人调研发现，失能老人的散步聊天（69.38%）、文体活动（69.1%）需求较高，仅次于洗衣打扫（88.4%）、

---

① 刘颂：《城市老年人群精神需求状况的调查与研究》，《南京人口管理干部学院学报》2004年第1期。
② 明艳：《老年人精神需求"差序格局"》，《南方人口》2000年第2期。
③ 周绍斌：《老年人的精神需求及其社会政策意义》，《市场与人口分析》2005年第6期。
④ 孙建娥、王慧：《城市失能老人长期照护服务问题研究——以长沙市为例》，《湖南师范大学社会科学学报》2013年第6期。
⑤ 武佳琳等：《居家高龄老年人照护需求及满足情况调查》，《护理学杂志》2013年第12期。
⑥ 孙唐水、郭安：《城市独居老人需要社区的精神关爱——南京市独居老人调查》，《安庆师范学院学报》（社会科学版）2011年第8期。
⑦ 俞卫、刘柏惠：《我国老年照料服务体系构建及需求量预测——以上海为例》，《人口学刊》2012年第4期。
⑧ 曾毅、陈华帅、王正联：《21世纪上半叶老年家庭照料需求成本变动趋势分析》，《经济研究》2012年第10期。

协助洗澡入厕（80.9%）和治疗常见病（79.6%）需求。① 姚远和陈昫指出，失能老年人的身份认同与其生活状态和精神心理状态休戚相关，应该弱化失能老年人对自己"弱势"的身份认同，优化失能老年人对"社会身份"的认同感和群体认同感，进而促进失能老年人精神健康。②

（三）关于社区居家失能老年人精神健康影响因素的研究

精神健康不仅是一时的精神状态，也是老年人长期一段时间内的精神状态，受诸多因素影响，如环境因素、社会因素、心理因素、文化因素、基因遗传因素等。社区居家失能老年人通过社会支持网络，获得精神慰藉、物质援助、服务支持等。社区居家失能老年人获得的日常社会支持大多来源于子女与配偶等非正式社会支持。非正式社会支持能够通过给予失能老年人认同、鼓励和激励等方式减少其消极情绪，进而促进失能老年人的精神健康。

一是关于自理能力对社区居家失能老年人精神健康影响的研究。生活能力、交往能力、自理能力和劳动能力等方面有困难的失能老年人在精神健康方面呈现较大的独特性。张国琴、王玉环对新疆失能老年人调研发现，失能老年人活动不便会主动缩小生活圈子、自我封闭，减少与亲戚、朋友的互动频率，减少参加社会集体活动；因其减少人际交往，失能老年人精神健康变差。③ 有学者指出，年龄偏高会影响老年人的生理机能、心理状况及社会参与，进而导致精神质量下降。赵怀娟对南京市养老机构中的失能老人调研发现，文化程度高、失能程度较高和与子女联系少的失能老年人对精神慰藉有较强烈需要。④

二是关于失能等级变化对社区居家失能老年人精神健康影响的研究。李明研究发现，22.8%的完全失能老年人需要精神健康服务，40.9%的轻度失能老年人和中度失能老年人需要精神健康服务。⑤ 由此可见，失能等

---

① 赵怀娟：《城市失能老人机构照护需要及需要满足研究——以南京市调查为例》，《中国卫生事业管理》2013年第4期。
② 姚远、陈昫：《老年残疾人身份认同问题研究》，《人口研究》2011年第6期。
③ 张国琴、王玉环：《新疆石河子市失能老年人心理健康状况及其相关因素》，《中国老年学杂志》2011年第10期。
④ 赵怀娟：《城市失能老人机构照护需要及需要满足研究——以南京市调查为例》，《中国卫生事业管理》2013年第4期。
⑤ 李明：《济南市城区失能老年人居家长期照护现状及需求研究》，博士学位论文，山东大学，2015年。

级越低的失能老年人，对精神和情感的需求越高。伍小兰等研究发现，个体因素对老年人失能动态变化呈多元化影响，时间恒定协变量和随时间变动协变量都影响老年人失能水平，进而影响老年人的健康。① Yang 和 George 研究发现，静态和动态变化的身体功能障碍（失能等级变化）和动态及静态抑郁症状之间的关系在老年人晚年生活中呈显著相关，随着失能水平增加，老年人的抑郁水平也显著增加。② Han 和 Jylha 研究社区居家失能老年人抑郁症状变化与自评健康变化之间复杂相互关系发现，失能等级变化没有带来自评健康变化，但抑郁症状的变化会带来自评健康变化，且自评健康变化方向与抑郁症状变化方向一致。③

三是关于社会经济地位对社区居家失能老年人精神健康影响的研究。收入水平越高的老年人精神健康状况越好。④ 家庭经济情况好的老年人往往有更大的社会交往朋友圈，社会支持网络和社会支持资源能够有效弥补家庭支持的不足；家庭收入高的老年人会增加文体娱乐等休闲活动的时间和精力，进而精神健康更好。⑤ 薛新东和郭凯啸研究发现，老年人经济状况和受教育程度越好，其心理健康状况和自评健康状况就越好，高睡眠质量、获取食物营养丰富、参加身体锻炼和交往交流等能显著提高老年人的健康水平。⑥ 经济收入少造成老年人的认知功能退化和抑郁，进而阻碍精神健康。⑦ Ferraro 和 Shippee 认为应该从生命历程的角度理解当前老年人的生理和心理状态。⑧ Ben-Shlomo 和 Kuh 研究发现，老年人晚

---

① 伍小兰、刘吉、曲嘉瑶：《中国老年人生活自理能力变化的多水平分析》，《兰州学刊》2019 年第 4 期。

② Yang Y., George L. K., "Functional Disability, Disability Transitions, and Depressive Symptoms in Late Life", *Journal of Aging and Health*, Vol. 17, No. 3, 2005, pp. 263-292.

③ Han B., Jylha M., "Improvement in Depressive Symptoms and Changes in Self-rated Health among Community-dwelling Disabled Older Adults", *Aging and Mental Health*, Vol. 10, No. 6, 2006, pp. 599-605.

④ 胡宏伟等：《挤入还是挤出：社会保障对子女经济供养老人的影响——关于医疗保障与家庭经济供养行为》，《人口研究》2012 年第 2 期。

⑤ 韦璞：《贫困地区农村老年人社会支持网初探》，《人口与发展》2010 年第 2 期。

⑥ 薛新东、葛凯啸：《社会经济地位对我国老年人健康状况的影响——基于中国老年健康影响因素调查的实证分析》，《人口与发展》2017 年第 2 期。

⑦ 温兴祥、程超：《贫困是否影响农村中老年人的精神健康——基于 CHARLS 数据的实证研究》，《南方经济》2017 年第 12 期。

⑧ Ferraro K. F., Shippee T. P., "Aging and Cumulative Inequality: How Does Inequality Get under the Skin?" *The Gerontologist*, Vol. 49, No. 3, 2009, pp. 333-343.

年的慢性疾病和残疾受到幼年社会经济地位低下、营养不良和缺乏医疗保健和教育机会等累积逆境的影响。①

四是关于失能老年人自我负担感知对社区居家失能老年人精神健康影响的研究。腾丽新研究发现，家庭矛盾、躯体疾病、无个人娱乐活动导致老年人产生心理问题。② Luo 和 Waite 认为家庭规模的缩减严重削弱了中国传统的家庭养老体系。③ He 等研究表明，很多老年人认为自己是家庭和社会的负担，担心自己的未来。④

二 关于社区居家失能老年人社会支持的研究

不同学者从不同角度研究社会支持，有学者认为个人所拥有的全部社会关系总和就是社会支持。随着研究逐渐深入，学者发现社会支持不仅看社会关系总量，还要关注各种社会关系的不同性质和亲密度。后来社会流行学家发现，社会支持通过影响社会隔离和社会参与进而影响到精神健康和死亡率。

社区居家失能老年人社会支持体系的建立和完善，必须重视多元主体的作用，例如，从政府角度完善制度与政策，从家庭角度加强保障，从社区角度强化服务，鼓励社会组织作用。⑤ 有学者指出，可以从主体、客体、内容和手段等方面完善和构建社会支持体系，⑥ 社会支持实质上就是主体通过一定的手段为客体提供支持内容，是一个动态的过程。本书认同这一观点，并从这四个维度构建社会支持体系。

（一）关于精神健康社会支持主体的研究

有学者认为国家、社区、组织和家庭是城市失能老年人长期照料的社会支持主体，⑦ 但是也有学者认为，家庭和个人是社会支持的客体而

---

① Ben-Shlomo Y., Kuh D., "A Life Course Approach to Chronic Disease Epidemiology: Conceptual Models, Empirical Challenges and Interdisciplinary Perspectives", *International Journal of Epidemiology*, Vol. 31, No. 2, 2002, pp. 285-293.

② 腾丽新等：《重庆老年人心理健康服务的需求》，《中国老年学杂志》2013 年第 12 期。

③ Luo Y., Waite L. J., "Loneliness and Mortality among Older Adults in China", *Journals of Gerontology Series B: Psychological Sciences and Social Sciences*, Vol. 69, No. 4, 2014, pp. 633-645.

④ He W., Sengupta M., Zhang K. & Guo P., *Health and Health Care of the Older Population in Urban and Rural China: 2000 (International Population Report No. P95/072)*, Washington, D. C.: U. S. Census Bureau, 2007.

⑤ 高灵芝：《论老年弱势群体社会支持体系的构建》，《理论学刊》2003 年第 4 期。

⑥ 邵开封：《农村孤寡老人社会支持系统分析》，《中共南昌市委党校学报》2008 年第 2 期。

⑦ 赵向红：《城市失能老人长期照料问题的应对之策》，《贵州社会科学》2012 年第 10 期。

非主体。① 还有学者从综合角度提出老年人需要政府、社区、家庭、社会和亲属等正式和非正式社会支持主体的共同作用。② 李芳进一步按精神健康服务资源离老年人由远及近的层次，对多元社会支持主体进行划分为政府、社会、社区和家庭。③ 有学者探讨了社会支持主体的亲属和非亲属支持的差异，并分析各自提供的服务内容。研究发现，亲属提供经济、情感和服务支持；社区邻里提供物质支持和社会交往支持；朋友提供社会交往和情感支持；同事只能提供社会交往支持和情感支持。④ 也有学者研究发现，社会支持网络规模越大，城乡居民身心健康状况越好。⑤

关于非正式社会支持主体的研究。Alvarez、Kawachi 和 Romani 根据系统性文献回顾指出，家庭社会资本的常见衡量标准包括家庭互动、家庭关系、家庭支持和家庭结构。⑥ 家庭可以为老年人提供，如协助完成医疗护理任务、与精神健康和服务有关的监测和宣传、日常生活照料、身体护理、应对疼痛或威胁生命的医疗状况等精神支持、情感支持和服务支持。⑦ 农村老年人的非正式社会支持虽然存在不足和问题，但其仍是当前农村应对人口老龄化的重要路径之一，需要加强农村非正式社会支持。⑧ 家庭照料者在老年人经济支持、服务支持、精神支持方面具有非常重要的作用。⑨ 但是家庭照料者在照料过程中会产生情绪低落、社交孤立、毫无希望等不良情绪，给其精神健康、社会交往、身体健康和经济

---

① 李松柏：《略论养老所需的社会支持》，《西北人口》2002年第4期。
② 朱婷：《我国老年人社会支持研究综述》，《法制与社会》2010年第19期。
③ 李芳：《老年人精神需求及其社会支持网的构建》，《学术交流》2012年第8期。
④ 贺寨平：《农村老年人社会支持网：何种人提供何种支持》，《河海大学学报》（哲学社会科学版）2006年第3期。
⑤ 赵延东：《社会网络与城乡居民的身心健康》，《社会》2008年第5期。
⑥ Alvarez E. C., Kawachi I., Romani, J. R., "Family Social Capital and Health: A Systematic Review and Redirection", *Sociology of Health & Illness*, Vol. 39, No. 1, 2017, pp. 5-29.
⑦ Feinberg L., Reinhard S. C., Houser A., & Choula R., *Valuing the Invaluable: 2011 Update, the Growing Contributions and Costs of Family Caregiving*, Washington, D. C.: AARP Public Policy Institute, 2011.
⑧ 沈雪容：《农村社会老年人非正式支持的现状与拓展——应对农村老龄化社会的路径选择》，《武汉理工大学学报》（社会科学版）2006年第3期。
⑨ 张大勇、于占杰：《家庭支持网与农村空巢家庭养老问题》，《安徽师范大学学报》（人文社会科学版）2007年第3期。

压力等方面造成不良结果。① 对家庭照顾者的家庭支持能够有效减轻失能老年人照料者的负担，促进家庭照顾者提高照料能力和照料服务质量，②进而促进失能老年人精神健康。③ 除此之外，社区成员、非营利组织等也可以参与到老年人精神健康社会支持体系之中，以期共同构建满足老年人精神需要的社会支持网络。④

关于正式社会支持主体的研究。杨涛和吴国清指出，应对农村的老龄化问题应以农村社区为基础，不断完善农村正式社会支持体系。⑤ 郅玉玲认为家庭养老仍是农村老年人养老的主要模式，但社会养老具有安全阀的作用。⑥ 张秀萍等指出，要充分重视社区统筹家庭、政府和社会资源的平台作用。⑦ 我国精神健康保障逐渐形成以政府为主导的正式支持系统和以家庭情感为纽带的非正式支持系统相结合的精神健康保障体系。⑧

本书认为，社会支持的主体包括家庭成员、社区邻里、亲朋好友等非正式社会主体和政府、企业、社会组织等正式社会主体。社区居家失能老年人精神健康的社会支持体系构建应遵循多方参与原则，鼓励国家、社会、家庭和个人在内的多元主体共同参与。

（二）关于精神健康社会支持客体的研究

社会支持的客体指个人主观感知的支持，是被服务者。社会支持的客体在学术界有两种观点：第一，社会支持的客体是失能、失智老年人

---

① Zarit S. H., Zarit J. M., "Mental Disorders in Older Adults: Fundamentals of Assessment and Treatment", *Journal of Psychosocial Nursing & Mental Health Services*, Vol. 37, No. 7, 2011, pp. 45-46.

② Mitrani V. B., Lewis J. E., Feaster D. J., et al., "The Role of Family Functioning in the Stress Process of Dementia Caregivers: A Structural Family Framework", *The Gerontologist*, Vol. 46, No. 1, 2006, pp. 97-105.

③ Chiou C. J., Chang H. Y., Chen I. P., et al., "Social Support and Caregiving Circumstances as Predictors of Caregiver Burden in Taiwan", *Archives of Gerontology and Geriatrics*, Vol. 48, No. 3, 2009, pp. 419-424.

④ 李芳：《老年人精神需求及其社会支持网的构建》，《学术交流》2012年第8期。

⑤ 杨涛、吴国清：《论农村养老社会支持系统的完善——以安徽无为县天然村为例》，《湖南农业大学学报》（社会科学版）2007年第6期。

⑥ 郅玉玲：《农村老年人养老支持力研究及社会政策建议——以浙江省为例》，《人口与发展》2009年第5期。

⑦ 张秀萍、柳中权、赵维良：《建立"空巢"老人社区生活支持体系的研究》，《东北大学学报》（社会科学版）2006年第6期。

⑧ 王延中：《构建三位一体中国老年保障体系的基本构想》，《社会保障研究》2014年第3期。

等弱势群体。① 第二,所有社会成员都是客体,不进行区分。② 社会支持需要关注社会情境、知觉的社会支持和行动支持。③ 陈素艳等分析患者康复过程中的焦虑、抑郁等痛苦心理,并根据其需求提供相应的社会支持。④ 也有学者分析感知到的社会支持对缓解成员的心理抑郁程度的作用。⑤

此外,失能老年人失去生活的信息。在信息化快速发展时,失能老年人接受新的知识的能力较弱,老年人容易陷入生活困境,进一步增加了失能老年人的自闭。⑥

(三)关于精神健康社会支持内容的研究

社会支持的内容分为物质支持和情感支持,其中,物质支持指物质供给、陪伴供给和照护服务供给;情感支持是为社区居家失能老年人提供陪伴、交流、关心、安慰和信任等。社会支持除了物质支持、情感支持外,还应该包括服务支持和信息支持等。⑦ 其中,服务支持是指日常生活照料服务和护理服务,信息支持是为社区居家失能老年人提供建议或指导。此外,老年人社会支持内容还应该包括政策、法律、机构和平台支持等正式社会支持。⑧

老年人群体精神健康需求是多样化的,其社会支持内容必须做到与时俱进。周绍斌和周密认为,精神保障是指文化娱乐、情感交流和心灵慰藉等方面需求的满足,相对于经济保障,属于更高层级的需求。⑨ 老年群体精神健康保障应基于老年人的精神健康需求,老年精神健康需求的

---

① 陈成文:《城市特困老年人的生活状况及其社会支持》,《湖南师范大学社会科学学报》1999年第4期。

② 李强:《社会支持与个体心理健康》,《天津社会科学》1998年第1期。

③ Mac George E. L., Feng B., Burleson B., "Supportive Communication", In M. L. Knapp & J. A. Daly, eds., *Handbook of Interpersonal Communication*, Thousand Oaks, CA: Sage, 2011, pp. 317-354.

④ 陈素艳、梅永霞、张振香:《社区脑卒中患者及其照顾者在康复过程中感知社会支持的质性研究》,《中国全科医生》2020年第35期。

⑤ 潘曙雅、邱月玲:《移动端网络健康互助群组的参与度对成员感知社会支持和抑郁程度的影响研究——以癫痫病症QQ群为例》,《国际新闻界》2019年第2期。

⑥ 毕鸿昌:《城市社区精神养老的困境及对策研究》,《社会保障研究》2017年第5期。

⑦ Cohen S., "Social Relationships and Health", *American Psychologist*, Vol. 59, No. 8, 2004, pp. 676-684.

⑧ 刘同昌:《论老年人精神赡养的社会支持系统》,《中共青岛市委党校青岛行政学院学报》2008年第9期。

⑨ 周绍斌、周密:《精神保障:老年保障的新视域》,《老龄科学研究》2016年第2期。

考虑应坚持全面性原则。此外，基于老年群体的精神健康内涵，老年群体的精神健康社会支持内容还应该涉及心理疏导支持、文化教育支持、社会交往的支持和自我实现的支持。①

因此，社区居家失能老年人精神健康的社会支持内容应包含物质支持、情感支持、服务支持、信息支持、政策支持、文化支持。此外，还应该按照被护理者的年龄、失能等级、心理健康和身体健康状况，为其提供对应的精神健康服务清单。

（四）关于精神健康社会支持路径的研究

社会支持路径是从社会支持主体到社会支持客体的实现方式。Berg 和 Upchurch 指出，社区居家失能老年人依靠家庭照料者从社会获取帮助，例如，通过家庭照料者获得社会成员或社会组织提供的交通、通信支持以增进社会参与，促进其精神健康。② Freedman 等对晚期失能老年人研究发现，随着失能老年人失能等级的变化，失能老年人对个人照护服务的需求趋势不断下降，对高科技独立辅助设备的需求不断增加。③ 向运华和王晓慧指出，万物互联与人工智能技术开辟"智能陪护"的心理健康管理新路径。④ 潘曙雅和邱月玲将 QQ 群这一新兴的虚拟、封闭的网络健康互助群作为社会支持路径，探讨网络的社会支持路径对癫痫病患者抑郁情绪的影响。⑤

三 关于社区居家失能老年人精神健康社会支持的研究

社会支持与精神健康的作用机制可以划分为主效应作用、缓冲效应作用和动态效应作用。⑥ 其中，主效应作用是社会支持可以通过调节个体

---

① 李芳：《老年人精神需求及其社会支持网的构建》，《学术交流》2012年第8期。

② Berg C. A., Upchurch R., "A Developmental-contextual Model of Couples Coping with Chronic Illness across the Adult Life Span", *Psychological Bulletin*, Vol. 133, No. 6, 2007, pp. 920-954.

③ Freedman V. A., Agree E. M., Martin L. G., et al., "Trends in the Use of Assistive Technology and Personal Care for Late-life Disability, 1992-2001", *The Gerontologist*, Vol. 46, No. 1, 2006, pp. 124-127.

④ 向运华、王晓慧：《智能陪护：老年人心理健康管理的新路径》，《甘肃社会科学》2019年第4期。

⑤ 潘曙雅、邱月玲：《移动端网络健康互助群组的参与度对成员感知社会支持和抑郁程度的影响研究——以癫痫病症QQ群为例》，《国际新闻界》2019年第2期。

⑥ Thoits P. A., "Dimensions of Life Events that Influence Psychological Distress: An Evaluation and Synthesis of the Literature", in Kaplan H. et al. eds., *Psychological Stress* 1st ed., New York: Academic Press, 1982, pp. 33-103.

神经内分泌系统或避免不良行为的方式，促使社区居家失能老年人维持良好情绪、归属感和自我价值认同感等精神健康。缓冲效应作用是在压力源或特殊事件应激下，社会支持对身心健康有保护作用。动态效应作用是社会支持和压力对身心健康可能存在的直接作用或中介作用；随着时间的增长，社会支持和压力对身心健康的影响呈现曲线、线性、阶段性或阈值等动态发展变化的趋势。

（一）关于非正式社会支持对失能老年人精神健康影响的研究

刘昊和李强发现，子女照料能够显著提高农村失能老年人的精神健康，并且验证了地区、性别分组情况下子女照料对农村失能老年人精神健康的影响。① 有学者研究发现，配偶和子女的照料服务促进失能老人的心理健康，亲戚朋友支持对失能老年人心理健康无显著影响；非正式照料对精神健康的影响受失能等级的影响，非正式照料能提高轻度失能老年人生活满意度，减少抑郁。② 张月云、李建新构建了"时点—个人—社区"的多层次模型，研究发现随着失能水平提高，老年人抑郁倾向增加。③

一是配偶对老年人精神健康的影响研究。Lou 和 Ng 研究发现，配偶对老年人的心理健康产生重大影响。④ 与配偶同住的社区居家老年人会有更高的生活满意度和较低的抑郁症状况，而与子女同住对老年人的生活满意度和抑郁水平无显著影响。⑤ 较高的配偶支持水平、较少的来自配偶的压力和较好的社会网络整合对男性老年人的抑郁症状有保护作用，对女性老年人无显著影响。⑥ 社区居家老年人接受和给予情感性支持都会促

---

① 刘昊、李强：《子女照料对农村失能老年人精神健康的影响——来自中国家庭的微观证据》，《云南民族大学学报》（哲学社会科学版）2020 年第 2 期。

② 刘亚飞、胡静：《谁来照顾老年父母？——机会成本视角下的家庭分工》，《人口学刊》2017 年第 5 期。

③ 张月云、李建新：《老年人失能水平与心理健康：年龄差异及社区资源的调节作用》，《学海》2018 年第 4 期。

④ Lou V. W. Q., Ng J. W., "Chinese Older Adults' Resilience to the Loneliness of Living Alone: A Qualitative Study", *Aging & Mental Health*, Vol. 16, No. 8, 2012, pp. 1039-1046.

⑤ 任强、唐启明：《中国老年人的居住安排与情感健康研究》，《中国人口科学》2014 年第 4 期。

⑥ Santini Z. I., Fiori K. L., Feeney J., et al., "Social Relationships, Loneliness, and Mental Health among Older Men and Women in Ireland: A Prospective Community-based Study", *Journal of Affective Disorders*, Vol. 204, Nov. 2016, pp. 59-69.

进其心理健康,但只有给予他人服务性支持时才能促进其精神健康,接受他人服务性支持对其精神健康无显著影响。[1] Carstensen 指出,在研究或政策背景下被定义为看护者和护理对象的两个人共同庆祝节假日、准备和分享餐食、照顾宠物、分享娱乐等,都是传统意义上的照护者为失能老年人提供的情感、照料服务;失能老年人通过与家庭成员分享个人的胜利与失败、挑战与机遇等经历以获得精神支持、安慰和幸福感。[2] 社区居家失能老年人依靠家庭看护获得情感支持,打破因身体失能导致的与社区其他成员的社会隔离;家庭看护为失能老年人提供交通出行,促进失能老年人的社会参与(如担当调解角色)等。[3]

二是子女支持对老年人精神健康的影响。子女探望频率越高和提供经济支持越多的农村老年人,其主观幸福感越高。[4] 子女经济支持能够有效减轻老年人身体上的疼痛,缓解农村老年父母抑郁症状等负面情绪,保障老年人的精神健康。[5] 此外,子女在提供生活照料过程中多与父母沟通交流可以显著减少老年人的抑郁症状,缓解老年人的心理焦虑,[6] 进而提高老年人的心理健康水平。[7] 农村老年人的精神健康社会支持取决于家庭代际关系是否融洽;代际之间的家务帮助和情感支持可以增加老年人

---

[1] Fiori K. L., Smith J., Antonucci T. C., "Social Network Types among Older adults: A Multidimensional Approach", *The Journals of Gerontology Series B: Psychological Sciences and Social Sciences*, Vol. 62, No. 6, 2007, pp. 322-330.

[2] Carstensen L. L., "The Influence of a Sense of Time on Human Development", *Science*, Vol. 312, No. 5782, 2006, pp. 1913-1915.

[3] Berg C. A., Upchurch, R., "A Developmental-contextual Model of Couples Coping with Chronic Illness across the Adult Life Span", *Psychological Bulletin*, Vol. 133, No. 6, 2007, pp. 920-954.

[4] 方黎明:《社会支持与农村老年人的主观幸福感》,《华中师范大学学报》(人文社会科学版) 2016 年第 1 期。

[5] Cong Z., Silverstein M., "Intergenerational Support and Depression among Elders in Rural China: Do Daughters-in-law Matter?" *Journal of Marriage & Family*, Vol. 70, No. 3, 2008, pp. 599-612.

[6] Moeini B., Barati M., Farhadian M., et al., "The Association between Social Support and Happiness among elderly in Iran", *Korean Journal of Family Medicine*, Vol. 39, No. 4, 2018, pp. 260-264.

[7] Cong Z., Silverstein M., "Intergenerational Time-for-money Exchanges in Rural China: Does Reciprocity Reduce Depressive Symptoms of Older Grandparents?" *Research in Human Development*, Vol. 5, No. 1, 2008, pp. 6-25.

的生活满意度。① 与子女同住和子女提供情感支持、服务支持等都能有效缓解老年人的抑郁症状。② Sun 认为,子女的服务支持和经济支持能为退休的城市老年人提供生活保障,满足其养儿防老的心理预期,促进其精神健康。③ 子女服务支持对老年人以生活满意度、抑郁程度为代表的精神健康指标存在积极影响。代际之间良好的亲密关系和相互支持能够有效促进老年人精神健康,从而提高老年人的生活满意度。④

老年人享受子女经济支持和情感支持时,有更高的精神健康水平;但是子女提供更多服务帮助似乎也会导致失能老年人的精神健康恶化。有研究发现,虽然子女服务性支持的增加以及情感上的相互支持促进老年妇女主观健康,但子女的经济支持对老年妇女的主观健康有负面影响。⑤ Santini 等认为,子女的社会支持对所有老年人的抑郁症状都有保护作用;但子女较高的社会压力与女性的抑郁症状呈正相关。⑥ 子女的服务支持对老年人精神健康的影响是不同的,子女的支持行为并不一定产生直接正面作用。⑦ 健康状况较好的老年人更崇尚自力更生,而过多的子女服务支持会破坏老年人生活独立性,阻碍其精神健康。⑧

"用进废退"揭示出过度的子女照料服务进一步加剧了老年人的失能

---

① 王萍、李树茁:《代际支持对农村老年人生活满意度影响的纵向分析》,《人口研究》2011 年第 1 期。

② Zunzunegui M. V. Beland F., Otero A., "Support from Children, Living Arrangements, Self-rated Health and Depressive Symptoms of Older People in Spain", *International Journal of Epidemiology*, Vol. 30, No. 5, 2001, pp. 1090-1099.

③ Sun R., "Worry about Medical Care, Family Support, and Depression of the Elders in Urban China", *Research on Aging*, Vol. 26, No. 5, 2004, pp. 559-585.

④ Silverstein M., Cong Z., Li S., "Intergenerational Transfers and Living Arrangements of Older People in Rural China: Consequences for Psychological Well-being", *Journals of Gerontology Series B: Psychological Sciences and Social Sciences*, Vol. 61, No. 5, 2006, pp. 256-266.

⑤ Li S., Song L., Feldman M. W., "Intergenerational Support and Subjective Health of Older People in Rural China: A Gender-based Longitudinal Study", *Australasian Journal on Ageing*, Vol. 28, No. 2, 2009, pp. 81-86.

⑥ Santini Z. I., Fiori K. L., Feeney J., et al., "Social relationships, Loneliness, and Mental Health among Older Men and Women in Ireland: A Prospective Community-based Study", *Journal of Affective Disorders*, Vol. 204, Nov. 2016, pp. 59-69.

⑦ Silverstein M., Bengtson V. L., "Does Intergenerational Social Support Influence the Psychological Well-being of Older Parents? The Contingencies of Declining Health and Widowhood", *Social Science & Medicine*, Vol. 38, No. 7, 1994, pp. 943-957.

⑧ Blieszner R., Mancini J. A., "Enduring Ties: Older Adults' Parental Role and Responsibilities", *Family Relations*, Vol. 36, No. 2, 1987, pp. 176-180.

概率，会影响老年人的自信心和认知功能，可能会形成老年人对社会支持的路径依赖。① 子女照料服务支持是对老年人生活的介入，会侵犯老年人的隐私，使其自尊受损、丧失独立性。② 对子女照料的依赖性增强或子女支持力度过大，③ 表明老年人身体机能衰老并对自己失去控制。④ 当老年人不得不与子女共同居住时，老年人会承担子女的家务劳动尽量帮助子女以证明其独立性和价值。⑤ 对社会支持期望较低的无配偶老年群体，子女支持越多，老年人积极情绪越多；但对于一般老年人来讲，较多的子女支持，阻碍老年人精神健康。⑥ 子女的情感支持越多，老年人的幸福感越强，精神健康越好；但是子女过度的服务支持，老年人幸福感会减退。⑦ 国内研究也发现，过多的子女支持破坏老年人生活的独立性，增加了老年人的依赖，挫败了老年人的自尊心，导致老年人产生无能感、包袱感和负疚感等消极情绪，不利于老年人精神健康。⑧

三是社区邻里和亲朋好友支持对老年人精神健康影响的研究。朋友和邻居主要提供社交支持，能有效弥补家庭情感支持的不足。⑨ 未享受朋

---

① Seeman T. E., Berkman L. F., "Structural Characteristics of Social Networks and Their Relationship with Social Support in the Elderly: Who Provides Support", *Social Science & Medicine*, Vol. 26, No. 7, 1988, pp. 737-749.

② Lee G. R., Netzer J. K., Coward R. T., "Depression among Older Parents: The Role of Intergenerational Exchange", *Journal of Marriage and the Family*, Vol. 57, No. 3, 1995, pp. 823-833.

③ Chen X., Silverstein M., "Intergenerational Social Support and the Psychological Well-being of Older Parents in China", *Research on Aging*, Vol. 22, No. 1, 2000, pp. 43-65.

④ Dean A., Kolody B., Ensel W. M., "The Effects of Types of Social Support from Adult Children on Depression in Elderly Persons", *Journal of Community Psychology*, Vol. 17, No. 4, 1989, pp. 341-355.

⑤ Ma S., Wen F., "Who Coresides with Parents? An Analysis Based on Sibling Comparative Advantage", *Demography*, Vol. 53, No. 3, 2016, pp. 623-647.

⑥ Silverstein M., Chen X., Heller K., "Too much of a Good Thing? Intergenerational Social Support and the Psychological Well-being of Older Parents", *Journal of Marriage and Family*, Vol. 58, No. 4, Nov. 1996, pp. 970-982.

⑦ Merz E. M., Consedine N. S., "The Association of Family Support and Wellbeing in Later Life Depends on Adult Attachment Style", *Attachment & Human Development*, Vol. 11, No. 2, 2009, pp. 203-221.

⑧ 王萍、张雯剑、王静：《家庭代际支持对农村老年人心理健康的影响》，《中国老年学杂志》2017年第19期。

⑨ 贺寨平：《农村老年人社会支持网：何种人提供何种支持》，《河海大学学报》（哲学社会科学版）2006年第3期。

友和邻里关心的高龄失能老年人的精神照顾需求较大。[1] 农村老年人和亲属朋友之间的关系越好、交往越多、社会支持越多时，就越少感受到孤独感。[2] 此外，Golden 等对柏林社区老年人的社会网络、孤独感、忧郁、焦虑与生活品质之间的关系研究发现，孤独和社交网络都能独立地影响老年人的情绪和精神健康，从而导致其很大比例的抑郁情绪。[3] 社会支持水平与老年人的抑郁发生率呈正相关，社会支持水平越高的老年人的生活质量越高。[4] 姚远和陈立新划分心理压力为无、轻度、中度和重度四个等级，社会支持按照平均数高低划分；研究发现在老年人心理压力较轻时，邻居和朋友支持能有效促进老年人的心理健康；但是老年人心理压力大时，邻居和朋友对老年人心理无显著作用。[5] 韦璞也发现，邻居和朋友在贫困地区农村老年人的情感支持中发挥了重要作用。[6] 朋友关系、人际信任、社团参与对精神健康均产生显著的正向影响。[7] 朋友数量越多、相互之间联系频率越高、朋友异质性越低的老年人精神健康水平越高。[8] 而与社会隔离的老年人比社会参与积极的老年人有更高的死亡率和犯罪率，精神健康也较差。[9]

（二）关于正式社会支持对失能老年人精神健康影响的研究

一是社区服务对社区居家失能老年人精神健康的影响。Langa 指出，子女和配偶提供的精神慰藉支持不足，难以满足失能老年人的需求；此

---

[1] 安思琪、陈长香：《唐山市高龄失能老人精神照顾需求的现况研究》，《现代预防医学》2017 年第 20 期。

[2] 伍小兰：《农村老年人精神文化生活的现状分析和政策思考》，《人口与发展》2009 年第 4 期。

[3] Golden J., Conroy R. M., Bruce I., et al., "Loneliness, Social Support Networks, Mood and Wellbeing in Community-dwelling Elderly", *International Journal of Geriatric Psychiatry: A Journal of the Psychiatry of Late Life and Allied Sciences*, Vol. 24, No. 7, 2009, pp. 694-700.

[4] 高月霞等：《社会支持对老年人健康相关生命质量影响研究——基于南通的实证》，《人口与发展》2013 年第 4 期。

[5] 陈立新、姚远：《社会支持对老年人心理健康影响的研究》，《人口研究》2005 年第 4 期。

[6] 韦璞：《贫困地区农村老年人社会支持网初探》，《人口与发展》2010 年第 2 期。

[7] Hyyppä M. T., Mäki J., "Individual-level Relationships between Social Capital and Self-rated Health in a Bilingual Community", *Preventive Medicine*, Vol. 32, No. 2, 2001, pp. 148-155.

[8] Van der Horst M., Coffé H., "How Friendship Network Characteristics Influence Subjective Well-being", *Social Indicators Research*, Vol. 107, No. 3, 2012, pp. 509-529.

[9] Jennifer M., Mellor, Jeffrey Milyo, "Is Exposure to Income Inequality a Public Health Concern? Lagged Effects of Income Inequality on Individual and Population Health", *Health Services Research*, Vol. 38, No. 1, 2003, pp. 137-151.

外，子女或配偶等非正式照料供给者为失能老年人提供长期护理服务时会出现体能和精力过度消耗、心理疲惫等现象，需要社区服务等正式照护的介入。① Miller 指出，社区服务在保持老年人心理健康和心态平衡等方面具有特殊的效果，应该大力发展社区的精神慰藉服务，并在财政资源和长期照护等方面给予政策干预。② 政府应该加强对社区的支持，尤其是对社区老年人的精神健康支持和关怀，提高老年人照护质量；此外，社区的文化娱乐环境可以显著减缓老年人因身体健康水平下降而增加的抑郁程度。③ 为老年人提供社区居家服务对其晚年生活具有非常重要的作用，经常使用家政服务的人在死前出现严重抑郁的风险较低，而经常享受助餐服务降低了老年人无法生存的风险；但使用较多的社会服务、日常生活服务和心理服务等正式社区支持服务的老年人的抑郁程度也可能会更高。④ 心理健康状况较差的 75 岁及以上高龄老年人可以得到更多的个人护理和社会护理服务。⑤ 耿香玲指出，随着社区配套设施建设的完备、专业人员的加入以及政策支持，社区在精神养老服务中的作用不断凸显；社区通过对社会资源的合理配置，为老年人提供针对性的文体娱乐活动及专项精神慰藉服务，以满足老年人的精神文化需求。⑥ 袁同成等研究发现，农村社区福利，如社区活动场所建设以及农村丰富的文体娱乐活动，能够有效地促进老年人的社会交往，增加老年人社会信任，进而促进老年人的精神健康。⑦ 社区层面的服务支持会缓解失能老年人失能

---

① Kenneth M. Langa, et al., "Extent and Cost of Informal Caregiving for Older Americans with Symptoms of Depression", *American Journal of Psychiatry*, Vol. 161, No. 5, 2004, pp. 857–863.

② Miller N. A., Harring C., Goldstein E., "Access to Community-based Long-term Care: Medicaid's Role", *Journal of Aging and Health*, Vol. 14, No. 1, 2002, pp. 138–140.

③ Liu J., Li L., Zhang Z., Xu H., "Associations between Physical Health and Depressive Symptoms in Chinese Older Adults: Do Neighborhood Resources Matter?" *SSM-population Health*, Vol. 2, Dec. 2016, pp. 531–535.

④ Chen C. M., Mullan J., Griffiths D., et al., "Trajectories of Depression and Their Relationship with Health Status and Social Service Use", *Archives of Gerontology and Geriatrics*, Vol. 53, No. 2, 2011, pp. 118–124.

⑤ Larsen K., Schroll M., Avlund K., "Depressive Symptomatology at Age 75 and Subsequent Use of Health and Social Services", *Archives of Gerontology and Geriatrics*, Vol. 42, No. 2, 2006, pp. 125–139.

⑥ 耿香玲、冯磊：《城镇社区老年群体精神需求与精神养老服务体系的构建——以苏州龙华苑社区为例》，《常熟理工学院学报》2009 年第 9 期。

⑦ 袁同成、沈宫阁：《农村老年福利供给体系重构的精神健康效应》，《西北大学学报》（哲学社会科学版）2016 年第 6 期。

等级变动对其抑郁情绪的不利影响。①

二是社会组织对社区居家失能老年人精神健康的影响。Tomaka 等以新墨西哥州老年人为样本考察了社会隔离、社会支持和孤独对健康结果的影响，发现社会支持网络有利于老年人保持较高的生活满意度。② Dunér 等对瑞典的研究发现，互惠关系中的非正式支持非常重要，尤其是知己和情感支持的价值；即便在接受正式社会支持的老年人中非正式社会支持依然很重要，有助于提升老年人的归属感、安全感和幸福感。③ 陈娜研究发现，社会工作和非政府组织能够整合失能老年人的社会资源，为社区居家失能老人提供服务，促进其精神健康。④

三是社会保障制度对社区居家失能老年人精神健康的影响。袁同成研究发现，养老保险在某种程度上增加了农村老年人的可支配收入，增强老年人的自尊和自我认同感，促进农村老年人的精神健康水平提高。⑤ 周钦、蒋炜歌和郭昕研究发现，新型农村社会养老保险可以有效提高居民心理健康。⑥ 杨雅惠利用 2015 年 CHARLS 数据研究发现，事业单位和企业养老保险能显著提高老年人的精神健康；养老保险对精神健康的影响在女性老年人群体中更为显著；有新型农村社会养老保险的老年人有更差的心理健康状态。⑦ Waidmann 使用医疗保险现行受益人调查来研究 65 岁及以上的医疗保险受益人的日常生活活动率和日常生活残疾与身体限制的工具活动率的时间趋势，并研究了这些趋势对未来健康和长期护

---

① 张月云、李建新：《老年人失能水平与心理健康：年龄差异及社区资源的调节作用》，《学海》2018 年第 4 期。

② Tomaka J., Thompson S., Palacios R., "The Relation of Social Isolation, Loneliness, and Social Support to Disease Outcomes among the Elderly", *Journal of Aging and Health*, Vol. 18, No. 3, 2006, pp. 359-384.

③ Dunér A., Nordström M., "The Roles and Functions of the Informal Support Networks of Older People Who Receive Formal Support: A Swedish Qualitative Study", *Ageing & Society*, Vol. 27, No. 1, 2007, pp. 67-85.

④ 陈娜、袁妮：《增能视阈下失能老人机构养老的社会工作介入探讨》，《中国老年学杂志》2018 年第 2 期。

⑤ 袁同成、沈宫阁：《农村老年福利供给体系重构的精神健康效应》，《西北大学学报》（哲学社会科学版）2016 年第 6 期。

⑥ 周钦、蒋炜歌、郭昕：《社会保险对农村居民心理健康的影响——基于 CHARLS 数据的实证研究》，《中国经济问题》2018 年第 5 期。

⑦ 杨雅惠：《基本养老保险对老年健康的影响研究——基于 CHARLS 数据的实证分析》，硕士学位论文，浙江工商大学，2020 年。

理需求的潜在影响。① Cutler 分析了老年人残疾变化的证据,并考虑了失能老年人数量和等级变化的影响因素,研究发现,医疗保健和医疗技术能够有效降低老年人的失能水平。②

(三)正式与非正式社会支持对社区居家老年人精神健康影响的比较研究

失能老年人更倾向于选择社区居家的养老方式,获得更多的家庭精神慰藉;社区只能提供基本的日常生活照料服务,精神慰藉很少,仅有3.3%的失能老年人曾接受过社区聊天解闷服务。非正式支持在农村老年人的生活中发挥着核心作用,它不仅具有满足生理需求的功能,而且是家庭纽带和老年人心理依附的表现形式。③ 家庭照护者基于亲情和责任而为失能老年人提供服务,但是其照料和经济压力较大,照料者的社会支持弱,会导致照料者的消极情绪。④ 孙金明对 1245 位失能老年人访谈发现,非正式护理与正式护理之间有明显的替代关系,现有长期照护对失能老年人精神健康保障不足,仍需要激励非正式护理主体提供精神慰藉等服务。⑤ 非正式社会支持在经济支持、情感支持和服务支持方面对社区居家老年人养老服务具有主导作用,需要加强非正式社会支持。⑥ 也有学者指出正式和非正式社会支持不是替代关系,而是互补协调的关系。⑦ 因此,虽然以家庭照料为主的非正式社会支持对失能老年人精神健康的保

---

① Waidmann T. A., Liu K., "Disability Trends among Elderly Persons and Implications for the Future", *The Journals of Gerontology Series B: Psychological Sciences and Social Sciences*, Vol. 55, No. 5, 2000, pp. S298-S307.

② Cutler D. M., "Declining Disability among the Elderly", *Health Affairs*, Vol. 20, No. 6, 2001, pp. 11-27.

③ Hu B., Wang J., "Unmet Long-term Care Needs and Depression: The Double Disadvantage of Community-dwelling Older People in Rural China", *Health & Social Care in the Community*, Vol. 27, No. 1, 2019, pp. 126-138.

④ 赵怀娟、陶权:《失能老人家庭照护的现状及影响因素分析——对 W 市 305 名照护者的调查》,《老龄科学研究》2013 年第 3 期。

⑤ 孙金明:《中国失能老人照料需求及照料满足感研究——基于中国老年健康影响因素跟踪调查》,《调研世界》2018 年第 5 期。

⑥ 姚远:《非正式支持:应对北京市老龄问题的重要方式》,《北京社会科学》2003 年第 4 期。

⑦ 孔凡磊等:《城市老年人的社会经济地位、精神健康与长期照护需求之关系研究——以中国吉林省延吉市为例》,《延边教育学院学报》2014 年第 1 期。

障作用减弱,① 但家庭照护的功能仍不可被替代。②

Tennstedt等对居家照护的老年人进行调查,发现非正式社会支持不足会增加失能老年人使用正式照护的可能性。③ Calsyn和Winter也指出,老年人的生活状态和失能等级会成为老年人精神服务选择的决定性因素。④ 苏群、彭斌霞和陈杰研究发现,有90%以上的失能老年人依靠家庭服务,真正依靠正式支持照料的失能老年人比例较少;在某种程度上来说,子女对于失能老年人的服务支持和精神慰藉比经济上的支持更重要。⑤ Stoller对纽约社区居家老年人分析发现,用正式支持替代家庭支持的观念是错误的;老年人在享受来自医院、养老院等机构服务的同时,家庭成员的非正式支持也得到了强化。⑥ Wolf也指出家庭成员对满足老年人精神需求具有不可替代的作用。⑦ Taylor和Hoenig指出俄亥俄州过去十年间老年人失能人数量显著增长,但是养老院入住率却不断下降,越来越多的老年人选择在家接受养老服务。⑧ 杜旻研究发现,在老年人生病时,子女经济支持促进了老年人心理健康;医疗保险和财政转移支付等正式支持也促进老年人心理健康;家庭的情感支持对老年人来讲是不可替代的。⑨ 社会保障挤入了老年人的子女经济支持,例如医疗保险报销,

---

① 于泽浩:《城市失能老人家庭照料的困境及应对——以北京牛街为例》,《社会福利》2009年第4期。

② 陈欣欣、董晓媛:《社会经济地位、性别与中国老年人的家庭照料》,《世界经济》2011年第6期。

③ Tennstedt S., Harrow B., Crawford S., "Informal Care vs. Formal Services: Changes in Patterns of Care Over Time", *Journal of Aging Social Policy*, Vol. 7, No. 3, 1996, pp. 71–91.

④ Rorbert J. Calsyn, Joel P. Winter, "Predicting Different Types of Service Use by the Elderly: The Strength of the Behavioral Model and the Value of Interaction Terms", *Journal of Applied Gerontology*, Vol. 19, No. 3, 2000, pp. 284–303.

⑤ 苏群、彭斌霞、陈杰:《我国失能老人长期照料现状及影响因素——基于城乡差异的视角》,《人口与经济》2015年第4期。

⑥ Eleanor Palo Stoller, "Formal Services and Informal Helping: The Myth of Service Substitution", *The Journal of Applied Gerontology*, Vol. 8, No. 1, 1989, pp. 37–52.

⑦ Douglas A. Wolf, "The Family as Provider of long-lerm care: Efficiency, Equity and Externalities", *Journal of Aging and Health*, Vol. 11, No. 3, 1999, pp. 360–382.

⑧ Taylor D. Jr., Hoenig H., "Access to Health Care Services for the Disabled Elderly", *Health Services Research*, Vol. 41, No. 3, 2006, pp. 743–58.

⑨ 杜旻:《社会支持对老年人心理健康的影响研究》,《人口与社会》2017年第4期。

提高了老年人的医疗卫生服务利用率,增加了子女对老年人的经济支持。①

(四)精神健康社会支持体系构建的研究

精神健康社会支持体系的建立可以从个人、家庭、社区和社会等方面展开。一是强调家庭的作用。精神养老体系的建设在于关注老年人的自我调适和慰藉,要高度重视家庭的精神慰藉功能。②当老年人生活无法自理时,子女的服务支持和情感支持能缓解老年人的无助感,提高老年人对疾病的应对能力,对精神疾病具有保护作用。③二是强调正式社会支持的作用。通过改善老年人生活的生态环境、开展文化娱乐活动、完善社会保障等正式社会支持,为老年人提供更多的社会资源,保护失能老年人脆弱心理。④

四 文献述评

现有文献为本书研究社区居家失能老年人精神健康的社会支持问题提供了丰富的理论和方法。总体来看,老年人精神健康问题已经引起学者们的重视。以往研究主体集中在全体老年人,鲜有研究关注到社区居家失能老年人这一特殊群体。国内外相关研究主要集中在医学、心理学和社会学,研究内容主要是精神健康的内涵与外延以及代际支持对精神健康的影响等方面,但关于精神健康的划分维度、正式社会支持对精神健康影响的研究较少。这为本书进一步深入研究失能老年人精神健康的社会支持问题提供了探索空间。

(一)针对社区居家失能老年人特殊群体的精神健康研究较少

现有文献以老年人整体作为研究对象探究老年精神健康,很少以社区居家失能老年人这一特殊群体作为研究对象分析精神健康状况。事实上,老年人群体内部异质性较大,社区居家失能老年人和健康老年人的精神健康存在较大的差距。社区居家失能老年人是一个十分特殊的群体,

---

① 胡宏伟等:《挤入还是挤出:社会保障对子女经济供养老人的影响——关于医疗保障与家庭经济供养行为》,《人口研究》2012年第2期。
② 董泊汛、彭现美、夏光兰:《农村老年人精神需求问题探讨——以安徽省长丰县调查资料为例》,《卫生软科学》2009年第2期。
③ 王跃生:《农村家庭代际关系理论和经验分析——以北方农村为基础》,《社会科学研究》2010年第4期。
④ 张月云、李建新:《老年人失能水平与心理健康:年龄差异及社区资源的调节作用》,《学海》2018年第4期。

失能老年人因失能被迫中断社会交往，社会角色退出进程加快，有较多的社会隔离和较少的社会参与，存在较大的精神健康风险；又因其居住分散，专业化的精神健康服务短缺。因此，要细分老年人群体，探究社区居家失能老年人的精神健康，提供有针对性和操作性的建议。

（二）精神健康的概念及划分维度尚不清晰

医学认为精神健康是没有精神疾病和精神异常；心理学认为精神健康是个体能够保持良好心理状态和社会适应；社会学认为精神健康是自我评价和生活满意度较高。很多学者在选取评估老年人精神健康状况的指标时只侧重抑郁或认知某一方面，研究结果容易出现偏差，许多老年人的客观健康程度得不到真实反映。因此，本书从"认知功能—抑郁情绪—生活满意度"多维度衡量社区居家失能老年人精神健康状况，使研究结果更具科学性和准确性。

（三）忽视正式社会支持对精神健康的影响

在传统观念中，社区居家失能老年人的精神健康是个人和家庭的责任，忽略了政府和社会的责任。从精神健康影响因素来看，几乎所有的学者都考虑了社会人口特征变量和非正式支持（子女、配偶）对老年人精神健康的影响。随着老龄化加剧、城市化进程加快和家庭结构变化，子女和配偶支持难以满足失能老年人精神健康服务需求，亲朋好友和社区邻里的精神互助也逐渐减少。依靠家庭和个人难以满足精神健康服务需求，亟待政府制定相关政策支持家庭养老，发挥正式社会支持对社区居家失能老年人精神健康的促进作用。目前学界关于正式社会支持对社区居家失能老年人精神健康影响的研究较少，尚未有足够的证据分析正式社会支持对失能老年人精神健康的影响状况。

（四）缺少精神健康社会支持的公共管理视角

目前对老年人精神健康及其社会支持的研究多是医学、心理学、社会学，从老年人个体视角进行的，基于公共管理学视角以失能老年人群体为对象的研究较少。国内关于精神健康社会支持的研究主要集中在精神病院和精神疾病等专业机构，关注的是个体层面失能老年人的生理康复状况，或者是社会工作介入老年人精神健康等。本书从公共管理学的群体视角研究社区居家失能老年人群体的精神健康社会支持问题，将利用医学、心理学和社会学等学科专业的理论和测量指标及方法，从政府层面研究如何构建组织化、规范化的社区居家失能老年人精神健康的社会支持体系，为社区居家失能老年人分类提供精准的精神健康服务，具有重要意义。

（五）国内的量化研究较多，质性分析少

国内研究还停留在基于数据量化的描述性和回归分析，缺少质性分析。在人口老龄化快速变化的情况下，量化研究方法容易与研究结果脱节，尤其是社区居家失能老年人这一弱势群体。由于缺少质性分析，难以对复杂现象和问题表象背后的故事进一步分析，探讨社区居家失能老年人精神健康社会支持的内部影响机理。很多研究没有扎根实际生活实践，也没有探究问题产生的原因就提出解决对策建议，不具有针对性和操作性。本书梳理已有概念和理论，通过扎根理论提炼和升华访谈资料形成本书分析框架，探索和验证正式与非正式社会支持对社区居家失能老年人精神健康的影响，构建科学的社区居家失能老年人精神健康社会支持体系。

第三节　研究设计

一　研究目的与研究内容

（一）研究目的

社区居家失能老年人由于失能等原因，饱受疾病和躯体功能弱化的折磨，易产生抑郁、担心和焦虑等精神健康障碍疾病。失能导致老年人社会活动参与的减少、社会角色的转变，阻碍了社区居家失能老年人精神健康。随着城市化进程加快和家庭核心化、小型化，子女、配偶和社区邻里等非正式社会支持难以满足社区居家失能老年人精神健康服务需求，急需正式社会支持的补充，以保护社区居家失能老年人精神健康。但是目前政府对社区居家失能老年人精神健康的关注度不够，忽视了社区居家失能老年人的精神健康服务诉求，正式社会支持体系尚未建立健全。此外，社区服务、养老保险和医疗保险等正式社会支持对社区居家失能老年人精神健康的影响尚不清楚，需要进一步探索。因此，本书以社区居家失能老年人精神健康的社会支持为主题，旨在甄别和明确社区居家失能老年人的精神健康内涵和维度，剖析正式和非正式社会支持对社区居家失能老年人精神健康的影响，探索完善社区居家失能老年人精神健康社会支持体系的政策建议。

一是甄别和明确社区居家失能老年人的精神健康内涵和外延。目前，学界尚未对失能老年人的精神健康内涵及精神健康划分维度进行统一界定，概念的混乱不利于社区居家失能老年人精神健康的相关研究。本书在文献述评和对社区居家失能老年人访谈材料质性分析的基础上，厘清社区居家失能老年人精神健康概念、明确社区居家失能老年人精神健康划分维度。

二是准确把握社会支持对社区居家失能老年人精神健康的影响。目前，正式社会支持对社区居家失能老年人精神健康影响尚未明确。本书通过对社区居家失能老年人访谈材料质性分析，探索正式和非正式社会支持对社区居家失能老年人精神健康影响，并利用2011—2018年CLHLS数据验证社会支持对社区居家失能老年人精神健康的影响。

三是完善和构建社区居家失能老年人精神健康的社会支持体系。随着社区居家失能老年人数量不断扩大，社区居家失能老年人精神健康的社会支持问题将越来越重要。本书将从主体、客体、内容和路径四个方面探索构建社区居家失能老年人精神健康的社会支持体系，以促进社区居家失能老年人精神健康。

（二）研究内容

围绕研究目的，本书以社区居家失能老年人为研究对象，以构建社区居家失能老年人精神健康的社会支持体系为目的，以需求为社区居家失能老年人精神健康社会支持体系构建的逻辑起点，通过质性分析和量化分析方法，探究社会支持对社区居家失能老年人精神健康的影响。在理论层面，辨析和明确社区居家失能老年人精神健康的相关概念和划分维度。在实践层面，通过实地调研，归纳、剖析社区居家失能老年人精神健康维度，探究精神健康社会支持的逻辑起点、动态发展阶段和影响机理；并利用2011—2018年CLHLS数据验证社会支持对社区居家失能老年人的影响。在政策层面，从主体、客体、内容和路径等角度分析社区居家失能老年人精神健康的社会支持存在的问题及原因，并为探索构建社区居家失能老年人精神健康的社会支持体系提出建议。

一是辨析社区居家失能老年人精神健康内涵与外延。通过文献研究法，搜集相关的文献、书籍、政策等，辨析和明确社区居家失能老年人精神健康相关概念的内涵和外延，分析社区居家失能老年人精神健康具体内容和独特性等。

二是对我国社区居家失能老年人精神健康社会支持进行质性分析。通过深度访谈的方法搜集社区居家失能老年人精神健康及社会支持的资料，剖析社区居家失能老年人精神健康维度，探究社区居家失能老年人精神健康的社会支持的逻辑起点、动态发展阶段和影响机理。

三是对社区居家失能老年人精神健康社会支持进行实证分析。利用2011—2018年CLHLS面板数据，探索社区居家失能老年人精神健康的影响因素，分析子女、配偶等非正式支持和养老保险、医疗保险和社区服务等正式支持对失能老年人精神健康的影响。

四是分析社区居家失能老年人精神健康社会支持面临的问题及原因。结合实地调研与访谈，从主体、客体、内容和路径等方面探讨社区居家失能老年人精神健康的社会支持面临的问题，并分析问题产生的原因。

五是为完善社区居家失能老年人精神健康社会支持体系提出政策建议。尊重社区居家失能老年人的精神健康服务诉求，借助智慧社区信息化服务平台的路径，整合社区居家失能老年人的社会支持资源和服务，完善政府、企业、社会组织、社区、家庭和志愿者等社会支持主体的职责，从主体、客体、内容和路径等方面提出完善社区居家失能老年人精神健康社会支持体系的建议。

二 研究思路

（一）结构安排

第一章：绪论。阐明社区居家失能老年人精神健康支持体系有关的研究背景、研究问题、研究内容和研究意义。从国内外文献入手梳理社区居家失能老年人精神健康及其社会支持体系的相关研究，进行文献述评，明确本书研究空间。

第二章：概念界定及理论基础。本书界定社区居家失能老年人精神健康相关概念。探讨需求层次理论、社会支持理论、压力理论、福利多元主义理论在本书的适用，基于上述理论构建本书的分析框架。

第三章：社区居家失能老年人精神健康社会支持的质性分析。首先，在文献分析的基础上设计访谈提纲，并进行调研。其次，采用扎根理论方法对搜集的资料进行编码和整理。最后，分析社区居家失能老年人精神健康维度，社区居家失能老年人精神健康的社会支持的逻辑起点、动态发展阶段和影响机理等。

第四章：社区居家失能老年人精神健康社会支持的实证分析。首先，根据文献述评和质性分析结果拟定研究假设。其次，利用2011—2018年中国老年人长寿数据（CLHLS）面板数据，构建"时间—个人"两层次的多层次模型分析正式和非正式社会支持对社区居家失能老年人精神健康的认知功能维度、抑郁情绪维度和生活满意度维度的影响。最后，考察在不同失能等级、年龄、性别和城乡的分组情况下，社会支持对社区居家失能老年人精神健康的影响。

第五章：社区居家失能老年人精神健康社会支持的问题及原因分析。探讨社区居家失能老年人精神健康的社会支持中出现的问题，并对社区居家失能老年人精神健康的社会支持产生问题的原因进行分析。

第六章：完善社区居家失能老年人精神健康社会支持体系的建议。从主体、客体、路径和内容等方面提出完善社区居家失能老年人精神健康社会支持体系的建议。

第七章：结论与展望。

（二）研究的技术路线图

本书的技术路线如图1-1所示：

一是利用文献研究方法梳理现有的文献资料，对社区居家失能老年人精神健康和社会支持的相关概念进行界定。

二是使用社会调查法，如深度访谈的方法搜集社区居家失能老年人精神健康和社会支持的有关资料。利用扎根理论方法对访谈资料进行编码和整理，探究社区居家失能老年人精神健康的维度，社区居家失能老年人精神健康社会支持的逻辑起点、动态发展过程和影响机理。

三是采用2011—2018年CLHLS面板数据对研究假设进行验证，研究社区居家失能老年人精神健康发展轨迹，探索正式社会支持和非正式社会支持对社区居家失能老年人精神健康维度的影响。

四是总结社区居家失能老年人精神健康的社会支持面临的问题及原因。

五是为完善和构建社区居家失能老年人精神健康的社会支持体系提出建议。

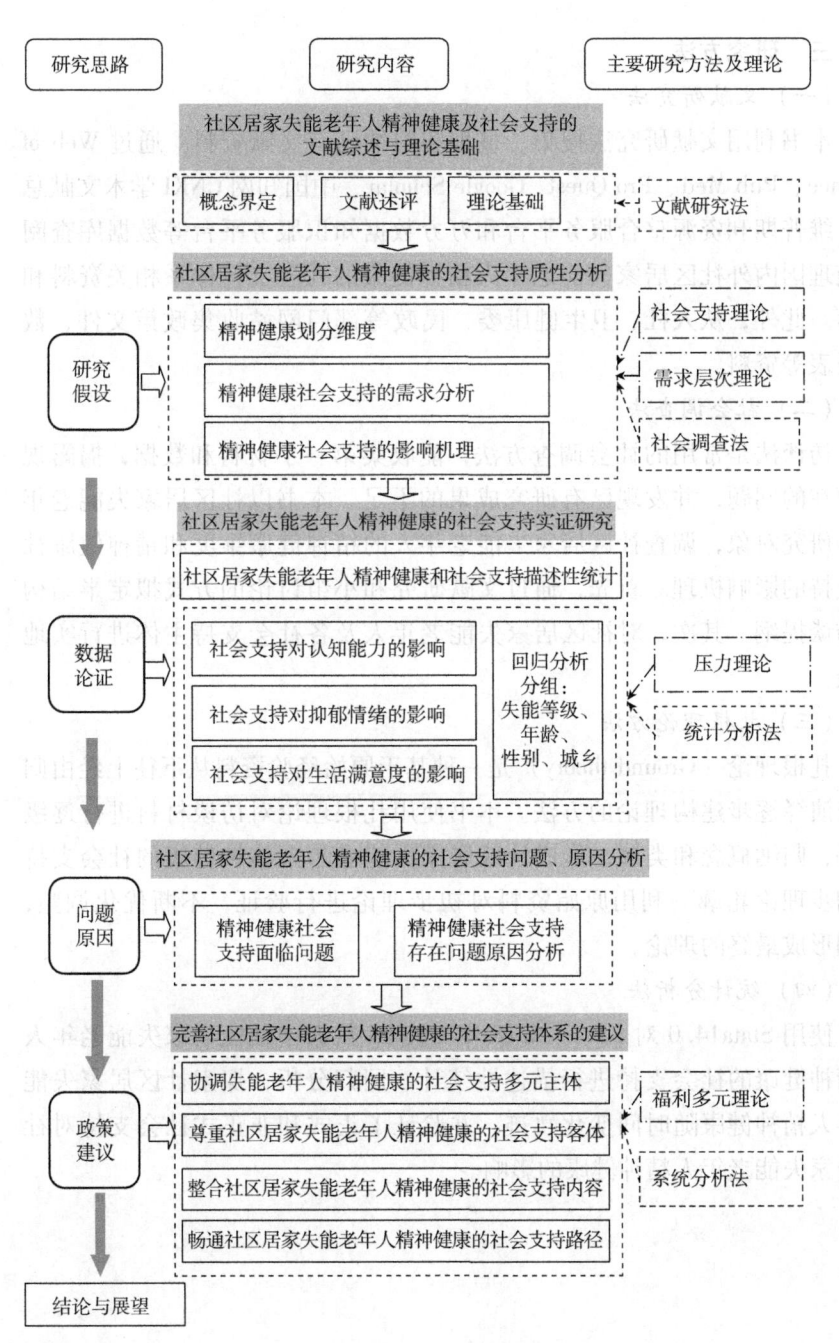

```
研究思路              研究内容              主要研究方法及理论

         ┌─────────────────────────────────┐
         │ 社区居家失能老年人精神健康及社会支持的 │
         │        文献综述与理论基础           │
         │  ┌──────┐ ┌──────┐ ┌──────┐      │ ←── 文献研究法
         │  │概念界定│ │文献述评│ │理论基础│      │
         │  └──────┘ └──────┘ └──────┘      │
         └─────────────────────────────────┘
                      ↓
         ┌─────────────────────────────────┐
         │ 社区居家失能老年人精神健康的社会支持质性分析│
┌────┐   │  ┌───────────────────┐          │ ←── 社会支持理论
│研究│   │  │  精神健康划分维度    │          │
│假设│ ⇒ │  └───────────────────┘          │ ←── 需求层次理论
└────┘   │  ┌───────────────────┐          │
         │  │精神健康社会支持的需求分析│          │ ←── 社会调查法
         │  └───────────────────┘          │
         │  ┌───────────────────┐          │
         │  │精神健康社会支持的影响机理│          │
         │  └───────────────────┘          │
         └─────────────────────────────────┘
                      ↓
         ┌─────────────────────────────────┐
   ↓     │ 社区居家失能老年人精神健康的社会支持实证研究│
         │ ┌─────────────────────────────┐ │
         │ │社区居家失能老年人精神健康和社会支持描述性统计││
         │ └─────────────────────────────┘ │
┌────┐   │  ┌───────────────────┐ ┌──────┐│ ←── 压力理论
│数据│ ⇒ │  │社会支持对认知能力的影响│ │回归分析││
│论证│   │  └───────────────────┘ │分组： ││ ←── 统计分析法
└────┘   │  ┌───────────────────┐ │失能等级、││
         │  │社会支持对抑郁情绪的影响│ │年龄、 ││
         │  └───────────────────┘ │性别、城乡││
         │  ┌───────────────────┐ └──────┘│
         │  │社会支持对生活满意度的影响│          │
         │  └───────────────────┘          │
         └─────────────────────────────────┘
                      ↓
         ┌─────────────────────────────────┐
   ↓     │社区居家失能老年人精神健康的社会支持问题、原因分析│
┌────┐   │  ┌──────────┐ ┌────────────┐  │
│问题│ ⇒ │  │精神健康社会│ │精神健康社会支持│  │
│原因│   │  │支持面临问题│ │存在问题原因分析│  │
└────┘   │  └──────────┘ └────────────┘  │
         └─────────────────────────────────┘
                      ↓
         ┌─────────────────────────────────┐
         │完善社区居家失能老年人精神健康的社会支持体系的建议│
   ↓     │ ┌─────────────────────────────┐ │
         │ │协调失能老年人精神健康的社会支持多元主体││ ←── 福利多元理论
┌────┐   │ └─────────────────────────────┘ │
│政策│ ⇒ │ ┌─────────────────────────────┐ │
│建议│   │ │尊重社区居家失能老年人精神健康的社会支持客体││
└────┘   │ └─────────────────────────────┘ │ ←── 系统分析法
         │ ┌─────────────────────────────┐ │
         │ │整合社区居家失能老年人精神健康的社会支持内容││
         │ └─────────────────────────────┘ │
         │ ┌─────────────────────────────┐ │
         │ │畅通社区居家失能老年人精神健康的社会支持路径││
         │ └─────────────────────────────┘ │
         └─────────────────────────────────┘
   ↓
┌────────┐
│结论与展望│
└────────┘
```

图 1-1　技术路线

图片来源：作者自绘。

三 研究方法

(一) 文献研究法

本书利用文献研究法搜集、整理和归纳已有文献资料。通过 Web of Science、Pub Med、Pro Quest、Google Scholar、中国知网 CNKI 学术文献总库、维普期刊资源整合服务平台和万方数据知识服务平台等数据库查阅并梳理国内外社区居家失能老年人精神健康的社会支持体系相关资料和书籍。此外，从人社、卫生健康委、民政等部门网站收集政策文件、数据报表等资料。

(二) 社会调查法

访谈法是常用的社会调查方法，能收集第一手材料和数据，揭露现实存在的问题，并发现已有研究成果的不足。本书以社区居家失能老年人为研究对象，调查社区居家失能老年人的精神健康维度和精神健康社会支持的影响机理。首先，通过文献研究和小组讨论的方式拟定半结构式访谈提纲。其次，对社区居家失能老年人及各社会支持主体进行实地访谈。

(三) 扎根理论方法

扎根理论（Ground theory）是一种基于原始经验资料从下往上经由归纳与演绎逐步建构理论的方法。本书使用扎根理论对访谈材料进行逐级编码，归纳概念和类属，形成社区居家失能老年人精神健康的社会支持的初步理论轮廓。利用原始资料对初步理论进行验证，不断优化调整，直到形成最终的理论。

(四) 统计分析法

使用 Stata14.0 对 2011—2018 年 CLHLS 数据中社区居家失能老年人的精神健康的社会支持进行描述性统计、回归分析，探索社区居家失能老年人精神健康随时间变化轨迹，并验证了正式和非正式社会支持对社区居家失能老年人精神健康的影响。

第二章　核心概念界定与研究的理论基础

根据研究问题，本章将对社区居家失能老年人精神健康和社会支持的相关概念和理论进行分析，以期构建本书的分析框架。本章具体包括三个部分：第一部分是核心概念界定，主要围绕社区居家、失能老年人、精神健康、社会支持展开。第二部分是理论基础，主要分析了需求层次理论、社会支持理论、压力理论和福利多元主义理论的发展及在本书的应用。第三部分是根据相关概念和理论，构建本书的分析框架。

第一节　核心概念界定

一　社区居家

关于"社区"的概念，国内外学者从地域区划、社会关系、归属认同感等角度进行论述。社区是指具有共同价值取向的人构成的关系密切、守望相助的社会团体。[1] 也有学者认为，社区是一定区域内经常接触的人群。[2] 社区是由地缘关系形成的某一群体，是具有较高组织化程度的社会网络的基本单元。[3] 社区被赋予了行政、权利等要素，往往与社会福利相对应。"居家"是指在家里生活。家庭是整个社区的基本单元。

从养老服务角度来说，社区居家是一个不可分割的整体。社区居家养老是指老年人生活在熟悉的家庭和社区中，不仅享受来自家庭"天伦之乐"、社区邻里和亲朋好友的精神慰藉和社会交往支持，也享受来自政府、企业和社会组织的正式社会支持。

---

[1] 夏国忠：《社区简论》，上海人民出版社2004年版，第16页。
[2] 乔治·希勒里（G. A. Jr. Hiuery）：《社区的定义：一致的地方》，《乡村社会学》1955年第6期。
[3] 唐钧：《关于城市社区服务的理论思考》，《中国社会科学》1992年第4期。

本书认为，社区居家是居住在同一地域范围内共同生活、互相交往、共享服务设施和基本公共服务、具有共同利益诉求的群体的生活方式。社区居家既是一个地域概念，也是一个服务概念。

二 失能老年人

《国际残损、残疾和残障分类》（ICIDH）认为，失能是因日常生活中主要活动能力或生活能力丧失或受限而无法正常完成活动。① 失能也可以定义为因年老、疾病、伤残等而导致的身体功能障碍，难以实现个体生活自理能力的状态。② 2001年，世界卫生组织发布《国际功能、残疾和健康分类》（ICF）认为失能应该考虑社会模式，包括身体功能及结构、活动能力和社会参与。③ Barresi等指出，失能是指存在功能性障碍或社会性不利，难以独立完成一项或多项日常生活活动。④ 王雪辉指出，失能是多维度和动态化的，应考虑失能老年人个体与其所处环境的相互作用；从社会医学视角综合考虑生物的、心理的、社会的因素对老年失能的影响；其测量指标应该包括病理测量、残损测量、功能受限测量、内在失能测量和实际失能测量。⑤ 党俊武认为，失能是生活不能完全自理的状态，必须依赖他人获得生存。⑥

日常生活活动量表包含躯体生活自理量表（ADL）和工具性日常生活量表（IADL）两部分共14项指标，⑦ 具体指标见表2-2。国际上通常使用Kata分级法⑧和Barthel指数等反映老年人的生活自理能力。⑨ Barthel

---

① Word Health Organization, *International Classification of Impairments, Disabilities and Handicaps, Amanual of Classification Relating to the Consequences of Disease*, Geneva: World Health Organization, 1980.

② Kinney, Jennifer M., "Home Care and Caregiving", In James E. Birren (editor-in-chief), *Encyclopedia of Gerontology*, San Diego: Academic Press, 1996.

③ World Health Organization, "The International Classification of Functioning", *Disability and Health*. Geneva: WHO, 2001.

④ Barresi, Charles M. Stull, Donald E., *Ethnicity and Long-term Care: An Overview*, New York: Spring, 1993.

⑤ 王雪辉：《中国老年失能的理论再思考及测量模型构想》，《宁夏社会科学》2020年第5期。

⑥ 党俊武：《长期照护服务体系是应对未来失能老年人危机的根本出路》，《人口与发展》2009年第4期。

⑦ Sidney Katz, et al., "Studies of Illness in the Aged the Index of ADL: A Standardized Measure of Biological and Psychological Function", *JAMA*, Vol. 185, No. 12, 1963, pp. 914-919.

⑧ Katz S., Downs T. D., Cash H. R., et al., "Progress in Development of the Index of ADL", *The Gerontologist*, Vol. 10, No. 1, 1970, pp. 20-30.

⑨ 王瑞华：《日常生活活动能力（ADL）的测定》，《中级医刊》1994年第4期。

指数包括如厕（擦净、整理衣裤、冲水）、进食、转移、修饰（洗脸、刷牙、刮脸、梳头）、步行（平地走 45 米）、上下楼梯、穿衣（系鞋带、纽扣）等 10 项内容，最高分为 100 分（见表 2-1）。按照分数划分为基本自理（61—100）、轻度失能（41—60）、中度失能（21—40）和重度失能（0—20）。此外，Nagi 构思和开发了失能的框架，包括四个核心概念，即积极活性病理、残损、功能受限和失能。① 也有学者根据老年人失能水平，将失能划分为非失能，轻度、中度和重度失能。其中，工具性活动自理能力（IADL）有 2 项及以上"做不了"定为轻度失能。

表 2-1　　　　　　　　ADL 量表（Barthel 指数）

项目	评分	分类
进食	10	自理，独立完成，包括夹菜、盛菜等
	5	能吃正常食物，但切割、搅拌、夹菜、盛菜等需要帮助，用餐时间过长
	0	依赖
洗澡	5	自理，安全进出浴室，完成洗澡（池浴、盆浴或淋浴）
	0	依赖
修饰	5	自理，在提供器具后，独立完成洗脸、梳头、刷牙、剃须等
	0	依赖或需要帮助
穿衣	10	自理，无人指导独立穿脱衣裤（系鞋带、纽扣、拉链及矫形器）
	5	需要帮助或指导
	0	依赖
大便	10	能控制，能使用灌肠剂或栓剂
	5	偶尔失禁（每周少于等于 1 次）
	0	失禁，无失禁有昏迷
小便	10	能控制，能使用集尿器并清洗；无需帮助自行导尿，并清洗导尿管
	5	偶尔失禁（每天少于 1 次，每周大于 1 次）
	0	失禁，需要导尿；或无失禁，有昏迷
用厕	10	自理
	5	需要帮助穿衣脱裤，清理身体，保持平衡或便后清洁冲水
	0	依赖

---

① Nagi S. Z., "An Epidemiology of Disability among Adults in the United States", *The Milbank Memorial Fund Quarterly. Health and Society*, Vol. 54, No. 4, 1976, pp. 439-467.

续表

项目	评分	分类
床椅转移	15	自理，独立在床和轮椅之间转移
	10	需少量帮助，需1人搀扶或言语指导、监督
	5	需大量帮助，能坐，需2个强壮且动作熟练的人帮助
	0	依赖，不能独自坐起，需要2人以上帮助或用提升机
平地行走	15	自理，独自行走45米以上
	10	需体力或言语指导帮助；如果坐轮椅，必须是独自行走并拐弯
	5	需大量帮助，不能行走，但可以使用轮椅行走45米，进出厕所
	0	依赖
上下楼梯	10	自理，使用辅具（扶手或拐杖）独立上下楼
	5	需要帮助，体力帮助或语言指导，监督上下楼
	0	依赖，完全不能上下楼

资料来源：作者根据医院日常生活活动能力评判标准制作。

综上所述，失能的定义分为广义或狭义。狭义的定义中，失能仅指意外伤害或残疾导致的身体性功能障碍。广义的定义中，失能不仅包含身体性功能障碍，也包括精神上的认知功能障碍以及社会参与。本书使用最传统的生活自理量表（ADL）和工具性日常生活量表（IADL）对失能进行测量，有1项ADL或IADL功能受损即认定为失能。中国化的失能指标与国际通用失能指标基本一致（见表2-2）。如果1项及以上ADL功能受损即认为是完全失能；如果有1项及以上IADL功能受损但是无ADL受损即认定为半失能。

表2-2　　日常生活活动量表国际指标和本书概念操作化

常用量表	国际指标内容	CLHLS问卷中国化指标内容
日常生活活动量表（ADL）	上厕所、进食、穿衣、修饰、行走、洗澡	洗澡、穿衣、上厕所、室内走动、控制大小便、吃饭
工具性日常生活量表（IADL）	打电话、购物、备餐、做家务、洗衣、使用交通工具、吃药、自理经济	独自外出、购物、备餐、洗衣服、连续行走（2里路）、提重物（10斤）连续下蹲、使用交通工具

资料来源：作者自制。

《中华人民共和国老年人权益保障法》规定，年满60周岁及以上人群定义为老年人。国内学术界普遍将60岁及以上群体划分为老年人，而发达国家普遍将65岁界定为老年人领取养老金的起点年龄。随着预期寿命的延长，越来越多的学者认为我国应该提高退休年龄与国际化标准接轨，以65岁作为老年人的划分标准。此外，还有很多学者认为不能仅用失能界定老年人。顾大男认为对老年人起点年龄的界定应当综合考虑预期寿命、健康水平、社会经济发展水平等因素。① 有学者用"年轻""健康""自理"三种状态定义老年期。②

本书认为，失能老年人是因衰老、疾病、伤残或身心功能障碍而长期（六个月以上）生活完全或部分失能的老年人群体。以老年人的脆弱性和虚弱性来讲，老年人出现1项及以上日常生活活动或工具性日常生活活动无法独立完成或有困难，即认定为失能老年人。失能老年人是由于年老身体器官衰老功能退化以及老年疾病导致的身体或者精神上损伤，因而丧失了部分或所有行为工作能力的老年人。由于我国低龄老年人的失能比例较小、失能等级较低，不利于分析失能老年人的精神健康和社会支持状况。因此，借鉴国际经验，本书将界定老年人的年龄为65周岁及以上，并用80岁划分低龄老年人和高龄老年人。

社区居家失能老年人是生活在社区中的失能老年人，与社区其他成员之间具有一定的地缘关系，互相交往关系密切，失能老年人可以享受社区提供的生活服务设施和各种服务，具有一定的归属感。由于失能老年人的内部存在异质性，本书将不同失能原因导致的社区居家失能老年人分为以下几类（见图2-1）。

一是正常衰老的高龄失能老年人。正常衰老的高龄老年人年龄在80岁以上，可以独立完成吃饭、穿衣、行走等简单的日常生活自理活动，但是没有办法买菜、备餐、上下楼梯、提重物及远距离行走等工具性日常生活活动。很多社区居家失能老年人是正常衰老，腿脚不便而无法独立生存，如无法买菜、备餐及远距离行走等，并且随时面临各种风险，需要人照顾。这严重影响了失能老年人的精神健康，导致失能老年人的抑郁和焦虑。

二是患病的失能老年人。很多失能老年人是因为患心脏病、"三高"

---

① 顾大男、仇莉：《中国高龄老人认知功能特征和影响因素分析》，《南京人口管理干部学院学报》2003年第2期。

② 翟振武、李龙：《老年标准和定义的再探讨》，《人口研究》2014年第6期。

疾病、糖尿病、脑萎缩等老年慢性病而逐渐失去自理能力，需要有人照护。例如，有失能老年人表示因得了高血压头晕头痛、肢体麻木、心悸而无法照护自己；也有失能老年人表示，因脑梗和脑出血而中风，言语不清、肢体麻木、认知功能下降而失去自理能力。

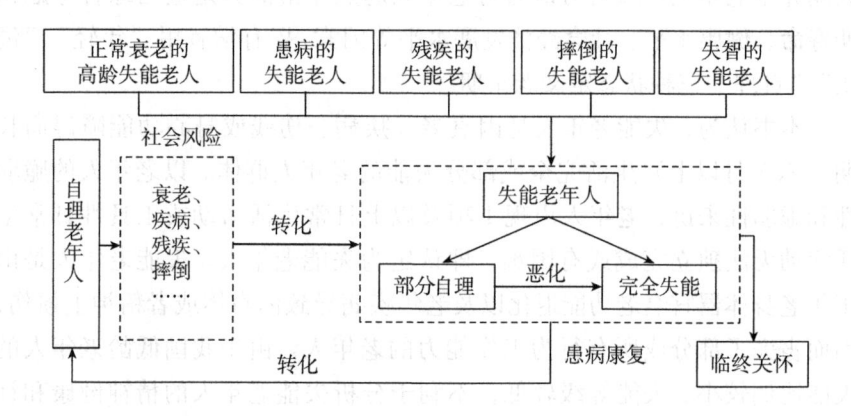

图 2-1　社区居家失能老年人的概念架构

资料来源：作者自绘。

三是残疾的失能老年人。社区居家失能老年人中还有因残疾而导致的失能老年人，他们年轻的时候因先天（如小儿麻痹症、跛脚等）或后天原因（如车祸、工伤等）导致的无法独立行走、无法独立生活。等他们到老年期后，仍然继续需要有人照护。

四是因摔倒导致的失能老年人。有些失能老年人是因为起居环境有障碍、地滑等原因摔倒导致骨裂、腿疼而失能。很多老年人有摔倒的经历，因摔倒而导致了失能，摔倒导致了老年人精神健康前后巨大的落差。

五是失智或患精神疾病的老年人。有些失能老年人是因为患有精神疾病而失去了自理能力和独立生活能力，需要他人支持和照护。

三　精神健康

国内外学者根据不同的研究目的和研究视角对精神健康进行不同的界定。精神健康概念的内涵和外延看似清晰，实际上却是不严密且模糊的，目前学术界尚未对其进行统一界定。医学、社会学和心理学的专家从不同学科角度对精神健康进行界定（见表 2-3）。

表 2-3　医学、心理学和社会学对精神健康研究侧重点的比较

	医学	心理学	社会学	本书
研究出发点	精神类疾病	心理疾病，情绪	特定的机构安排	精神健康
对精神障碍的归因	器质性病变	心理调适和心理适应	社会结构或社会情境障碍	失能导致社会功能退化，社会参与减少
主要组成部分	认知	抑郁	身份认同	无精神疾病、较好的情绪和生活满意

资料来源：作者自制。

在医学领域，研究者常常从病理的角度分析精神健康。有学者认为，精神健康是指没有精神疾病，即没有因大脑功能紊乱而产生认知、意志和行为等不同程度障碍的临床表现。① 精神健康进一步被定义为无精神障碍，即没有妄想型的信仰、强迫性的想法、听觉和视觉上的幻觉等认知功能的失常。② 精神健康和精神疾病是相对的，两者无明确界限，只是某种精神状态的不同表现。精神健康不仅是通过精神障碍的诊断和治疗以消除疾病，也要注重精神卫生的健康预防。③ 近年来，医学对精神健康的研究逐渐从医学模式转向"医学—心理—社会"模式。精神健康是在身体、情感与社会适应上个人心境达到最佳状态。④

在心理学领域，精神健康问题属于心理及情绪问题。心理学研究中常常探讨个性特征、生活经历、文化环境等等对抑郁、焦虑、恐惧、自杀等精神问题的影响，以及如何进行心理干预达到精神健康状态。精神健康是伊底、自我和超我的相对平衡，如果三者之间平衡被破坏就会产生精神疾病。⑤ 精神健康是整体的人格，是意识、个人潜意识和集体潜

---

① 江开达：《高级卫生专业技术资格考试指导用书：精神病学高级课程》，人民军医出版社 2009 年版，第 20—40 页。

② [美] Roberta G. Sands：《精神健康——临床社会工作实践》，何雪松、花菊香译，华东理工大学出版社 2003 年版，第 10—30 页。

③ [美] R. Paul Olson：《四国精神卫生服务体系比较——英国、挪威、加拿大和美国》，石光、栗克清译，人民卫生出版社 2008 年版，第 3 页。

④ Cai S. Wang J. , "Less Advantaged, More Optimistic? Subjective Well-being among Rural, Migrant and Urban Populations in Contemporary China", *China Economic Review*, Vol. 52, Dec. 2018, pp. 95-110.

⑤ [奥] 西格蒙德·弗洛伊德：《自我与本我》，林尘、张唤民、陈伟奇译，上海译文出版社 2011 年版，第 3—5 页。

识的整合。① 亚伯拉罕·马斯洛（Abraham Harold Maslow）认为，个体精神健康的评判标准是其能否主动调适自己，积极应对生活中遇到的各种压力与挑战，并心情愉快地积极生活。② 因此，心理学家认为精神健康是一种乐观的态度、自我认同、自我实现，无论在任何情况都与周围社会环境相适应，并能保持持续良好的适应。

在社会学领域，社会学家关注社会环境因素与精神健康的关系。精神健康主要是生存、文化适应和期望等情境中关于压力、沮丧、失落、痛苦、抑郁等的精神问题。③ 日常生活中，精神不健康往往表现为悲痛、绝望、无助和感觉身处困境，通过失眠、食欲不振、过分担心或者行为怪异等来表现。④ 社会学对精神健康的研究主要集中在两个方面：一方面，个体层次和群体层次的社会因素对精神健康的影响；另一方面，社会结构限制的结果和个人独立决策能力的结果的研究。⑤ 社会结构与自杀的关联，涉及忧郁、孤独、绝望及神经衰弱等精神健康问题。⑥ 弗兰克（Frankl）认为精神健康包括生活意义，生存和自我实现的重点是保持生活目标或意义感。⑦ 生活意义是指个人经由形成意义的过程而对负面生活事件的理解。⑧ 由于每个人的性格、态度及人生经历不同，其对负面生活事件的理解方式、理解、解释和回应的方式是不同的。从这种意义上来说，社会学中的精神健康更强调一种积极面对人生和自我的状态。⑨ 也有学者从价值观分析精神健康，积极而清晰的价值观促进精神健康；取向

---

① 黄雅萍：《心理学的创立者荣格》，2011年8月12日，http://www.cgw1.com/2011/0812/1828.html，2020年12月12日。

② Maslow A. H., "A Theory of Human Motivation", *Psychological Review*, Vol. 50, No. 4, 1943, pp. 370-396.

③ 何雪松、黄富强、曾守锤：《城乡迁移与精神健康：基于上海的实证研究》，《社会学研究》2010年第1期。

④ R. 特斯勒：《精神健康的社会学》，《国外社会科学》2001年第4期。

⑤ 郑广怀：《迈向对员工精神健康的社会学理解》，《社会学研究》2010年第6期。

⑥ [法] 埃米尔·迪尔凯姆：《自杀论》，冯韵文译，商务印书馆2011年版，第134—156页。

⑦ Frankl, Viktor E., *The Unheard Cry for Meaning*: *Psychotherapy and Humanism*, New York: Washington Square Press, 1984.

⑧ Orbach I. M., Mikulincer M., Gilboa-Schechtman E., Sirota P., "Mental Pain and Its Retionship to Suicidality and Life Meaning", *Suicide and Life-threatening Behavior*, Vol. 33, No. 3, 2003, pp. 231-241.

⑨ 徐延辉、史敏：《休闲方式、精神健康与幸福感》，《吉林大学社会科学学报》2016年第5期。

模糊、评价偏差、价值认同失衡和错位的价值观可能阻碍精神健康。① 精神健康可以是一种精神福利。刘慧君和李树茁认为可用生活满意度测量心理福利。② 因此，精神健康强调个人的独立性和自主性，以积极和乐观的态度去理解、赞赏或重构当前生活境遇；具有明辨是非的能力和清晰的价值观，对自己的生活和人生有较好的自我评价。

综上所述，精神健康已受到医学、心理学和社会学的重视，但是很少有管理学领域的学者对精神健康及精神健康的社会支持问题进行研究。以单一维度探讨精神健康的状况是片面的，精神健康不仅仅是医学层面的无精神疾病、心理层面的心理支持，或者社会层面的社会适应。随着精神健康问题的日益严峻，精神健康问题不能简单地归为家庭或个人的责任，而应该从现有的管理体制和政策着手，全面深入地思考，建立健全完备的精神健康社会支持体系。

本书从整个群体的精神健康服务需求入手，强调政府对精神健康的社会支持主体的引导。本书认为，精神健康是认知功能正常且无精神健康相关疾病，具有良好的社会适应和心理调适能力保持较好的情绪，有归属感和积极的身份认同并对生活满意的一种精神状态。

四 社会支持

早期研究者认为社会支持是社会关系，有社会关系就有社会支持。③ 社会支持是情感、物质和信息等资源在社会关系网络中的互动和传递。④ 社会支持是社会为个人提供的心理支持和物质支持，以帮助个体获得社会资源，缓解和应对压力。⑤ 也有学者指出，社会支持并非有社会关系就行，重要的是要区分不同社会关系的性质，个人通过社会联系获得社会支持，提高应对社会风险的能力。⑥ 社会支持是社会各界给予弱势群体的

---

① 曾屹丹：《价值观冲突对心理健康的影响》，《渝西学院学报》（社会科学版）2004年第4期。
② 刘慧君、李树茁：《中国社会转型下的心理福利与社会支持》，《公共管理学报》2012年第2期。
③ 贺寨平：《社会网络与生存状态》，中国社会科学出版社2004年版，第25页。
④ Cobb S., "Social Support as a Moderator of Life Stress", *Psychosomatic Medicine*, Vol. 38, No. 5, 1976, pp. 300-314.
⑤ Cohen S., "Social Relationships and Health", *American Psychologist*, Vol. 59, No. 8, 2004, pp. 676-684.
⑥ 李强：《社会支持与个体心理健康》，《天津社会科学》1998年第1期。

精神或物质帮助和支持的系统。① 也有学者认为,社会支持是主体通过一定的路径为客体提供服务、经济和情感支持等内容。② 社会支持是一个动态的过程,可以从社会支持主体、客体、内容和手段等方面进行分析。

社区居家失能老年人因缺乏必要的社会活动和社会参与,而处于脆弱的精神健康状态。社会支持能够缓解社区居家失能老人的抑郁、焦虑等不良情绪使其得到心理安慰,摆脱脆弱的精神状态,有效减少失能老年人精神疾病的产生,进而促进失能老年人的精神健康。

本书认为社会支持是政府、社会组织、企业、社区、邻里和家庭对独立生活有困难的失能老年人提供经济支持、服务支持和精神支持等不同形式的帮助与支持以实现其精神健康。本书认为,社区居家失能老年人的精神健康问题,已无法通过来自家庭或社会的个体、零星、自愿的慰藉予以解决,必须由国家通过制度化、规模化的方式,动员政府、社会、社区、家庭、个人等多方力量有组织地统筹解决,形成综合的精神健康的社会支持体系。政府应该通过出台政策法规、财政支持和人才培养等方式,引导家庭、社区、企业、社会组织和志愿者等正式社会支持和非正式社会支持主体为社区居家失能老年人提供精神健康服务,以保障社区居家失能老年人免于认知功能减弱、抑郁情绪加深和生活满意度下降。

(一)正式社会支持

正式社会支持是由政府、企业和社会组织等正式社会关系或资源提供的支持和帮助,如政府的养老保险、医疗保险,社区的基本公共服务等。③ 其中,养老保险提供经济支持的作用;医疗保险可以提供经济支持和服务支持;社区可以提供服务支持(如日间照护服务)和情感支持(如精神慰藉服务、定期探望服务等)。根据底线公平理论,政府应满足公民的最基本的底线福利需求。④

社区居家养老服务包括两大类:一类是面向所有社区居民的社区基本公共服务,如家政服务、健康知识、健康管理、上门看病、医疗康复、

---

① 唐海英:《论社会保障与社会支持》,《衡阳师范学院学报》(社会科学)2000年第2期。
② 邵开封:《农村孤寡老人社会支持系统分析》,《中共南昌市委党校学报》2008年第2期。
③ 方黎明:《社会支持与农村老年人的主观幸福感》,《华中师范大学学报》(人文社会科学版)2016年第1期。
④ 景天魁、毕天云:《论底线公平福利模式》,《社会科学战线》2011年第5期。

活动场地、文体活动、安全检查、适老改造、法律援助、政策宣传服务等；另一类是专门面向老年人的社区为老服务，如助急、代办、助行、陪同就医、精神慰藉和紧急救助服务等。[1] 长期护理保险是指老年人因失能失智而部分或全部丧失生活自理能力 6 个月及以上，需要他人持续提供经济支持、服务支持和精神慰藉支持以保证其生活质量，获得最大程度的独立、自主及尊严。[2]

（二）非正式社会支持

非正式社会支持是指来自非正式社会关系或资源为失能老年人提供经济支持、情感支持和工具性照护支持等一系列支持帮助。

家庭社会支持是指子女和配偶等家庭成员给予社区居家失能老年人经济支持、服务支持和情感支持。其中，经济支持是指给予社区居家失能老年人金钱、实物等。工具性照护支持指在日常生活中帮助失能老年人洗衣、做饭、购物等。情感支持是为社区居家失能老年人提供关心和安慰。子女、亲属关心和重视老年人的心理、精神的需求，并通过心理疏导服务（不良情绪的疏导）和精神交流服务（陪聊、日常关怀）等途径去满足老年人需求，化解消极情绪。[3]

社区邻里的支持是指社区邻里为社区居家失能老年人提供的情感支持和精神慰藉。如农村互助幸福院就是最典型的社区邻里社区支持模式，村社区充分利用大量留守农村妇女和年轻的老年人作为护理人员，激活了老年人自助、邻里互助、亲友互助。[4]

第二节　研究的理论基础

本书根据社区居家失能老年人精神健康的社会支持这一研究问题，有针对性地选取了需求层次理论、社会支持理论、福利多元主义理论和

---

[1] 王建云、钟仁耀：《基于年龄分类的社区居家养老服务需求层次及供给优先序研究——以上海市 J 街道为例》，《东北大学学报》（社会科学版）2019 年第 6 期。

[2] 曹艳春、王建云：《老年长期护理研究综述》，《社会保障研究》2013 年第 3 期。

[3] 杨舒：《人口移出老龄化背景下农村失能老年人"居家扶助型"养老模式研究》，博士学位论文，对外经济贸易大学，2018 年。

[4] 钟仁耀、王建云、张继元：《我国农村互助养老的制度化演进及完善》，《四川大学学报》（哲学社会科学版）2020 年第 1 期。

压力理论架构本书的分析框架。其中，需求层次理论用于识别社区居家失能老年人的精神健康服务需求，是社区居家失能老年人精神健康的社会支持的逻辑起点。社会支持理论和压力理论构造本书的理论分析框架，用于探索正式和非正式社会支持对社区居家失能老年人精神健康的影响。福利多元主义用于强调政府、社区、企业、社会在社会支持的作用，有助于完善社区居家失能老年人精神健康社会支持体系，明晰各社会支持主体的权责。

一 需求层次理论

（一）理论产生及发展

马斯洛需求层次理论将需求由低到高划分为生理需求、安全需求、爱与归属需求、尊重需求和自我实现需求五大类；只有较低层次需求满足后才会有更高层次的需求。[①] 后来，马斯洛需求层次理论逐步发展完善。有学者提出包含生存需求、相互关系需求和成长需求的人本主义需求理论即 ERG 需求理论。[②] 有学者提出"激励—保健"双因素理论，保健因素是导致不满意感的因素，当其得到改善时，能消除不满情绪但也不会带来太多的满意；激励因素是包括成就、赞赏等，如果得到满足，激励个人增加满意度，即便不满足也不会产生不满情绪。[③]

（二）本书中的理论应用

随着社会经济发展，人民生活水平持续提高，社区居家失能老年人吃饱穿暖的物质保障需求基本上得到满足，但社区居家失能老年人对美好生活的向往和精神健康服务需求日益增加。社区居家失能老人作为一个特殊的老年群体，身体衰弱，独立性逐渐丧失，依赖性不断增强，其精神健康服务需求具有独特性。

本书利用需求层次理论分析社区居家失能老年人的精神健康服务需求，以需求为逻辑起点分析社区居家失能老年人精神健康社会支持的影响机理。

[①] Maslow A. H., "A Theory of Human Motivation", *Psychological Review*, Vol. 50, No. 4, 1943, pp. 370-396.

[②] Alderfer C. P., "An Empirical Test of a New Theory of Human Needs", *Organizational Behaviour and Human Performance*, No. 4, 1969, pp. 142-175.

[③] ［美］弗雷德里克·赫茨伯格等：《赫茨伯格的双因素理论》，张湛译，中国人民大学出版社 2016 年版，第 110—125 页。

首先，本书在马斯洛需求层次理论的基础上设计访谈提纲。在构建社区居家失能老年人精神健康的社会支持体系时，需要领悟和理解其精神健康服务需求，识别其显性需求并预测其即将出现或尚未表达出来的需求，这有利于从需求导向的角度设计更加精准的精神健康社会支持体系。

本书从马斯洛需求层次理论分析社区居家失能老年人的精神健康服务需求。如图2-2所示，社区居家失能老年人安全需求层面的精神健康服务需求是指通过医疗保险和精神卫生服务进行精神疾病的预防、管理和治疗；情感和归属需求层面的精神健康服务需求是指子女孝顺、配偶陪伴和亲朋好友交流；尊重层面的精神健康服务需求是子女的尊重和社会的尊重，不会因为老年人的行动缓慢和记忆减退而被嘲笑和训斥；自我实现需求层面的精神健康服务需求是指老年人的文体娱乐需求、志愿者服务需求和社会价值实现等等。

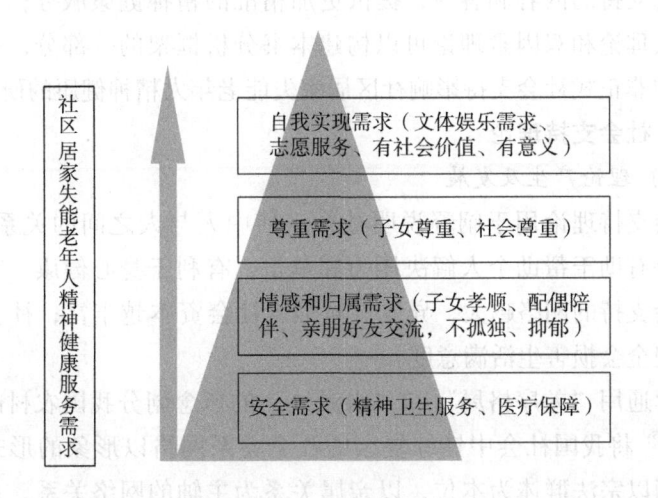

图 2-2　基于需求层次理论的社区居家失能老年人精神健康社会支持需求
资料来源：作者自绘。

其次，根据ERG需求理论对社区居家失能老年人的精神健康服务需求进行分类。本书认为社区居家失能老年人的精神健康社会支持的内容应该包括经济支持、服务支持和情感支持等。

最后，根据双因素理论对社区居家失能老年人精神健康的社会支持进行分析。本书借鉴翟绍果①的研究，用保健因素分析非正式社会支持对社区居家失能老年人精神健康的影响；用激励因素分析正式社会支持对社区居家失能老年人精神健康的影响。因此，我国失能老年人精神健康的社会支持应该：一方面，支持社区居家失能老年人的家庭、亲朋好友和社区邻里等非正式社会支持的持续和稳定，维持良好的社会联系，满足其精神健康服务需求，减少社区居家失能老年人不满意的保健因素；另一方面，完善正式社会支持体系以增进社区居家失能老年人精神健康的激励因素，如培育社会组织以提供精神健康服务，提高社区居家失能老年人满意度。

因此，本书认为利用需求层次理论有如下三方面的意义和贡献：一是本书研究社区居家失能老年人的精神健康服务需求能够在理论层面丰富需求层次理论，拓宽了研究视角；二是使用需求层次理论分析社区居家失能老年人精神健康服务需求，有助于完善社区居家失能老年人精神健康社会支持的内容和客体，提供更加精准的精神健康服务；三是使用需求层次理论和双因素理论可以构建本书分析框架的一部分，有助于提出正式和非正式社会支持影响社区居家失能老年人精神健康的研究假设。

二 社会支持理论

（一）理论产生及发展

社会支持理论用于阐释说明社会生活中人与人之间的关系和互动。社会支持有助于帮助个人解决压力和危机，有利于身心健康。有学者认为，社会支持的网络越大，异质性越强，社会资本越丰富；社会支持网络的不健全会损害生活满意度。

费孝通用"差序格局"和"水波纹"的概念划分我国农村的社会支持网络，②将我国社会中错综复杂的社会关系网络以形象的形式展示出来。我国以宗法群体为本位，以亲属关系为主轴的网络关系，是一种远近可以标示的社会关系差序格局。老年人生活系统的社会支持主体从远及近依次是：国家、社会、社区和家庭。③

人的生存和发展中会遇到很多困难或无法解决的事件，需要社会支

---

① 翟绍果：《健康老龄化下老年人精神保障研究》，中国社会科学出版社 2018 年版，第 133 页。
② 费孝通：《江村经济——中国农民的生活》，商务印书馆 2001 年版，第 20—45 页。
③ 李芳：《老年人精神需求及其社会支持网的构建》，《学术交流》2012 年第 8 期。

持网络的支持；社会支持可以有效减轻个体的心理应激反应，缓解紧张情绪，提高其社会适应能力。① 我国传统社会就是通过家庭保障功能实现经济保障、服务保障和精神慰藉。姚远教授指出目前我国的家庭养老包含社会交换论、反馈论和责任内化论等。② 社会交换论指出，老年人与子女是一种互惠平衡的社会交换过程，子女和父母之间的双向反馈模式，老年人抚育幼儿，子女赡养老人提供经济、服务和精神慰藉支持，达到一种动态的平衡。③ 有学者用责任内化论解释，当老年人无法生存或自理时，子女对老年人的看护与照顾服务支持是感恩，也是责任和义务。④

国外的研究也发现，在老年人的家庭、亲朋好友和社区邻里等非正式社会支持难以满足时，人们根据关系的亲密疏远，会向社会、企业（养老机构）、社会组织和政府寻求帮助。Dunér 和 Nordström 利用质性研究方法对雅典享受正式社会支持和非正式社会支持的老年人研究发现，包含互惠关系和情感支持的非正式支持和正式支持都有助于老年人归属感、安全感和幸福感的实现；正式支持和非正式支持的良好运行可以保障老年人在失能时保持独立和自主。⑤

（二）本书中的理论应用

本书对于社会支持理论的应用在于以下三点：一是社区居家失能老年人精神健康的社会支持的主体。社区居家失能老年人的社会支持主体包括政府、企业、社会组织、社区、邻里和家庭。当老年人无法自我照料时，配偶和子女是社区居家失能老年人精神健康服务最重要的社会支持主体，当来自子女和配偶的支持不能满足老年人需求时，老年人及其子女会寻求市场、政府等正式社会支持的帮助（见图2-3）。

二是使用差序格局理论分析社区居家失能老年人精神健康社会支持的动态发展过程。本书认为我国失能老年人的社会支持网络就是以个人为中心，由内而外由家庭、社区、社会和国家组成的差序格局的社会关

---

① 李强：《社会支持与个体心理健康》，《天津社会科学》1998年第1期。
② 姚远：《中国家庭养老研究述评》，《人口与经济》2011年第1期。
③ 王莉莉：《对完善中国家庭照料支持政策的思考与建议》，《兰州学刊》2012年第6期。
④ 王跃生：《农村家庭代际关系理论和经验分析——以北方农村为基础》，《社会科学研究》2010年第4期。
⑤ Dunér Anna, Nordström Monica, "The Roles and Functions of the Informal Support Networks of Older People who Receive Formal Support: A Swedish Qualitative Study", *Ageing & Society*, Vol. 27, No. 1, 2007, pp. 67-85.

系网络。因此，失能老年人面对困难时，能自己解决的首先考虑自己解决；自己解决有困难的向配偶求助；如果没有配偶或与配偶都解决不了的才找子女帮忙，子女是老年人最期待的养老主体；失能老年人很少向亲属、朋友、邻居、社区开口求助。这与我国家庭本位思想、差序格局社会关系网络以及传统的"家丑不可外扬"文化有关。失能老年人认为家庭之外的求助是"要还的人情债"，对向"外人"的求助很谨慎，往往处以漠视、拒绝的姿态，导致失能老年人很少获得正式社会支持。

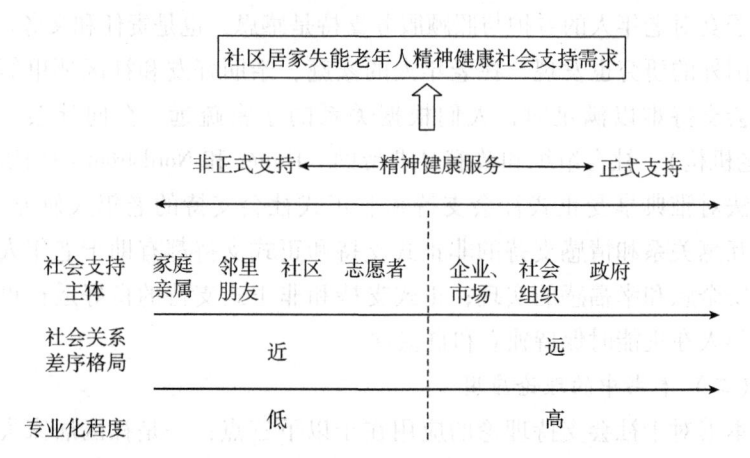

图 2-3　社区居家失能老年人精神健康社会支持网络分析

资料来源：作者自绘。

三是使用社会支持理论构建本书的分析框架，并提出正式和非正式社会支持会影响社区居家失能老年人的精神健康的研究假设。

三　福利多元主义理论

（一）理论产生及发展

福利多元主义理论产生于福利国家向福利社会转变的背景下，更加强调社会力量的作用。蒂特姆斯于 1978 年在《沃尔芬德的志愿组织的未来报告》中提出福利多元主义的观点。① 罗斯在《相同的目标、不同的角色——国家对福利多元组合的贡献》中主张，② 福利由市场、家庭和国家

---

① Wolfenden J., *The Future of Voluntary Organisations: Report of the Wolfenden Committee*, Abingdon: Taylor & Francis, 1978.

② Rose R., "Common Goals but Different Roles: The State's Contribution to the Welfare Mix", In Rose, R. & Shiratori, R. eds., *The Welfare State East and West*, Oxford: Oxford University Press, 1986.

提供。多部门共同提供服务能够减少单一福利提供者因考虑不周等问题带来的供给不足。① 政府独自承担福利责任将会造成"政府失灵",不可持续;非政府主体应该承担福利责任。② 也有学者指出,由多个主体共同提供服务,不同立场和利益的多元主体之间可以扬长避短,互相沟通交流,真正做到福利到民众。③

在福利多元主义引导下,传统理论采用"三分法"视角,划分为政府、市场和家庭。④ 20世纪90年代,福利多元主义将福利来源由"三分法"发展到"四分法",⑤ 在传统的国家、市场和家庭三部门中,添加志愿组织,形成了四部分。⑥ 有学者认为,应该重视民间社会的社会资本对社会福利的整合作用。⑦ 如表2-4所示,多元主体之间互相整合协调可以完善自身的定位、分工和职责,促进家庭、社会组织、企业和政府之间的功能与资源的互补,实现福利效用最大化。

表2-4 基于福利多元主义的社区居家失能老年人精神健康的社会支持

服务供给机构	政府	市场	社区	民间社会
服务主体	公共部门	营利部门	家庭、邻里和志愿者	非营利组织
服务内容	政策、保障	服务	尊重、欣赏、鼓励	沟通交流

资料来源:作者整理所得。

(二)本书中的理论应用

本书使用福利多元主义理论有以下几方面原因(见图2-4):一是进一步挖掘社区居家失能老年人精神健康的社会支持主体。本书研究的社区居家失能老年人精神健康服务是一种准公共物品,具有有限的非竞争

---

① 黄晨熹:《社会福利》,格致出版社2009年版,第37页。
② [加拿大] R. 米什拉:《资本主义社会的福利国家》,郑秉文译,法律出版社2003年版,第114—115页。
③ 韩央迪:《从福利多元主义到福利治理:福利改革的路径演化》,《国外社会科学》2012年第2期。
④ Duffy K., *The Human Dignity and Social Exclusion Project*: *Research Opportunity and Risk*: *Trends of Social Exclusion in Europe*, Strasbourg: Council of Europe, 1998.
⑤ 黄晨熹:《社会福利》,格致出版社2009年版,第38页。
⑥ 彭华民:《福利三角:一个社会政策分析的范式》,《社会学研究》2006年第4期。
⑦ Evers, Adalbert, and Thomas Olk, eds., *Wohlfahrtspluralismus*: *Vom Wohlfahrtsstaat zur Wohlfahrtsgesellschaft*, Berlin: Springer-Verlag, 2013.

性或有限的非排他性，应该由政府和市场共同提供。单靠国家或家庭的力量难以实现，需要借助社会团体、非营利组织等力量的参与，各供给主体共同承担责任。① 社区居家失能老年人精神健康的社会支持主体应该包括政府、企业、社会组织、家庭和社区邻里等多元主体。但是，目前我国社会组织和公益力量发展缓慢，仅有家庭和政府提供服务，不能提供足够的专业化的精神健康服务，难以满足社区居家失能老年人的精神健康服务需求。

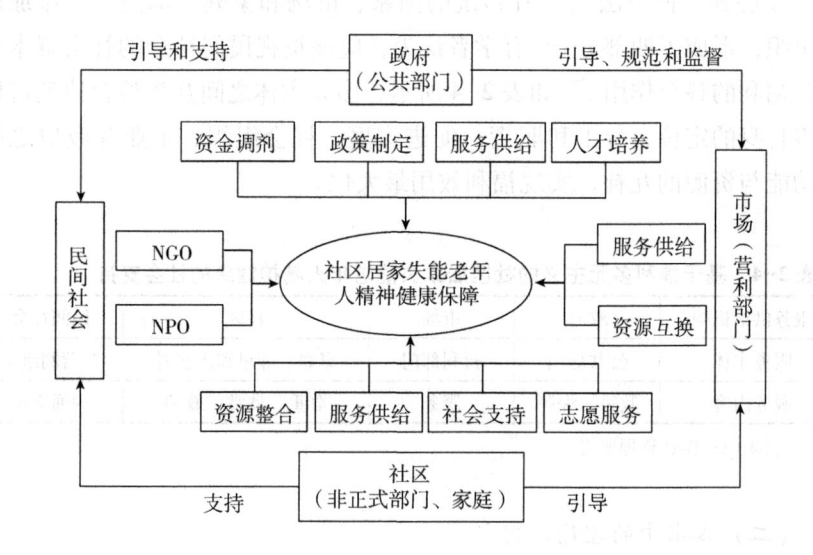

图 2-4　基于福利多元主义的社区居家失能老年人精神健康的社会支持

注：NGO 是 Non-Governmental Organizations 的缩写，非政府组织。NPO 是 Non-Profit Organization 的缩写，指非营利组织。

资料来源：作者自绘。

二是为完善社区居家失能老年人精神健康的社会支持体系提出对策与建议。以智慧社区养老服务信息平台为依托，构建多元主体参与的精神健康的社会支持体系。政府需要制定相关的政策法规、筹措资金、统筹规划、兜底托底。以精神病院、精神卫生服务中心、心理咨询室为补充，为失能老年人精神健康提供专业的精神健康预防、治疗和康复指导。

---

① 贾亮亮、张志雄、孙建娥：《河南省农村老年人精神保障问题研究——基于福利多元主义视角》，《社会福利》2015 年第 10 期。

家庭作为社区居家失能老年人照护及精神慰藉的主要阵地应该继续发扬孝文化传统美德，尊老、爱老、敬老。社区应该为社区居家失能老年人带来丰富多彩的活动，利用科学合理的方式促进社区居家失能老年人精神健康。企业应该尽自己所能满足社区居家失能老年人的精神健康需求，创新技术创造更多能保障社区居家失能老年人精神健康的产品和服务。社区日间照料中心为社区居家有困难的失能老年人及其家庭提供喘息服务，支持家庭养老。非营利组织和志愿者群体应该发扬尊老敬老风尚，积极投身到社区居家失能老年人精神健康的社会支持实践和活动中。

三是在社区居家失能老年人精神健康的社会支持中要明确政府责任。本书探索构建以政府为主导的社区居家失能老年人精神健康的社会支持体系，需要厘清政府在社会支持中的作用，比如政策法规的颁布和实施、财政资金的预算和人才培养等方面。政府要适当参与，既不能过少参与，将所有社区居家失能老年人精神健康服务推给个人和家庭，也不能过多地提供精神健康服务从而挤出子女和社会组织的精神健康服务。

四　压力理论

（一）理论产生及发展

压力理论是个体对内外部环境的认知评价的过程，包括刺激、认知评价和反应三部分。[1] 压力过程模型主要包括应激源、个人特质、应对方式、压力反应和缓冲器五个部分；[2] 压力过程是一个循环的过程，个人特征和社会资源具有对压力的缓冲作用。Folkman 和 Lazarus 提出，压力的形成有三个阶段：一是压力事件的出现，包括压力事件的严重性、客观环境、持续时间等要素；二是压力的评估阶段，包括压力事件导致受害者价值观、人生观和世界观的变化及采取应对措施；三是压力的构建阶段，包含压力事件对受害者的直接影响，如自尊的降低、自我控制力的下降及对生理、心理的消极影响。[3]

---

[1] 《压力理论》, https://baike.baidu.com/item/%E5%8E%8B%E5%8A%9B%E7%90%86%E8%AE%BA/22584872?fr=aladdin, 2022 年 1 月 13 日。

[2] Lazarus R. S., Folkman S., *Stress, Appraisal, and Coping*, New York: Springer, 1984.

[3] Folkman S., Lazarus R. S., "If It Changes It Must be a Process: Study of Emotion and Coping during Three Stages of a College Examination", *Journal of Personality and Social Psychology*, Vol. 48, No. 1, 1985, pp. 150-170.

林南（Lin Nan）建构的关于压力、社会资源和心理健康的模型认为化解压力导致的消极影响需要社会支持。[①] 美国红十字会认为，老年人失能的经历会给老年人带来精神上的巨大压力，从而使健康出现较为突出的问题。[②]

（二）本书中的理论应用

本书认为压力理论主要包括三个关键因素（见图2-5）：压力、心理与社会资源和结果变量。本书认为社区居家失能老年人的压力源是不可逆转的失能。

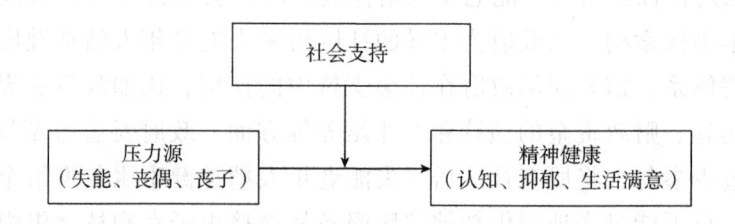

图 2-5　基于压力理论的社区居家失能老年人精神健康社会支持分析

资料来源：作者自绘。

心理和社会资源在本书是指社区居家失能老年人的正式和非正式社会支持。当社区居家老年人难以独自应对压力时，其压力的纾解需要家人的关心和机构的帮助。

结果变量是社区居家失能老年人精神健康的下降，失能会对社区居家失能老年人的生理、心理产生明显的伤害。如果不及时引导，社区居家失能老年人会产生自尊感下降、精神状况不佳、自我效能感下降等多方面精神健康障碍问题，甚至会产生精神空虚和精神异常，导致抑郁症、认知障碍症等精神疾病的发生。这些压力会对老年人的心理和生理产生严重的影响，导致失能老年人精神健康的恶化，甚至导致其自杀等极端行为的发生。

因此，压力理论在本书的应用主要是构建分析框架，以探索社会支

[①] Lin Nan, Walter M. Ensel, "Life Stress and Health: Stressors and Resources", *American Sociological Review*, Vol. 54, No. 3, 1989, pp. 382-399.

[②] 陈昫：《中国老年残疾人"精神养老"问题研究》，中国劳动社会保障出版社2014年版，第182页。

持对社区居家失能老年人因失能压力引起的精神健康变化的保护作用。帮助失能老年人自身尽快适应角色的转变，减缓失能压力对失能老年人精神健康的影响。政府和社会应该通过对正式或非正式的社会支持的调控，缓解失能压力给社区居家失能老年人带来的精神健康障碍。

第三节 分析框架构建

基于精神健康和社会支持的核心概念界定，在相关理论阐述的基础上围绕社区居家失能老年人精神健康的社会支持这一研究内容，本书利用社会支持理论和压力理论，构建"失能—社会支持—精神健康"的理论分析框架（见图2-6）。

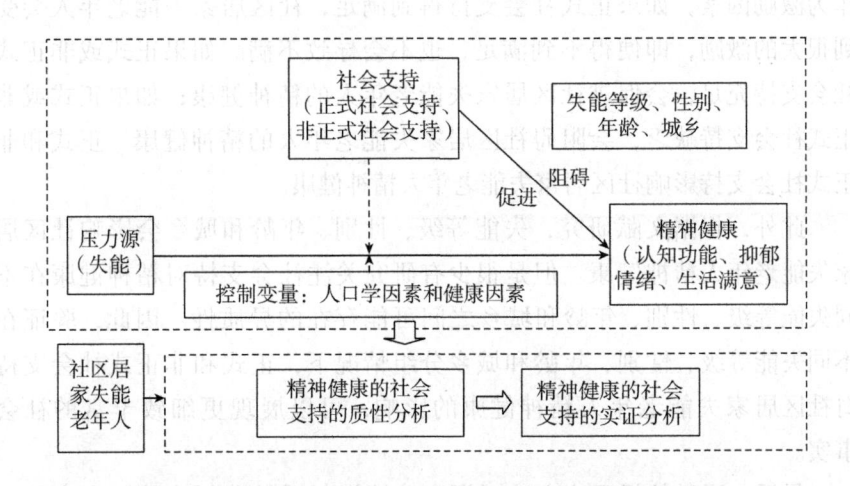

图2-6 社区居家失能老年人精神健康社会支持分析框架

资料来源：作者自绘。

首先，精神健康可以划分为认知功能、抑郁情绪和生活满意度三个维度。其中，认知功能涉及知识获取、保存和运用的能力，对应为社区居家失能老年人认知功能正常，无精神类疾病以及精神和行为异常。抑郁情绪是老年人对晚年生活及失能生活的适应和调整，对应为精神上的积极、乐观和幸福的状态。生活满意度则是对自己的生活状况、价值观念、归属感、身份认同等精神生活状态的主观总体性综合认知和评价。

其次，运用需求层次理论分析失能老年人精神健康服务需求。社区居家失能老年人的"生存或安全需求"对应认知功能维度；"社交、尊重的需求"对应抑郁情绪维度，精神健康是内心平静，积极适应社会去生活，保持乐观向上的态度；"自我实现需求"对应生活满意维度，即失能老年人仍可以去追求自我实现，将个人的价值与国家的荣辱与发展相结合，并对自我身心的认知状态、抑郁情绪以及对外部环境调适，进行生活满意度评价。

再次，失能引起了社区居家失能老年人精神健康的下降，社会支持对社区居家失能老年人的精神健康具有一定的促进或阻碍作用。根据"激励—保健"双因素理论，非正式社会支持作为保健因素，如果非正式社会支持得不到满足，社区居家失能老年人会产生不满情绪，如果非正式社会支持得到满足将减少不满意情绪但不会带来激励；正式社会支持作为激励因素，如果正式社会支持得到满足，社区居家失能老年人会受到很大的激励，即便得不到满足，也不会导致不满。如果正式或非正式社会支持充足，会促进社区居家失能老年人的精神健康；如果正式或非正式社会支持缺乏，会阻碍社区居家失能老年人的精神健康。正式和非正式社会支持影响社区居家失能老年人精神健康。

此外，根据文献研究，失能等级、性别、年龄和城乡会影响社区居家失能老年人精神健康。但是很少有研究关注社会支持对精神健康在不同失能等级、性别、年龄和城乡之间可能存在的异质性。因此，验证在不同失能等级、性别、年龄和城乡分组情况下，正式和非正式社会支持对社区居家失能老年人精神健康的影响，可以展现更细致丰富的社会事实。

最后，通过扎根理论方法对深度访谈资料质性分析来验证和完善理论分析框架，并提出研究假设；使用定量研究方法对 2011—2018 年 CLHLS 的面板数据验证正式社会支持和非正式社会支持对社区居家失能老年人精神健康的影响。

第三章 社区居家失能老年人精神健康及其社会支持质性研究

社区居家失能老年人精神健康的社会支持是一个复杂问题。以往数据量化形式的研究,难以深入分析社区居家失能老年人精神健康的划分维度、精神健康服务需求,社会支持对精神健康的影响机理等问题。因此,本章使用质性分析方法,基于扎根理论利用访谈资料分析社区居家失能老年人精神健康的社会支持有关内容。本章主要阐述四个部分内容:一是社区居家失能老年人精神健康社会支持的研究设计,包括访谈提纲设计、访谈对象选择、资料搜集、资料整理与编码、饱和度与信效度检验;二是明确社区居家失能老年人精神健康的划分维度;三是社区居家失能老年人精神健康社会支持的需求分析;四是社区居家失能老年人精神健康社会支持的影响机理。

第一节 社区居家失能老年人精神健康社会支持的研究设计

为更好地了解社区居家失能老年人精神健康的社会支持,本书采用质性分析方法,分析复杂社区居家失能老年人精神健康社会现象及其社会支持的内在影响机理,并提出新的理论分析框架和问题解释。

一 访谈提纲设计

访谈提纲紧紧围绕社区居家失能老年人精神健康的社会支持这一研究主题展开。根据研究主题查阅相关文献资料,拟定访谈提纲,然后通过预调研的方式完善访谈提纲。具体设计步骤如下:首先,通过文献阅读,拟定本书的半结构化访谈提纲。其次,通过小组讨论的形式对访谈提纲中每个模块具体问题进行修改,经过总结和讨论确定访谈提纲。最后，通过预调研，不断完善本书的访谈提纲的内容和语言，形成正式的访谈提纲（见附录二）。

访谈提纲分为以下几个部分：一是社区居家失能老年人的基本信息，如性别、年龄、户籍、教育程度等；二是社区居家失能老年人的身体健康状况，包括 ADL 和 IADL 生活自理能力测评、身体健康自评、患慢性病情况等；三是社区居家失能老年人的精神健康状况；四是社区居家失能老年人精神健康的社会支持状况；五是社区居家失能老年人的人生故事。访谈提纲以启发性的问题为主，尽量避免用学术化的语言描述问题，而是用老年人易于接受的语言和方法引导失能老年人主动交流。

二 样本选择及资料收集

（一）样本选择

本书采用目的性抽样的方法选取访谈对象，根据理论饱和度做出取舍选择，重视样本的代表性和典型性。① 本书选择目的性抽样具有两方面思量：一方面，本书的访谈对象是社区居家失能老年人，样本获得具有一定的难度。被访者必须符合"失能"的标准，但是有些失能老年人的认知功能存在问题或者已经丧失语言交流能力，无法进行正常的交流。本书采取灵活处理的办法，能够直接沟通交流的被访者，直接访谈；无法交流的被访者，由其家属或照料者代答完成访谈。另一方面，目的性抽样的研究对象的选取有较高的自由度与主观性，给研究者样本选择提供了便利。访谈必须获得社区居家失能老年人个人及其家属的信任，在具有接受访谈意愿并自愿配合的前提下调研才能顺利进行。

为保障样本的代表性和典型性，本书分两部分选择样本。一是采用滚雪球或连锁式抽样的方法，由知情人推荐社区居家失能老年人进行访谈。这是由于社区居家失能老年人是比较敏感的特殊群体，熟人介绍的情况会降低失能老年人及其家属的戒备心理，有助于调研的顺利开展。按照我国的地理位置及访谈样本的可获得性，选取了山东省济南市、江苏省无锡市、重庆市九龙坡区和湖南省长沙市进行调研。二是采用目的性随机抽样的方法，对上海市普陀区社区居家失能老年人进行抽样。在上海市社区居家失能老年人名单中选取典型的、有代表性的社区居家失能老年人作为访谈对象，在访谈对象的选取时需考虑失能老年人的年龄、

---

① 陈向明：《质的研究方法与社会科学研究》，教育科学出版社 2000 年版，第 103—109 页。

受教育程度、失能等级、精神健康状况、社会支持等方面的异质性。

本书具体调研安排如下（见图3-1）：预调研于2019年2—3月进行，在山东省济南市两个村庄抽取了6位社区居家失能老年人作为预调研访谈对象，调研后修正访谈提纲内容及语言。第一阶段调研于2019年4—5月在江苏省无锡市进行，调研了9名失能老年人，其中，城市7人，农村2人。第二阶段调研于2019年5—6月在上海市普陀区进行，共调研社区居家失能老年人32人。调研的失能老年人长期照护护理等级从二级到六级不等，居住方式、年龄、自理能力和教育程度各有差异。第三、四阶段是2019年7—8月，为了增加中西部地区的社区居家失能老年人样本，在重庆市和湖南省进行访谈调研。于重庆市九龙坡区调研了13位社区居家失能老年人，其中，农村9人，城市4人。于湖南省长沙市调研了12位社区居家失能老年人，其中农村9人，城市3人。此外，为了更好地勾勒社区居家失能老年人的精神生活世界，在对社区居家失能老年人进行调研的同时，对被访者的家属、亲友、邻里、社区居委会和护理人员等进行访谈。本次调查共选取社区居家失能老年人样本72人（见表3-1），非正式照料人员样本13人，正式照料人员（护理人员、村医、社区卫生服务中心等）样本13人（见附录三）。

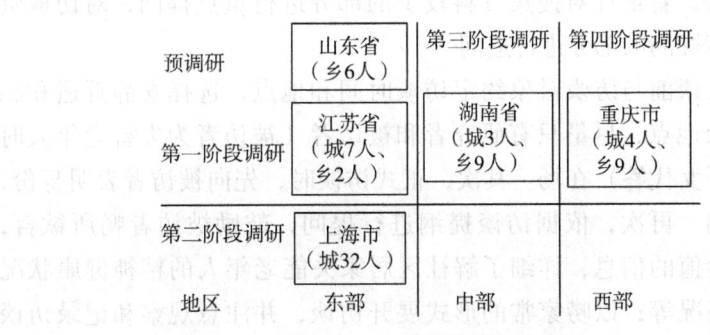

图3-1 深度访谈的样本选择

资料来源：作者自绘。

表3-1 社区居家失能老年人访谈对象描述性统计（N=72）

		人数	占比（%）			人数	占比（%）
性别	男	32	44.44	户口	城市	46	63.89
	女	40	55.56		农村	26	36.11

续表

		人数	占比（%）			人数	占比（%）
年龄	90岁以上	9	12.50	自理能力	半失能	46	63.89
	80—89岁	33	45.83		完全失能	26	36.11
	70—79岁	18	25.00	婚姻及居住状况	配偶空巢	30	41.67
	60—69岁	12	16.67		丧偶独居	14	19.44
教育	文盲	17	23.61		丧偶儿女	12	16.67
	小学	20	27.78		配偶儿女	9	12.50
	初中或中专	15	20.83		未婚独居	2	2.78
	高中或大专	14	19.44		其他	5	6.94
	本科及以上	6	8.33				

资料来源：作者根据访谈人员信息整理所得，具体见附录三。

（二）资料收集

由于调研对象为社区居家失能老年人，本书采用面对面的入户深度访谈的方法收集资料。深度访谈是一种半结构式的对话式访谈，围绕研究主题随机提问，允许失能老年人自由发挥，以便搜集更多社区居家失能老年人潜隐的态度、感受、目的、动机、行为等信息和资料。随着访谈资料的完善，着重针对搜集资料较少的部分进行重点提问，对访谈资料未完善、有疑问的部分进行追问。[①]

首先，访谈前与访谈对象约定访谈时间和地点，选择安静舒适和私密性强的访谈地点，尽量只有研究者和被访者（被访者为失智老年人时由其配偶或子女代答）在场。其次，正式访谈时，先向被访者表明身份，明确访谈目的。再次，依据访谈提纲进行提问，鼓励被访者畅所欲言，挖掘更多有价值的信息，详细了解社区居家失能老年人的精神健康状况及社会支持情况等；以唠家常的形式展开访谈，并注意观察和记录访谈对象的形象、神态、语气和动作等。最后，对社区居家失能老年人的家属和护理人员进行访谈，了解被访者的性格、情感、价值观和满足感等精神健康情况。此外，在征得被访者同意后进行录音和拍照，无法录音的采取速记，访谈结束后立即整理访谈手稿。同时，采用参与式观察法，访谈过程中观察并记录失能老年人的精神健康状态、神情、语气、语调、

[①] 陈向明：《质的研究方法与社会科学研究》，教育科学出版社2000年版，第100—127页。

动作等。

三 资料整理与编码

本书遵循凯西·卡麦兹的流程与方法对社区居家失能老年人精神健康的社会支持进行扎根理论研究①（如图3-2所示）。首先，通过深度访谈获得访谈材料；其次，对访谈材料进行编码；再次，撰写备忘录、初步建立理论；最后，在初步理论建立而理论不饱和时，重新回到搜集资料阶段，重复上述流程。

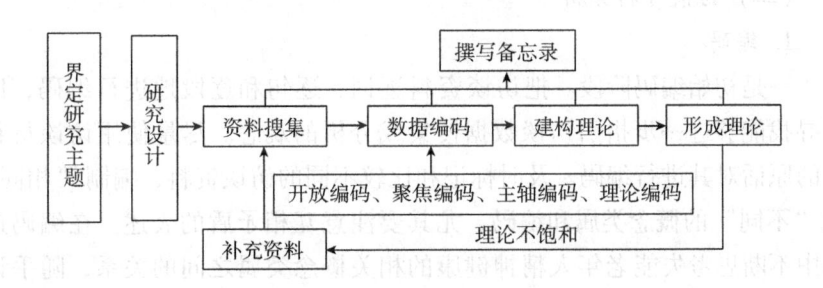

图3-2 扎根理论研究流程

资料来源：作者自绘。

（一）文本资料整理

访谈结束后，24小时内整理访谈记录为详细的文本资料；对访谈内容进行录音的，访谈结束后重复听取录音，整理形成文字版访谈记录。为了增加录音材料和文字材料的信度，以逐字逐句转录的方式对文字进行整理，保留很多地方方言，如"摆龙门阵"②。对"嗯""哎"等语气词进行补充。如，"老伴走了，剩下我一个人（眼里含泪）……（哎！）人的生命怎么这么脆弱啊"。此外，补充记录被访者回答敏感问题时的神态和表情。应记录被访者家庭环境，如楼层、小区无障碍环境建设等，便于研究和分析。如"上海老公房二楼，无电梯"；"独自住在山上的棚里（自搭），上下坡易摔倒"。

反复阅读访谈记录对资料筛选整合，形成合理的逻辑结构。在每次

---

① [英]凯西·卡麦兹：《建构扎根理论：质性研究实践指南》，边国英译，重庆大学出版社2009年版，第15—18页。

② 摆龙门阵指三五人相聚或两人一起同行、玩耍、做活时均可讲故事、聊天、闲谈、神吹、侃大山的文化活动。

访谈结束后，检验资料的丰富度和信息饱和度，分析现有收集的资料是否出现大量重复的内容和信息，如果无新的内容和信息增加，即判定为理论饱和，结束访谈。

本次调研从 2019 年 2 月预调研到 2019 年 8 月结束调研，历时 6 个月，共收集访谈记录 96 份。其中调查失能老年人资料 72 份，正式和非正式照料人员资料各 13 份；收集访谈录音 31 份和拍照 12 份，共整理访谈文本材料 69 万字。

（二）访谈资料分析

1. 编码

一是初始编码阶段。把访谈资料逐词、逐句和逐段地进行编码，以便寻找能够进一步指引访谈数据搜集或分析的观念。尽量使用访谈材料中的原话对其进行编码。及时标记和比较不同的访谈资料，编制"相同"或"不同"的概念类属和编码，尤其要注意互相矛盾的表述。在编码过程中不断思考失能老年人精神健康的相关概念类属之间的关系，随手记录备忘录。

根据编码要求对访谈材料进行编码，最终提炼了 1611 条原始事件记录。如表 3-2 所示，对原始文本逐句编码，抽取相应的关键词进行编码，A 表示精神健康；D 表示失能原因或失能等级；E 表示非正式社会支持；F 表示正式社会支持。

表 3-2　　　　　　访谈资料原始文本和初始编码

原始文本	初始编码
编号：SH-12 ……17 岁进部队，1949 年跟随部队从山东到上海，后来进警官学校。因年轻时在部队腿不好了，曾中过子弹，碰到阴天下雨就疼……年纪大了（89 岁），今年摔了一跤，出门不方便了，自己买不了东西、做不了饭，原来请的保姆帮忙做饭、做家务……	d4. 受过伤；d1. 摔跤；d2. 年纪大； f14. 保姆提供服务
老太婆走了一年多了，没反过神来。总是发呆，感觉精神不好，去医院也没查出什么病来。经常发呆，情绪也不太好。半年多都想不通，好好的人，挺健康的，怎么就走了呢。大姑娘当年走的时候都没有这么压抑伤心。我现在有时候醒了感觉她还在这个屋子里，去年周末会坐车去公墓转几圈，抽根烟，给她讲讲话，今年自己出不去了……老太婆去世的时候买了坟墓，以防万一，以后还和她埋在一起……	g5. 医院没查出病；a6. 没反过神；c2. 丧偶；c4. 女儿去世；a3. 情绪不好；a4. 精神不好；a11. 发呆；a5. 压抑伤心；a8. 感觉还在；a16. 讲话（去世的人）；a80. 以防万一

续表

原始文本	初始编码
有时候孩子来了会带我出去逛逛，慢慢地心情就变好了。儿子、女儿他们都愿意来看我，每次带水果、糕点，有时候也给我钱；他们也愿意来……有时候他们也会扶着我下去走走，扶着楼梯慢慢走，累了就休息一会儿。亲戚都在老家，很少联系。子女有时候不来，一个人还是很孤单的……	e1. 子女探望；e6. 带出去逛逛；e2. 子女带水果；e3. 子女给钱；e9. 亲戚；a2. 孤单
我属于老干部，工资养老金照发100%，医疗报销100%，经济条件比较好。老太婆走了，就我一个人住，单位上不放心，经常来探望我。现在都是年轻的了，不认识了，有时候他们来我还觉得不好意思。之前的老战友都认识，相互之间可以聊聊天、不闷，现在都走了，没那种感觉了……退休30多年了，上海老干部局同期的46人，现在就剩下5个了，除了我还在家里住着，2个长期住重症监护室，2个进养老院了……社区也会派人探望，现在有长护险，每天都有人来探望和照顾，会和护理人员聊聊天……	a8. 身份认同；c8. 独居；g1. 医院检查；e10. 战友聊天；a30. 不闷；f11. 单位派人探望；f10. 医疗保险/长期护理保险；f9. 养老保险；f4. 社区服务；f5. 护理人员聊天

资料来源：作者根据访谈材料整理所得。（此为原始文本初始编码，后文部分编码有所调整）

二是聚焦编码阶段。经过对访谈材料进行整合和分类的情况下，反复比较，选择有代表性的高频词汇作为聚焦编码。

三是轴心编码阶段。轴心编码是对收集的访谈材料进行分类、归纳和整理，使其变为连贯整体，探索各编码之间的联系。

四是理论编码阶段。理论编码是在理论假设中整合各编码关系。回答关于条件、原因以及结果的问题，形成理论框架的雏形。对编码的认真关注，可以促使本书从社区居家失能老年人的角度理解其精神健康、需求和行动、社会支持、感受、故事和沉默，以便更好地理解社区居家失能老年人精神健康的社会支持。

本书围绕精神健康对37条类属进行关联思考及相互之间逻辑关系的确定，经过多轮甄别和筛选，最终形成了关于失能老年人"精神健康维度"的15个亚类属和3个类属；关于"精神健康社会支持需求"的13个亚类属和4个类属；关于"精神健康社会支持"的9个亚类属，2个类属；关于"精神健康社会支持"的故事线1条。

2. 撰写备忘录

备忘录贯穿访谈数据搜集、编码、概念类属确定以及形成理论等全过程。备忘录有利于分析编码，形成概念类属，对概念类属进行比较和联系，并对各编码和概念类属进行制图、记录以及细致化。备忘录有助于探索各个类属之间的关系,促使问题的清晰化。

3. 建构理论

在资料分析的过程中,有很多内容是未知的,需要对已有的访谈资料进行整理。当类属之间关系未明确时,需要搜集更多的资料来进行完善,最终达到理论饱和,形成理论。①

(三)理论饱和检验

调研过程中对相关信息进行整合判断理论饱和情况。当访谈对象很少提供与研究有关的新的信息时,初步判定为达到理论饱和。② 此外,本书使用60份访谈资料进行编码,12份验证理论饱和。

(四)编码的信效度检验

为保障访谈资料的信效度,调研结束后请两位有编码经历的编码员对同一份材料进行编码,比较和统一两位编码员的异同,对于编码不同的段落,作者重新回顾段落,并对有异议的编码进行统一界定。本书部分编码节点的一致性与资料丰富度如表3-3所示。

表3-3 部分编码节点的一致性百分比

节点	一致百分比	资料丰富度	节点	一致百分比	资料丰富度
子女支持	98.31%	+++++	抑郁情绪	87.52%	+++++
配偶支持	96.45%	+++++	认知功能	92.42%	++++
社区邻里支持	89.98%	+++	生活满意度	89.87%	+++
亲朋好友支持	88.54%	+++	身份认同	87.32%	++

资料来源:作者根据访谈材料整理所得。"+"越多,资料越丰富。

第二节 社区居家失能老年人精神健康的维度划分及其要素

本书利用扎根理论的方法对社区居家失能老年人精神健康的维度进

---

① Strauss A. L., Corbin J., *Basics of Qualitative Research: Grounded Theory Procedures and Techniques* (2nd ed.), Thousand Oaks: Sage, 1998.

② [英]凯西·卡麦兹:《建构扎根理论:质性研究实践指南》,边国英译,重庆大学出版社2009年版,第15—18页。

第三章 社区居家失能老年人精神健康及其社会支持质性研究 | 69

行划分。根据本书第二章精神健康概念,社区居家失能老年人精神健康应具备以下特征:一是无精神疾病;二是有完整的人格和积极、乐观的态度,具有积极适应并改善社会环境的能力;三是对社会意义和生活意义有积极的评价。目前已有文献对精神健康维度的研究集中在认知、抑郁等方面,少数研究将生活满意度作为精神健康的衡量指标。贺寨平使用老年人的生活满意度来反映心理健康状况。① 刘慧君和李树茁用生活满意度测量精神福利。② 因此,生活满意度可以归纳为精神健康的维度之一。本书对社区居家失能老年人的精神健康编码,整理得到365个初始编码,形成69个聚焦编码,提取15个亚类属,提炼了社区居家失能老年人的精神健康的认知功能、抑郁情绪和生活满意度维度(类属)(见表3-4)。

表3-4　社区居家失能老年人精神健康维度的轴心式编码

开放式编码	轴心式编码提取类属	
	亚类属	类属(维度)
a1. 痴呆(5);a12. 脑梗(6);a7. 糊涂(10);a17. 不能自理(11);a18. 大小便失禁(4);a9. 不认识人(5)	A1-1 老年认知障碍(痴呆)	A1 认知功能
a10. 走失(2);a14. 忘记在做的事情(40);a15. 记性差(50);a13. 忘记/叫错名字(告知后很快忘记)(7)	A1-2 记忆力	
a6. 脑沉沉的(15);a20. 意识模糊(18);a21. 意志消沉(16);a4. 没精神(49);a22. 白天想睡觉(28);a16. 讲不清话/说话重复/颠三倒四(12);a31. 幻听(39);a19. 回忆或想事情(30);a11. 发呆(15)	A1-3 意识模糊	
a23. 无法控制(8);a25. 大吵大叫(3);a26. 较强倾诉欲望(5);a27. 打人骂人(2)	A1-4 狂躁症	
a40. 担忧儿子婚姻、生活(9);a64. 怕成为家庭经济负担(58);a42. 担忧受疾病折磨(30);a43. 担忧影响儿女工作和生活(41);a44. 担忧配偶的生活(5);a80. 以防万一(17);a32. 担忧疾病突发(35)	A2-1 担忧感	A2 抑郁情绪

---

① 贺寨平:《社会经济地位、社会支持网与农村老年人身心状况》,《中国社会科学》2002年第3期。
② 刘慧君、李树茁:《中国社会转型下的心理福利与社会支持》,《公共管理学报》2012年第2期。

续表

开放式编码	轴心式编码提取类属	
	亚类属	类属（维度）
a2. 孤单/孤独（51）；a29. 一个人（34）；a81. 无聊（30）；a45. 喜欢热闹（9）；a57. 冷冷清清（20）	A2-2 孤独感	
a30. 睡眠浅（29）；a39. 焦虑感（30）；a75. 不停地走路（2）	A2-3 焦虑感	
a5. 压抑伤心（5）；a3. 情绪不好（35）；a33. 忍耐、忍让（15）；a24. 不高兴（30）；a77. 子女不听话不孝顺（18）	A2-4 抑郁感	A2 抑郁情绪
a34. 敏感多疑（18）；a36. 固执（14）；a41. 自卑（25）；a35. 想得开（41）；a37. 悲观（9）；a38. 乐观（29）	A2-5 性格	
a65. 对自己失能的愧疚（25）；a63. 对子女的愧疚（18）；a62. 对配偶的愧疚（26）	A2-6 愧疚感	
a50. 与他人不同（16）；a52. 还在做科研/工作（3）；a76. 有人上门邀约（4）；a73. 我曾是某身份（教授、干部、党员……）（25）	A3-1 身份认同感	
a49. 比同期好友（15）；a47. 养老金待遇不公（8）；a46. 单位转制（11）；a55. 公平（24）	A3-2 公平感	
a51. 得过且过（34）；a48. 过一天算一天（36）；a53. 有意义（29）；a60. 能动就干（21）；a70. 有奔头（19）	A3-3 生活价值/意义感	A3 生活满意度
a54. 幸福（20）；a56. 吃喝不愁（25）；a61. 健康（30）；a59.（老伴、孩子）在一起（28）；a58. 天伦之乐（14）；a71. 国家补贴（9）；a78. 子女孝顺（33）；a69. 万事顺（8）	A3-4 幸福感	
a74. 成就（4）；a72. 贡献（3）；a28. 获奖励（14）；a66. 出息（9）；a67. 子女成就（4）；a68. 孙辈读书用功（6）	A3-5 对子女成就的自豪感	

资料来源：作者根据访谈资料整理所得。

一 认知功能

精神健康的第一个维度是认知功能。认知功能主要涉及知识获取、保存和运用的能力。认知功能障碍是大脑功能失调或器质性损伤引起的认知能力退化。社区居家失能老年人认知功能衰退明显，一般表现为：精神错乱状态或痴呆、记忆力衰退、意识模糊和狂躁症等。

（一）失能老年人认知障碍（老年痴呆）

随着年龄增大，社区居家失能老年人患"痴呆症"（阿尔茨海默病）的数量逐渐增多。调研中，有5位社区居家失能老年人是认知障碍，6位是脑梗或小脑萎缩；10位失能老年人身体正常，但是不认识人，出现了"糊涂"症状。失能老年人家庭照料者认为"糊涂"是人正常衰老的过程，不是精神疾病。还有11位失能老年人无法自理，其中，4人出现了瘫痪大小便失禁，行动和思想不统一："配偶身体不好有脑梗，不认识人了，属于临终关怀，医院已经不接收了，不能走路，需拄着四脚的拐杖，还需要人搀扶。"（SH-02）"大小便失禁，把我磨死了。先前她老是坐在那里发呆，慢慢地就开始胡言乱语了"。（SH-06-ZH）

（二）记忆力的衰退

调研中，有50位社区居家失能老年人表示"记忆力逐渐减弱"，听力和视力等感官功能的丧失，"记性越来越差，烧饭时常常忘记锅在做饭，烧焦了，差点起火……"（SH-24）"迷路或走失"的社区居家失能老年人数量较少，仅2位失能老年人的照料者表示失能老年人有走失的经历。"上次家里有客人来没关门，她走失了，找了好久，还好街道上有好心人给送回来了。"（SH-08-ZH）"喝水、吃饭、吃药、上厕所都需要人提醒并且需要陪护……早上吃完饭，转个身问他就不知道了。"（HN-08-ZH）失能老年人虽然患老年痴呆，但是仍有保存部分记忆，时而清醒，时而糊涂，记忆总是回到过去的某一点。"她糊涂了，总把她儿子认作我公公，经常喊我公公的名字……"（SH-13-ZH）失能老年人"痴呆"后仍然有自我认知，在做错事情后，会极力掩饰，维护自己的尊严。"他痴呆了，不能自理，离不开人。我有次出门买菜，回来的时候他就坐在那，很可怜的。还有一次拉屋子里，可能怕我生气训他，就用手抓了去藏（大便），弄得屋里很脏……"（CQ-01-ZH）

（三）意识逐渐模糊

社区居家失能老年人意识逐渐模糊，表现为"脑沉沉的""意志消沉""没精神""白天想睡觉""讲不清话/说胡话""幻听""回忆或想事情""发呆"等。具体表现为：有部分失能老年人意识模糊，睡眠不好，胡思乱想，甚至说胡话，等等。"觉多，没有精神。可能是睡多了精神不好。天一黑就想睡，半夜就睡不着了。"（HN-10）也有部分失能老年人无娱乐活动，整天躺床上睡觉，慢慢变得嗜睡、昏迷，迷迷糊糊的。"脑沉沉的……睡眠不好，总是想事情，整夜整夜睡不好。"（SH-07）也有部分失能老年人无法控制自己的身体。"老伴痴呆，经常大小便失禁，很难收拾……有时候说他两句，他也知道自己错了，觉得他自己也难受但是就是控制不住，只能给他垫尿不湿……"（CQ-03-ZH）

（四）部分伴有狂躁症

还有部分失能老年人出现了狂躁症，易躁易怒，情绪异常，大吵大叫，甚至出现打人骂人等情况。"母亲平时会大吵大叫，有较强的倾诉欲望。但是说话颠三倒四的，说得我心烦意乱的……"（SH-08-ZH）"她总是无缘无故地打人、骂人。我照顾她，她还给我打架，说我是小三，抢她老公。"（SH-13-ZH）

二 抑郁情绪

精神健康的第二个维度是抑郁情绪。抑郁情绪是老年人因社会角色退出和社会参与减少而自我宽慰和心理调适的状态，可能是精神上的积极、乐观和幸福的状态，也可能是悲观、消极、痛苦和不幸福的状态。社区居家失能老年人抑郁情绪主要表现为心境低落、闷闷不乐，甚至生无可恋；睡眠障碍和食欲下降，非常疲劳和困顿；焦虑烦躁，难以集中注意力；产生自卑观念和无意义感；缺少希望悲观厌世；严重者可能会出现幻觉、妄想等精神病性症状；甚至有自杀企图或行为。

（一）对未来的担忧

社区居家失能老年人的担忧主要表现为：一是社区居家失能老年人对自己身体自理能力的担忧。"动又动不得，吃又吃不得行，没用了。精神状态不好，就是害怕留下后遗症（腿），给家人负担……"（CQ-13）"最担心就是我死的时候要快，没有别的，死的时候不要受折磨。老人家生病了，家人就要负担，很大压力的。"（HN-05）"担心身体越来越差，担心摔倒和突发事件，叫不应。老太婆在也没办法帮我，现在教老太婆用手机，有啥事情可以打电话给子女……"（SH-01）二是对百年后子女生活和婚姻的担忧。"儿子47岁了还没结婚，要是有个人照料他，料理屋里的事，撑起这个家也好，我也放心了……"（HN-12）"儿子没工作，不仅不给父母补贴，还要我（退休金）补贴他。担心自己百年以后在没有自己这份贴补的情况下儿子的生活。"(SH-01)三是拖累子女的担忧。"生病还没有什么，万一不能自理就麻烦了。请个护工的话，一天就要一百多。如果让子女来照顾，会影响他们的工作……"(HN-06)

（二）强烈的孤独感

老年人失能后，其交际圈会迅速缩小，较少参加社会活动，常常感到孤独。访谈中，有51位社区居家失能老年人使用"孤单/孤独"描述精神健康。此外，"一个人""冷冷清清""无聊""喜欢热闹"也都是失能老年人常用的词汇。一是无配偶的失能老年人需要子女的陪伴，但是因怕子女嫌弃而选择独居，导致孤独。"老伴比我大十几岁，他走得早。他走了后就一个人了……一个人很（孤）单，就盼着孙子回来……没有跟子女居住，孩子都结婚了在县城里买的楼房，房子很小，我去了不方便，也不适应，不想麻烦他们。现在我还能动，不能动了再说。"(SD-06)二是社区居家失能老年人有配偶，哪怕配偶是失能或认知障碍状态，孤独感仍然很少。"我就希望他不死，他再怎么样动弹不得，我回家之后打开门能看到家里坐着一个人，我跟他聊天他就听，说什么内容都由我决定，不孤单。"(CQ-01-ZH)三是社区居家失能老年人表示，子女或孙子女不在身边导致的孤独感，希望子女或孙子女在身边陪伴和照护。"想想子女又不在身边，感觉很孤独，人生了病就很想子女在身边。子女在身边祖孙三代也比较热闹，而且生病也好商量好解决。"(JS-03)

（三）焦虑与睡眠

焦虑主要表现为紧张、害怕，反复地走来走去、总是想事情等。调研中有很多失能老年人表现出睡眠不好、紧张不安、难静下心、唉声叹气、总是想事情等焦虑症状。社区居家失能老年人长期处于焦虑状态会影响其精神健康。"坐在沙发上看电视就打瞌睡，一上床就睡不着了。要到凌晨两三点钟才睡着，一到五点就醒。精神不好，看了医生也睡不着。医生说可能有点焦虑啊，但吃点药也不好。"(HN-01)"也不知道是因为焦虑还是因为什么，不好睡，晚上一有响动就醒了。电视开着就睡着了，睡一个小时又醒了，醒来睡不着就再看会儿电视。"(CQ-03)

（四）抑郁

抑郁主要表现为不开心、情绪低落、兴趣减少、精力减退，感觉到乏、累。失能老年人的抑郁主要表现为，一是因子女不孝顺而感到不开心。"女儿女婿会打电话、买菜、买水果。面上还是可以的，但实际上对我不好的，就因为我曾经反对他们的婚姻"。（SH-10）二是夫妻关系不和，忍耐忍让，导致长期情绪低落。"他（配偶）很霸道，说什么就是什么，你不能反驳。一点小事没顺从他，就开始骂人、打人，完全不讲道理。任何事情我就忍耐着，不和他一般见识。"（SD-05）三是配偶去世，情绪低落、精力减退，导致失能老年人抑郁。"老伴是快病，健健康康的突然脑出血，一周的时间就走了。家里冷冷清清的，还没适应过来，儿子又查出肝癌。我到处求神拜佛，希望儿子快点好起来，他要是不好，我活着也觉得没有什么意思。我经常睡不着，老想着这些问题，说不定风水有问题，找算命先生看看。最近总记不得吃饭，也不饿，你说怪不怪。"（SD-03）

（五）性格

性格会影响到社区居家失能老年人看待问题的态度，有些社区居家失能老年人性格比较开朗，凡事想得开，也有比较好的社会适应能力；"精神状态么，生病这么多年了，别人开导开导么也想开了，相比刚患病那段时间，状态好多了。要乐观点的，好过赖过都是过一天，吃么吃不多，就买好点的……"（JS-06）长此以往，其精神健康状态越来越好。但有的失能老年人情绪多变，性格悲观，敏感多疑，社会适应能力就比较差；长此以往，精神不健康。有失能老年人因子女长期未探望而讲道，"万一我不能动了，子女们愿意来管就管，不来管就算了，把门一锁，死在家里就算了……"（HN-10）"如果我真的不能动了，他们愿意来照顾我，就照顾我；如果没有人来照顾我，死在床上算了……我是希望他们能来照顾，但是只能凭良心，随他们吧，不照顾就算了。"（HN-09）"我生了4个儿子女儿，如果我住到养老院去了，看他们面子上挂不挂得住，看村里人不笑话他们。有子女还住养老院，说出去终归不好听……"（SD-01）

（六）愧疚感

社区居家失能老年人因为自己无法自理，需要家庭成员长期照护，对子女、配偶有愧疚感。一是失能老年人不能自理需要子女或配偶照顾，对影响子女工作和配偶生活而愧疚。"如果我不生这个病，我们老夫妻两个可以拿着退休金出去旅游，玩玩……但是现在生了这个毛病，这些也就不能考虑了，觉得对不起老伴，拖累她了。"（JS-04）二是失能老年人对自己年轻时的做法感到愧疚。"年轻的时候应该好好照顾孩子，那时候家里穷，没钱，不准女娃儿读书，把孩子都耽误了。老大当时读书很好的，那时候为了照顾家里小的辍学了。"（SD-01）

三 生活满意度

精神健康的第三个维度是生活满意度。生活满意度是对过往生活状况、价值观念、归属感、身份认同等精神生活状态的主观总体性综合认知和评价。生活满意度是失能老年人具有乐观、积极向上的态度和能力以实现内心的满足与幸福，主要表现为有归属感、积极的身份认同和生命意义。社区居家失能老年人虽然身体功能受损，但仍期待实现自身价值，追求"个人功德事业不朽""为子女自豪"；也有失能老年人追求"宗教信仰"，以期获得归属感和灵魂上的解脱或升华。

（一）身份认同感

社区居家失能老年人具有较强的身份认同感，无论是退休前的身份，还是退休后的身份，都会给老年人带来较高的满意度，失能老年人也努力实现有价值的自我。例如，"还在做科研/工作""我曾是某身份（教授、干部、党员……）"，他们不仅努力认定自己的价值，还在努力改变别人对他们的看法。在必须依赖他人时，也努力保持过去的自我身份。"打越南战争从部队回来，在村里做会计，那会也只有我才有工资拿……"（SD-04）"退休了之后我还在搞科研，在退休以前我和川大的工作有结合，我和主任、教授们一起开会。"（CQ-04）"年轻时是党员，单位经常组织活动，有人上门邀请。我说我身体不好，不能去了，但是他们安排车来接，感觉很开心，我老伴就很羡慕我。"（SH-22）

（二）不公平感

部分社区居家失能老年人具有强烈的不公平感，尤其是在20世纪90年代职工下岗潮的时代背景下，单位的体制属性由事业单位、国有企业变为私有企业时，部分老年人的身份发生变化，同工不同酬，养老保险和医疗保险等待遇出现较大差异，在编的退休职工的养老金是非正式职工退休金的3—5倍。社区居家失能老年人提起来心里会很难过。"现在重大疾病发病率也是很高的，我们下岗职工退休工资低，心理上有压力。只能怪自己的运气……"（SD-02）"退休前的单位现在不存

在，没有组织了。当时还是有点怨天怨地的，现在么也想开了……"（JS-06）

（三）生活意义和价值感

社区居家失能老年人因患有老年慢性病或残疾而对生活比较悲观，认为自己的生活是没有意义的。"好一天坏一天的，过一天是一天"是大部分社区居家失能老年人的心理常态。也有部分社区居家失能老年人认为只有继续帮子女照顾孙辈、照顾老伴、照顾家庭才是有意义的、有价值的，什么都不能做就是累赘，给子女添麻烦，有"还不如死了算了"的自杀倾向。"老头去世后一直住大女儿（60多岁）家。大女儿身体也不行了，每天晚上都要起夜，抱不动、体力不够，让女婿帮忙。小女儿尚未退休，有空就过来帮忙，没孙辈的时候可以照顾，等儿子结婚有孩子了就要照看孙子女……有时候感觉自己活着就是个累赘，什么事情都帮不上忙，还给子女添麻烦。如果我死了，子女就轻松了可以活得好一些。"（SH-08）

（四）幸福感

社区居家失能老年人认为幸福感主要表现为以下三类：一是幸福就是身体好。"现在身体好是最大的幸福。生活是满意的，但是我得了这个毛病也就谈不上生活有什么乐趣了，生命好像有了终点站，今天不知道明天，一个人精神状态也差了。"（JS-04）"我们两个人待在一起聊聊天，我看看报纸，老伯伯么看看新闻，活得蛮充实的。自己满意就是好生活，人么要知足常乐，最重要的是身体要健康。"（JS-07）二是幸福感就是吃好、穿好、睡好。"好要，边劳动边要。是好生活嘛，想吃鸡肉就去买，想穿的衣服也有钱去买。那就是好生活嘛。"（CQ-09）三是幸福感就是和配偶、子女一起，享受天伦之乐。"虽然不富裕，但是一家人能在一起，享受天伦之乐，我感觉很幸福。"（HN-06）"孩子们有时间就回来看看，没有时间就不来。来的话就伺候好了，不来也不勉强。节假日大家都会聚在一起吃，非常高兴。有什么事也会随叫随到。"（SD-05）

（五）对子孙成就的自豪感

"望子成龙、望女成凤"是我国老年人的传统，很多社区居家失能老年人表示子女的事业稳定、有成就是自己最大的安慰，对子女非常自豪和满意。"我这一生也算是比较顺吧。两个儿子（工作）都安排了，他们的家庭也都挺好……"（HN-11）"我年轻的时候苦一下，孩子多，把他们一个个养大，孩子们书读出来了，可以为国家出一份力，贡献自己，报答国家的好政策、好生活！"（SD-04）"外孙女读书非常用功，考试成绩好，经常得很多奖状、证书，拿回来给我看，真的是非常欣慰。她非常孝顺，以后肯定有大出息的。"（SD-01）

第三节 社区居家失能老年人精神健康社会支持的需求分析

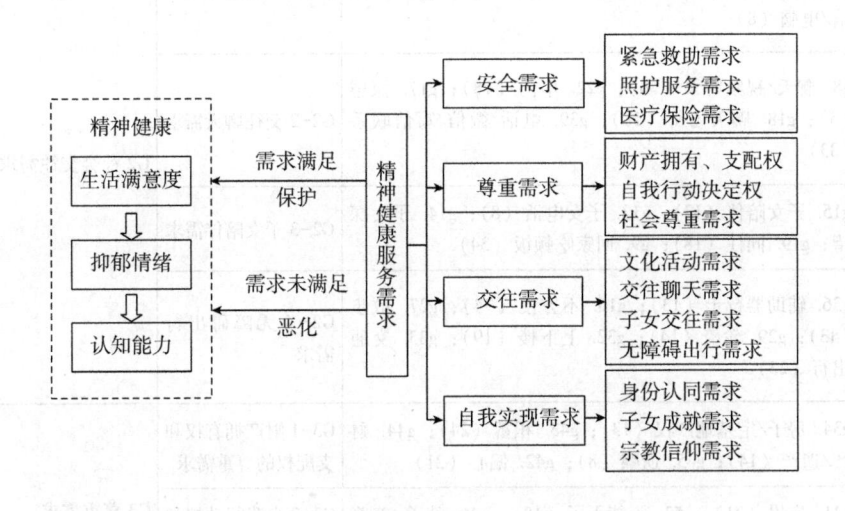

社区居家失能老年人精神健康社会支持需求是分析精神健康社会支持的逻辑起点（见图 3-3）。因此，本书需要厘清失能老年人的精神健康社会支持的需求现状。随着社会经济的发展和生活水平的提高，社区居家失能老年人衣食住行等最基本的生理需求已基本满足，不再是老年人最迫切的需求。社区居家失能老年人面临着身体机能退化、视听力衰退等问题，其社会隔离较多、社会参与较少，其安全需求、尊重需求、交往需求和自我实现需求的重要性越来越大。因此，社区居家失能老年人强烈

图 3-3 社区居家失能老年人精神健康社会支持需求分析

资料来源：作者自绘。

的精神健康服务需求是未满足的安全需求、尊重需求、交往需求和自我实现需求。依据需求层次理论对社区居家失能老年人精神健康社会支持的需求编码，形成13个亚类属和4个类属，如表3-5所示。

表3-5　社区居家失能老年人精神健康社会支持需求的轴心式编码

开放式编码	轴心式编码提取类属	
	亚类属	类属（维度）
g1. 收入低（45）；g2. 照顾（37）；g3. 子女无工作（5）；g11. 不能做饭（20）；g20. 痴呆无法自理（8）；g21. 钱（30）；g40. 护理（42）；g30. ADL/IADL某项照顾（43）	G1-1 照护服务需求	G1 安全需求
g10. 摔倒/绊倒（34）；g41. 诈骗（2）；g37. 呼叫铃（12）；g38. 救助/帮助及时（24）；g35. 意外（43）	G1-2 紧急救助需求	
g6. 疾病折磨（35）；g5. 没钱看病（32）；g12. 熬着/拖着（21）；g4. 疼/痛（50）；g59. 吃药（41）；g49. 医保（27）	G1-3 医疗卫生服务需求	
g7. 看电视/听戏（45）；g23. 打牌（12）；g24. 打麻将（8）；g25. 看书读报（3）；g26. 晒太阳（11）；g28. 微信/电脑（8）	G2-1 文化活动需求	G2 社会交往需求
g8. 聊天/视频聊天（56）；g22. 串门（18）；g17. 探望（5）；g18. 聊天场所（18）；g39. 电话/微信/写信联系（33）	G2-2 交往聊天需求	
g15. 子女陪伴（13）；g13. 子女电话（8）；g14. 子女探望；g19. 同住（18）；g9. 回家吃顿饭（34）	G2-3 子女陪伴需求	
g36. 辅助器行走（13）；g16. 不方便（34）；g27. 散步（43）；g29. 轮椅（14）；g32. 上下楼（19）；g33. 交通出行（23）	G2-4 无障碍出行需求	
g34. 房子/宅基地权（13）；g43. 积蓄（24）；g44. 财产/遗产（14）；g45. 遗嘱（8）；g42. 偏心（21）	G3-1 财产拥有权和支配权的尊重需求	G3 尊重需求
g31. 拖累（21）；g53. 不能干了（18）；g46. 待着/养着（38）；g47. 帮倒忙（14）；g48. 依赖（23）	G3-2 自我行动权和决定权的尊重需求	
g50. 主持公道（14）；g51. 尊重（21）；g57. 让座（3）	G3 社会尊重需求	

续表

开放式编码	轴心式编码提取类属	
	亚类属	类属（维度）
g52. 我曾是（9）；g54. 记得我（12）；g55. 单位（6）	G4-1 身份认同需求	G4 自我实现需求
g60. 有本事（9）；g61. 开心（12）；g62. 自豪（11）；g56. 现在是……（8）；g63. 欣慰（15）；g64. 夸奖（10）	G4-2 对子女成就的需求	
g66. 基督教/耶稣（7）；g67. 佛教（5）；g58. 向善（20）；g69. 信仰（12）；g65. 烧香（35）；g68. 礼拜（9）	G4-3 宗教信仰需求	

资料来源：作者根据访谈资料整理所得。括号内是编码出现的频次。

一 安全需求

安全需求是社区居家失能老年人最为普遍的精神需求。安全层面涉及社区居家失能老年人的紧急救助需求、照护服务需求、医疗卫生需求。在安全需求未满足的情况下谈精神健康服务需求将是奢谈。

（一）紧急救助需求

失能老年人突然发病、摔倒等突发事件会中断老年人已经习惯的正常生活，产生因失能给老年人子女和配偶带来照护压力的自责感。目前我国大部分城市的社区为失能半失能老年人安装了紧急呼叫铃，失能老年人及其家人通过"一键通"及"24小时紧急援助"等平台获得救助。但是仍有很多社区，尤其是农村地区没有紧急救助设施和应急救助管理方案。失能老年人一旦发生紧急事件，无法得到及时救助，甚至危害生命健康安全。"简单的事情可以自己来，复杂的不行了。摔倒过3次，申请的社区紧急呼叫铃没怎么有用，跌倒后在地上坐了好久，胯都摔坏了，为此感到焦虑……"（SH-04）社区居家失能老年人认知功能退化对生活中的事情不能做出正确判断和处理，很多失能老年人健忘，经常忘记关煤气灶，甚至无法独立完成吃饭、穿衣等行为；社区居家失能老年人生活需求难以满足将导致其生命危险，例如老年人会面临走失、生存问题、交通危险，等等。

（二）照护服务需求

社区居家失能老年人照护服务需求主要指认知障碍和老年痴呆症患者

的生活保障需求和社区服务需求，如社区失智老年人防走失服务需求、社区长期照护服务需求、日间照料喘息服务需求。本书中也有很多社区居家失能老年人表示自己是累赘，给子女添麻烦，具有"还不如死了算了"的自杀倾向。"老头去世后一直住大女儿（60多岁）家。大女儿身体也不行了，每天晚上都要起夜，抱不动我、体力不够，让女婿帮忙。小女儿尚未退休，有空就过来帮忙，她没孙辈的时候可以照顾我，等她儿子结婚有孩子了就要照看孙子女了……有时候感觉自己活着就是个累赘，什么事情都帮不上忙，特别是生病的时候，还给子女添麻烦。"（SH-08）

（三）医疗卫生需求

社区居家失能老年人的医疗卫生服务和精神卫生服务需求较大。如果没有精神卫生健康防治服务，很多失能老年人生病就撑着、熬着，这样给失能老年人带来了更大的疾病痛苦和压力，既影响其身体健康，也影响其精神健康。"腰痛只会压迫大腿，为了节约没有去医院动手术，一点积蓄都看了病。反正苦日子过惯了，能熬就熬着吧。一个是精力不够，一个是金钱也跟不上。我自己照顾自己吧！他们都不知道，我也不吭气。告诉子女也没用，反而还影响他们生活。能扛就自己咬牙扛吧，暂时还是死不了的。"（HN-06）"除非是那种要死的病我们才去医院救治，不然就不去医院。家里没有多余的闲钱去治病。如果日子好过，哪个不想天天去检查，保持健康呢。"（HN-07）失能老年人承受着生理疾病与精神疾病双重压力，生活照顾、护理康复和就医方面都存在较大需求，也有更大的经济供养需求。"儿子没工作，工厂倒闭，运气不好啊，收入每个月不到2000元，没办法补贴我们。女儿的公公白血病，需要女儿照顾，没有钱照顾我们。"（SH-07）

二 社会交往需求

社会交往需求是社区居家失能老年人精神健康最核心的需求。社区居家失能老年人希望与配偶相濡以沫、子女孝顺服从，向往儿孙绕膝天伦之乐以及期待和谐社区邻里关系。老年人失能后，社会交往和社会关系急剧减少。但由于其可支配的时间增多，更加寻求精神上的安慰，以期获得心理上的满足感，社区居家失能老年人社会交往需求增多。与社区一般老年人相比，社区居家失能半失能老年人更容易产生心理问题，这些不良的心理问题需要通过社会交往进行排解。社区居家失能老年人与家属、邻里、朋友的谈话、唠嗑等互动行为，主动讲述日常生活事件可以使失能老年人将自己的抑郁情绪外放，缓解精神健康压力。

（一）文化活动需求

由于身体状况等原因，社区居家失能老年人的孤独感比较强烈。大多数社区居家失能老年人很少外出参与文体活动，在家太无聊，除了看电视外没有其他活动选择。调研中发现社区居家失能老年人将看电视、打牌和打麻将作为其主要休闲娱乐活动，缓解孤独寂寞。"腿脚不方便，不适合参加活动，大多数时间都是待在家里看电视"。但是问失能老年人看什么节目，以及描述看的节目类型时，除少数男性失能老年人回答"新闻""抗日电视剧""京剧、小品、相声等"外，大部分失能老年人都不知道自己看的什么台，无法描述自己看的电视节目类型。甚至很多农村的失能老年人不认识字，又因为视力、听力下降完全不了解自己看的是什么，很多失能老年人往往听着电视的声音就打盹睡着了。看电视只是让生活不再安静单调，缓解失能老年人心理孤独感和寂寞感，"每天早上起床后先打开电视，这样家里才有声音"。

（二）交往聊天需求

社区居家失能老年人喜欢打牌或打麻将，这些活动可以分散失能老年人对疾病的注意力，锻炼大脑，预防脑功能退化。这些休闲娱乐活动最重要的在于让社区居家失能老年人有机会和老朋友交流、聊天，保持一种兴奋感和对生活的期待。社区居家失能老年人虽然失能了，但有强烈的交流愿望。很多失能老年人表示想和老邻居、老同事串门聊天，这样可以缓解自己对疾病的压力和焦虑。"现在老人就是吃完了饭在家看电视，直接往床上一倒，这样对身体哪里有好处？大家最多就是串串门吧！没有什么地方可去。现在交朋友完全是出于个人喜好，身体好就出来，身体不好，只能在家里窝着。国家可以免费提供公共娱乐场所，让更多的老年人有个地方聊天、交流，把失能老年人接过来，坐在一起聊聊天，看看电视，打打牌，那多好！现在大家都是各人进各家门，没有太多来往，多寂寞。"（HN-06）

也有失能老年人表示，为了交流，特意跟子女学习使用手机、电脑、平板等电子设备，通过微信、微博、抖音等文娱交流软件缓解自己的压力和焦虑，使用电子产品和不能走动的老伙伴又重新获得了交流和联系。也有失能老年人身体时好时坏，身体好的时候可以外出寻友、散步，身体不好的时候就窝在家里，可以和老伙伴们电话或视频交流。"年纪大了,不聊天了,不能走路了,亲戚年纪都很大了,不怎么走动、交流了。原来的老朋友,死的死,去子女家的去子女家,都不在了。"(SH-01)

(三)子女陪伴需求

老年人精神健康障碍,很大一方面原因是子女外出务工无法为父母提供有效的共情陪伴;另一方面是父母遇到烦恼,不会向子女诉说家长里短,怕耽误子女工作。子女与老年父母的沟通交流和共情陪伴能有效防止老年人产生消极情绪。一方面,失能老年人不愿意给子女添麻烦,子女无法深入失能老年人的精神世界。"女儿经常打电话来,问问吃的什么,身体舒服不,每次都要聊好久……他们有自己的小家,不方便天天往这跑……现在什么事都想和子女聊聊。但是他们好不容易来一次,不想拿这些事情烦她,有时候还没聊够就天黑了,他们就走了。"(SD-01)另一方面,社区居家失能老年人期待子女天天在身边,既可以照顾日常生活,也可以聊天解闷。"儿子女儿都很孝顺,儿子天天陪我们吃晚饭、聊聊天,吃好晚饭再回去,孙女放了暑假寒假就一直住在我们这边。女儿隔了一阵子就叫我们吃顿饭什么的,平时有节日大家也会聚在一起,我们一家还是很好的。"(JS-01)"我们实行计划生育只能生一个子女,太单了,羡慕有两个孩子的,年纪大了,希望子女在身边。两个孩子的话一个在外地还有一个可以在自己的身边……陪在床边也多了个寄托,能帮我们解决生病上的事宜。现在生病的事宜有些都求助于我外甥帮助。子女也算孝顺,但是儿子不在身边心里总有点落差,年纪大了总希望子女在身边。"(JS-04)

(四)无障碍出行需求

社区居家失能老年人居住的房子、生活设施,周边的配套设施如社区绿化、道路建设、电梯、康复辅具以及无障碍通行通道等都会影响社区居家失能老年人的生活便利性、独立性,进而影响失能老年人的精神健康。"(老年人)能自己吃饭和扶着墙走路,但是上下楼梯不行,虽有电梯,也不能远距离行走,外出要坐轮椅。小区楼下借的轮椅是坏的、旧的,根本就没有办法用。偶尔天气好的时候会带老年人出去走走。小区还好,到了外面就不方便了,轮椅要绕来绕去不方便……"(SH-08-ZH)"没有钱买礼品,不走亲戚朋友的,我儿子喊我别走,他说'人老无亲戚,天干无露水'。亲戚不走就算了,我看到人家老人都过得好,我们俩过得最差,居住条件不好,还没有公路,供瘫痪病人进出的小路都

没有,每天只能待在山上。"(CQ-03)

三 尊重需求

社区居家失能老年人尊重需求涉及对财产的拥有权和支配权、子女尊重及家庭地位、社会认可和尊重、国家关怀等方面。社区居家失能老年人有自己的生活方式和思维方式,有强烈的自尊和他尊需求,渴望来自家庭、社会和国家的尊重。社区居家失能老年人的尊重需求主要表现为以下几个方面。

(一)财产拥有权和支配权的尊重需求

失能老年人虽然失能,但是仍强烈地希望对自己的财产和资助进行支配,不希望配偶或子女进行干涉。有18位社区居家失能老年人表示自己的合法权益难以得到保障,有财产分割、子女赡养、产权确定等方面的家庭纠纷,影响其精神健康。社区居家失能老年人对子女不孝顺、自己财产的拥有权和支配权丧失及其带来的法律纠纷充满无力感。近年来,子女暴力干涉老年人婚姻、房产继承、财产支配、财产纠纷等侵害老年人权益诉讼案件呈上升势头。当然,也有很多社区居家失能老年人面临子女养老和自己财产继承权的双重困境,既不希望失去亲情,也不想失去财产。但是,多数失能老年人在走投无路的情况下,寻求法律保护维护权利的结果是赢得法律纠纷的官司,但输了亲情,严重影响社区居家失能老年人的精神健康。

"我想把房子(宅基地)给大孙子,我大儿子走得早,留下儿媳和孙子日子不好过啊。但是小儿子不愿意,小儿子也有份,尤其是小儿媳,不高兴,之前还是很孝顺的,现在见面都不说话,也不叫我了。但是手心手背都是肉哪里有不疼孩子的,只是老大家一个人带着孙子不容易啊。"(JS-08)"老头先死,死了留了一些钱,子女为了表示孝心(分到钱),每个月轮流养。生着病,很严重了,不适合移动,但一个月满了,又要坐车去另外一家。说好听点是子女都抢着养,说不好听了还不是惦记钱,不顾老人身体。这个人老了啊,就是累赘了,太没有意思了……"(SD-01)

(二)自我行动权和决定权的尊重需求

老年人失能初期,仍然希望成为家庭不可或缺的家庭成员,不想作为闲人,仍有很大的愿望去帮助子女,想去做点力所能及的事情。但是很多家庭以保护失能老年人为由,剥夺失能老年人的行动能力、言论自由和在家庭的决定权，这是不尊重失能老年人的行为。

社区居家失能老年人身体功能衰退，做事缓慢拖沓，面对生活中的大大小小的事件，总是感到心有余而力不足。如果失能老年人帮不上忙或者因做不好事情而被子女骂，老年人将产生无用感、无意义感。这会导致老年人情绪低落、绝望、焦虑等消极情绪，进而产生抑郁情绪，如对未来的担忧、孤独感、焦虑、抑郁和愧疚感等。如果社区居家失能老年人日常生活完全依靠家庭成员或护理人员的帮助，处于一种依赖状态，则易产生自己是子女负担的想法，会否认自己的生存价值，甚至会出现厌世的情绪。"我知道自己走路、吃饭都比较慢，一想到拖累子女，就心里不舒服。但是我也不想啊，有时候就想帮着子女擦擦桌子、扫扫地，但因为我行动不便，经常弄不干净达不到儿媳妇的要求，不敢帮子女了。女儿让我老老实实坐着啥也不动，看他们忙。你说他们上班都挺累的，回来还要照顾我，多辛苦啊，心里不舍得让他们干。"（SD-01）

（三）社会尊重需求

社区居家失能老年人因为身体自理能力减弱，而步履蹒跚，行动和思维缓慢，需要社会有足够的耐心，减少对失能老年人的批评、谩骂和嘲笑，增加对失能老年人的尊敬和照顾。例如，公共汽车上给失能老年人让座，帮助老年人提重物，送行动不便的老年人回家，对老年人用尊敬的称呼等都体现了社会对失能老年人的尊重。"政府的人态度好得很，我们去盖章，他走路很费劲，爬坡上坎不行，他们不让他本人来了……"（CQ-01-ZH）

四 自我实现需求

随着我国经济发展，老年人对精神健康服务的数量和质量的需求不断扩大，在老有所养、老有所医的基础上，老有所为、老有所用、老有所成的心愿和需求不断增加。尽管社区居家失能老年人因无法自理或者行动受限等身体原因无法参加社会生产劳动，但其依旧期望自己对他人和社会有所价值。社区居家失能老年人的自我实现需求主要表现为身份认同需求和对子女成就的需求。

（一）身份认同需求

社区居家失能老年人具有强烈的身份认同需求，只有其他人尊重和理解社区居家失能老年人的身份认同，失能老年人才能安心接受社会的服务。如，很多老年人表示曾经为新中国成立及现代化建设贡献了力量等，失能老年人能够获得精神上的自我认可和满足感。调研发现，从事教育、医疗、军队、政府部门等工作的失能老年人多对自己曾经的身份认同，主要包括曾经为新中国成立及现代化建设贡献了力量，曾经获得某项荣誉称号等，都能够促进失能老年人对自己精神上的自我认可和满足感。此外，还有部分失能老年人对自己的工作性质或者自己的某件事情而感到骄傲和自豪。如，很多失能老年人表示自己曾是"游击队的一员""高校教师""工程师""烈士家庭子女"等身份感到自豪，表现出较强的身份认同感和归属感。

"我终身未嫁，没有子女，一生都贡献在我的教育事业上，全身心投入地培养学生。我的学生毕业后经常来看望我，我觉得非常的欣慰。我的学生有的考研，有的读博，还有出国的，现在工作都挺好的，我为他们感到骄傲和自豪！我很荣幸能够桃李遍天下了！"（JS-05）"村子里面就是老人和小孩多，都需要医疗服务的弱势人群，我愿意给他们看病，主要是帮个忙。年轻的时候是为队里作贡献，挣工分，现在是为人民服务。我拿的药都很便宜。解热止疼片5毛钱2片，维C银翘片5块钱好几包就可以治好的感冒，现在进医院这检查那检查，贵得离谱，上百块钱也不一定见效。"（SD-02）"我属于烈士家属，父亲60年代去世是烈士家庭。我退休前是上海电器科学研究所的助理工程师，在武宁路。后面事业单位改革，变成了企业制。"（SH-03）

（二）对子女成就的需求

社区居家失能老年人的精神健康来源于对子女的事业及成就的自豪感。老年人最看重宗族血脉的延续，将子女作为生命的延续，最大的愿望是"望子成龙""望女成凤"，把子女培养成一名优秀、成功的人，祝福子女过得平安幸福。子女的成就往往令老年人较为高兴和自豪，几乎所有失能老年人都认为子女的事业成就非常重要，部分失能老年人表示子女帮助自己完成年轻时的心愿。子女的事业成就是他们重要的精神支柱，他们为子女的事业成就感到自豪。

"小女儿从小学习就好，是正儿八经的山东师范学院毕业的，毕业后分配在中学，现在已有几十年的教龄了，一直担任班主任，她工作非常认真、踏实，也是一名共产党员，在学校里也非常优秀，每次提起来我都很自豪。"（SD-03）"孙子很努力，很乖不让大人担心……有成绩我就奖励他，快大学毕业了，我觉得他以后一定非常优秀。"（CQ-04）

(三) 宗教信仰需求

社区居家失能老年人由于患病或身体无法行动，只能求助于宗教作为心灵的寄托，缓解内心的焦虑、压抑。宗教信仰类活动是失能老年人对现实生活中丧偶、丧子等亲人去世等压力的逃避，因不愿意承认亲人的离去，而安慰自己"亲人已经去往西方极乐世界，期待来世再见"或"祝福来世享福"等。也有失能老年人是因为之前照护配偶或生活过于困苦，难以走出来，将宗教信仰作为一种感情寄托，缓解身体上的照料疲倦。也有失能老年人是眷恋参加宗教组织带来的社会交往和社会身份认同，可以在集体中获得一定的价值。

第四节　社区居家失能老年人精神健康社会支持的影响机理

失能导致老年人精神健康水平下降，老年人有较多的精神健康服务需求。随着失能等级变化引起社区居家失能老年人精神健康的变化，失能老年人的服务需求也是多样和变化的。为满足社区居家失能老年人的精神健康服务需求，需为其提供精准和动态的社会支持。

根据"激励—保健"双因素理论，分析社会支持对社区居家失能老年人精神健康的影响（见图3-4）。一方面，非正式社会支持属于社区居家失能老年人精神健康的保健因素。如果非正式社会支持能够达到失能老年人对子女、配偶和孙辈的心理期望，失能老年人会感觉到幸福、开心以及归属感；如果达不到，失能老年人会表示强烈不满，出现孤独、抑郁、焦虑等情绪。非正式主体的支持能够消除失能老年人的不满情绪，满足失能老年人对配偶关心、子女孝顺、邻里友爱的期待，形成良好的精神健康状态；但非正式主体的支持并不能给失能老年人带来惊喜以及更高的满意度、积极情绪和积极行为。另一方面，正式社会支持是社区居家失能老年人精神健康的激励因素。养老保险、医疗保险及社区服务等正式社会支持是社区居家失能老年人精神健康的激励因素。对失能老年人来讲，正式社会支持是社区居家失能老年人意料之外的服务，如果激励因素得到满足，可以产生很大的激励，如成就感、身份认同感等；若得不到满足，也不会产生不满情绪，不会抱怨，因为自己对国家和社会没有什么贡献，不能强求。

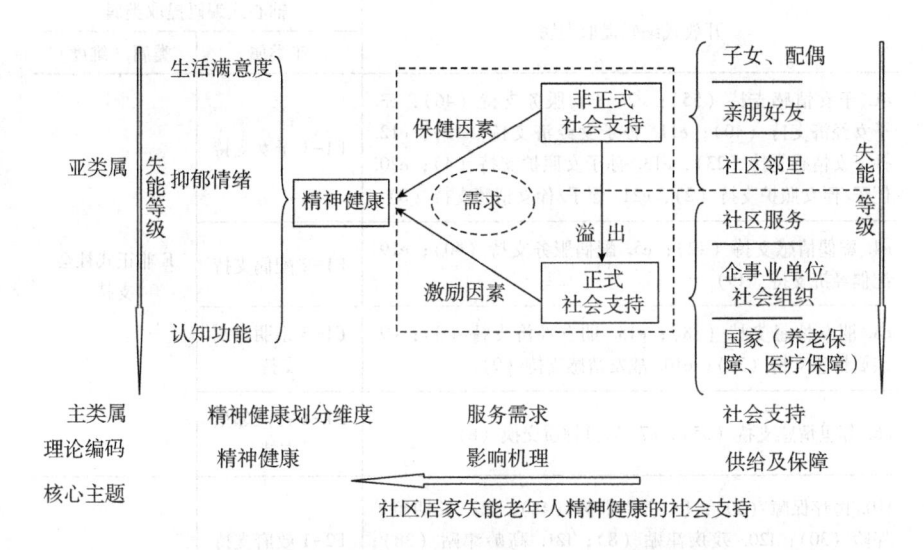

图 3-4　基于扎根理论的社区居家失能老年人精神健康社会支持分析框架
资料来源：作者自绘。

本书在对访谈资料逐级编码的基础上，提炼了"精神健康概念划分维度、精神健康服务需求、精神健康社会支持"等类属（见图 3-4）。从"原因—过程—结果"和"时间—空间"的双维度对各类属之间的关系分析归纳，构建"社区居家失能老年人精神健康社会支持"的分析框架，精神健康维度主要是认知功能、抑郁情绪和生活满意度；社区居家失能老年人社会支持主要是国家、社区、企业、社会组织、社区邻里、亲朋好友、子女及配偶等正式和非正式社会支持；社会支持通过满足社区居家失能老年人对精神健康服务需求，进而影响社区居家失能老年人的精神健康。

本书根据访谈资料，形成社区居家失能老年人精神健康社会支持的9个亚类属，2个类属（见表 3-6）。

一　非正式社会支持对社区居家失能老年人精神健康的影响研究

社区居家失能老年人精神健康服务供给的非正式主体主要包括子女、配偶、亲朋好友以及社区邻里。调研中发现，配偶陪伴、子女孝顺尊敬、亲朋好友情感交流以及社区邻里的尊重和帮助能够有效促进社区居家失能老年人的精神健康（见图 3-5）。

表3-6　社区居家失能老年人精神健康社会支持的轴心式编码

开放式编码提取类属	轴心式编码提取类属	
	亚类属	类属（维度）
e1. 子女情感支持（55）；e2. 子女服务支持（46）；e3. 子女经济支持（40）；e11. 孙子女经济支持（10）；e12. 孙子女情感支持（23）；e13. 孙子女照护支持（4）；e20. 侄子/侄女照护支持（2）；e21. 侄子/侄女情感支持（8）	E1-1 子女支持	E 非正式社会支持
e4. 配偶情感支持（42）；e5. 配偶服务支持（40）；e19. 配偶经济支持（19）	E1-2 配偶支持	
e8. 朋友情感支持（38）；e15. 朋友经济支持（3）；e9. 亲属情感支持（36）；e10. 战友情感支持（9）	E1-3 亲朋好友支持	
e6. 邻里情感支持（35）；e7. 邻里物质交换（8）	E1-4 社区邻里支持	
f10. 医疗保障（50）；f9. 养老保障（48）；f22. 长期照护保险（30）；f20. 残疾津贴（8）；f21. 高龄津贴（38）；f23. 低保（13）	F2-1 政府支持	F 正式社会支持
f4. 村/社区服务支持（40）；f5. 社区护理人员（24）；f3. 社区工作者探望（9）；f1. 家庭医生签约服务（29）；f2. 社区卫生服务中心/村卫生室服务（18）；f17. 社区精神卫生服务（5）	F2-2 社区支持	
f11. 单位派人探望（13）；f12. 单位物质支持（8）	F2-3 单位支持	
f13. 志愿者（8）；f19. 老年协会（5）	F2-4 社会组织支持	
f14. 保姆服务（15）；f15. 钟点工（11）；f16. 护工（9）；f18. 养老机构（6）	F2-5 市场支持	

资料来源：作者根据访谈资料整理所得。括号内是编码出现的频次。

（一）配偶支持对社区居家失能老年人精神健康的影响

配偶对社区居家失能老年人的支持主要是情感支持和服务支持。一是配偶情感支持。配偶与失能老年人相濡以沫多年，能及时发现失能老年人的精神状态和心理变化，并对失能老年人不良情绪进行开导。配偶能为失能老年人提供精确的情感支持，有效减少失能老年人孤独、抑郁等不良情绪。"有啥心事都给配偶说了，孩子都比较忙，一个月回来一趟。好不容易回来一次，不愿意拿些陈芝麻烂谷子的事情麻烦孩子们，

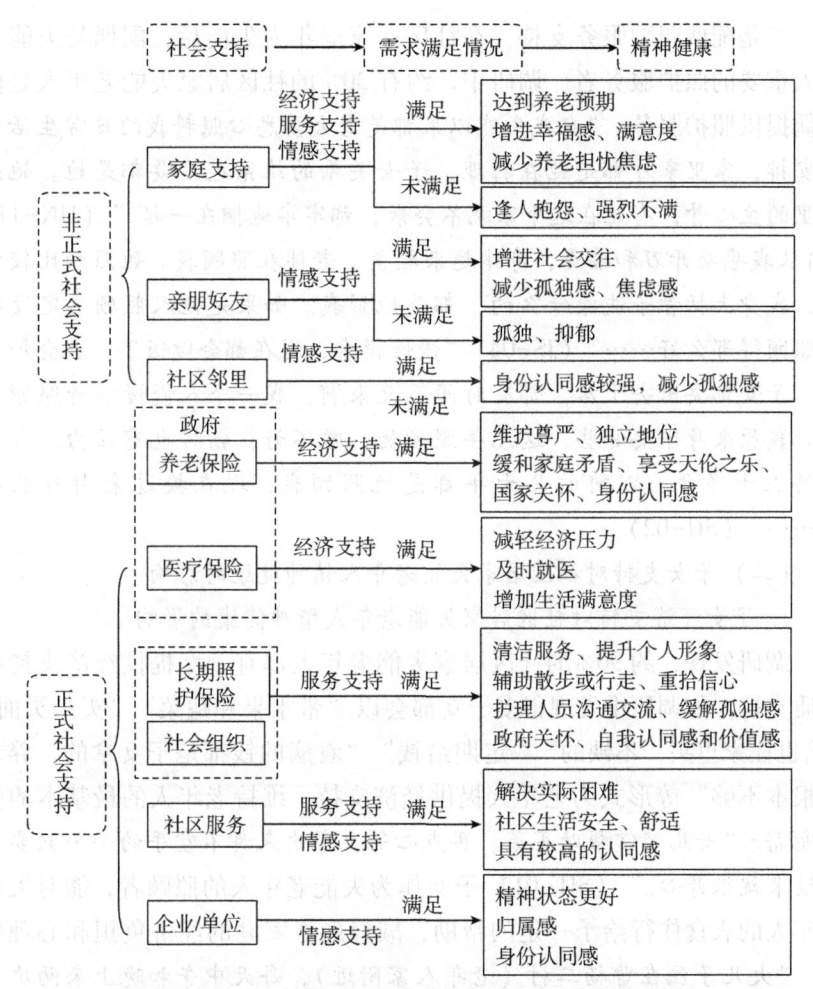

图 3-5 社会支持对社区居家失能老年人精神健康的影响

```
社会支持 → 需求满足情况 → 精神健康
```

非正式社会支持：
- 家庭支持 —— 经济支持、服务支持、情感支持
  - 满足 → 达到养老预期；增进幸福感、满意度；减少养老担忧焦虑
  - 未满足 → 逢人抱怨、强烈不满
- 亲朋好友 —— 情感支持
  - 满足 → 增进社会交往；减少孤独感、焦虑感
  - 未满足 → 孤独、抑郁
- 社区邻里 —— 情感支持
  - 满足 → 身份认同感较强，减少孤独感
  - 未满足

正式社会支持：
- 政府/养老保险 —— 经济支持
  - 满足 → 维护尊严、独立地位；缓和家庭矛盾、享受天伦之乐、国家关怀、身份认同感
- 医疗保险 —— 经济支持
  - 满足 → 减轻经济压力；及时就医；增加生活满意度
- 长期照护保险/社会组织 —— 服务支持
  - 满足 → 清洁服务、提升个人形象；辅助散步或行走、重拾信心；护理人员沟通交流、缓解孤独感；政府关怀、自我认同感和价值感
- 社区服务 —— 服务支持、情感支持
  - 满足 → 解决实际困难；社区生活安全、舒适；具有较高的认同感
- 企业/单位 —— 情感支持
  - 满足 → 精神状态更好；归属感；身份认同感

资料来源：作者自绘。

再者他们也不愿意听。"（SH-27）调研中发现，有配偶陪伴的失能老年人精神状况比无配偶的失能老年人要好；女性失能老年人在情绪低落时，会向配偶倾诉、唠叨、埋怨、闹别扭，甚至通过哭泣的方式，发泄不满情绪，缓解心理压力，维持精神健康。男性失能老年人心情不佳时，碍于面子或习惯使然，较少向配偶倾诉，会选择看电视、出门遛弯儿等自我排遣的方式缓解自身不良情绪。"老伴老伴，老来作伴。我觉得夫妻要保持恩爱、和谐，夫妻不能分裂。夫妻恩爱了生活才有滋味，如果两个人一直吵吵闹闹，生活就没有乐趣了，所以我们两个人相当恩爱。"（JS-03）

二是配偶照顾服务支持。在社区居家老年人失能后，配偶是失能老年人重要的照护服务者。调研中，约有30%的社区居家失能老年人是由配偶提供照护服务。"自我失能以来都是老太婆悉心照料我的日常生活起居安排，家里家外都是她在打理，子女关系的维系也主要都是她。她是家里的主心骨，有她在这个家就不会散，都牢牢地捆在一起。"（HN-11）"自从我癌症开刀和癌变，身体越来越差，老伴在照顾我。她照顾比较方便，我身上插管子洗澡什么的，都是她帮我。如果是他人照顾肯定没有她照顾得那么好……"（JS-04）"慢慢摸索，现在都会做饭了，也会炒菜了。子女都要出去干活，哪有时间天天来啊，我一个人慢慢学着照顾老伴。我原来身体要好些，这几年照顾她，睡不好，精神也有压力。我们结婚五十多年，以前的几十年都是她照顾我，现在换过来由我照顾她……"（SH-02）

（二）子女支持对社区居家失能老年人精神健康的影响

1. 子女经济支持对社区居家失能老年人精神健康的影响

调研发现，约90%的社区居家失能老年人都有子女提供经济支持和物质支持。如调研中发现很多子女都会以"带水果和蔬菜""买米买面""啥也往家里买，不缺的""定期给钱""看病的钱都是子女拿的，养老金根本不够"等形式为老年人提供经济支持，维持老年人的最基本的生存所需。"女儿经常帮助买菜、买点心等，每次来都不空手的……只要女儿过来就很开心。"（SH-01）子女作为失能老年人的照顾者，能对失能老年人的衣食住行给予一定的帮助，减轻患者家庭的经济负担和心理负担。"大儿子住在曹杨二村（老年人家附近），每天中午和晚上来两次送饭菜，照顾我，给我钱。小儿子在长风公园，不怎么来往了。女儿在曹杨八村，天天来看我，给我买吃的……"（SH-04）

子女的经济支持能有效提高社区居家失能老年人的精神健康水平。据调研，大部分农村失能老年人依靠子女的经济支持满足其基本生活需求。子女提供经济支持的行为，体现了子女孝顺，也表明老年人成功的教育和指导。子女经济支持能够满足失能老年人的心理预期，减少其对自己未来及养老的担忧和焦虑，进而提高失能老年人的幸福感和满意度。"我的吃的、用的、穿的都是姑娘买，每个季节买两套衣服，冬天还要买棉袄，衣服太多了根本穿不完。从姑娘的回报来说，我感觉很欣慰。我们只有这一个姑娘，也必须靠她给我们养老送终，这是自然规律也是社会现象，指望不上其他人……国家养老机制不健全，住养老院这点退休金根本不够用。这点退休金平时生活也根本不够，只能勉强维持温饱。"（HN-06）此外，缺少子女的经济支持不仅会影响社区居家失能老年人的生活质量，也会导致失能老年人产生强烈的不满，进而影响其精神健康。"如果孩子们不给我钱的话，我日常生活肯定是不够用的。钱不够也不会问儿子要，我不爱问人要钱，那就只能自己节约一点，过得苦一点。"（HN-10）"年轻挣的钱都给了儿子，当时没想着存钱养老，认为儿子家就是我们的家，结果他们不孝顺……老头子瘫痪了，都是我在照顾，把我累得很惨。我给儿子谈他们养老伴老的事情，他们就装傻不搭理我。我十月怀胎把他们生下来，养这么大不容易。现在儿子大了，爸妈没办法生存了，他们就装傻……（哎！）只能走一步算一步，（哭泣）想起来就很难过，他们没尽孝心……"（CQ-03-ZH）

2. 子女照料服务对社区居家失能老年人精神健康的影响

社区居家失能老年人由于病情不稳定、身体机能衰退等原因，基本丧失了自理能力，需要他人照顾。子女是社区居家失能老年人的主要照顾者。由于子女不与父母同住，有自己的小家庭及生活圈子，因此，在失能老年人初期，子女是没有参与照护服务支持的，父母也不愿意因照护问题麻烦子女。只有当社区居家失能老年人配偶身体直线下降，或者难以照料时，子女才开始进入照护服务支持。在失能老年人的失能中后期，子女往往是失能老年人的最主要的照顾者，给予失能老年人日常生活照顾和关心。家庭成员在照顾与关心社区居家失能老年人的过程中，始终将失能老年人的需求放在首位，尽力去满足其日常生活起居的各项需求。"老头去世后一直住大女儿（60多岁）家。大女儿身体也不行了，每天晚上都要起夜，抱不动我、体力不够，让女婿帮忙。小女儿尚未退休，有空就过来帮忙，她没孙辈的时候可以照顾我，等她儿子结婚有孩子了就要照看孙子女了……"（SH-08）"老了都是跟儿住在一起嘛，以后要靠儿孙了。"（CQ-11）

社区居家失能老年人对子女的照护服务存在矛盾心理，一方面失能老年人希望获得子女照护服务，表明自己被子女重视将有较好的精神健康状况。"冬天她在外面把腿摔了，当时我们带她去医院住了几天院就开始回家养着，大概两个多月没动弹，一直躺着，都是我和我媳妇照顾着。我们刚开始照顾他的时候，她各种不适应，天天吵着要我们去工作，三个多月之后才开始慢慢适应。"(SH-13-ZH)"喜欢跟儿子一起住,儿子儿媳都对我好。我儿子对我好,平时总会带我到外面走一走,走走,走走停停,走累了就坐坐;想去什么地方,他们都会开车带我去。我儿媳做饭都会特意把饭煮烂一些。"(HN-05)

另一方面,子女照护服务支持会给失能老年人带来很大的心理压力,失能老年人认为自己是子女或配偶的累赘和负担,甚至产生了"还不如死了算了,以免拖累家人"的想法。有的社区居家失能老年人配偶年龄很大,并且患有很多慢性病,难以照护失能老年人。有些失能老年人的子女仍坚持在岗位一线,无法兼顾工作和失能老年人的照料服务。有些失能老年人的子女也60多岁,成了老年人,不仅是自身的身体不好,也有他们自己的家庭,甚至要去照看孙子女。但是,缺少子女的服务支持,会增加失能老年人对自身健康的担忧和焦虑感,严重的会使失能老年人感觉无意义、无价值,最终走向自杀。"子女相当重要,如果子女不懂事,逼得父母不能安度晚年,这种生活就没有乐趣,父母就生活在纠结中,生活在苦难中,父母养儿女不容易的,到头来得不到子女的照顾,还要整天提心吊胆地生活,这样生活就没有意思了。子女能孝敬父母,经常来关心父母,哪怕是偶尔打个电话来问候一声,我就觉得生活很充实。"(JS-03)

3. 子女情感支持对社区居家失能老年人精神健康的影响

由于社区居家失能老年人有大量空闲时间,经常处于空虚和孤单中。如果失能老年人长期处于这种消极情境中,容易产生抑郁、自杀等精神健康问题。子女的情感支持,代表着孝顺、关爱、尊重失能老年人,会激发社区居家失能老年人的生活动力,进而促进其精神健康。子女的情感支持包括探望、电话和陪伴等,子女这些行为促使失能老年人感觉生活有意义以及被子女尊重,能增进社区居家失能老年的生活满意度,缓解不良情绪。失能老年人也期待子女的探望,经常和子女一起吃饭、看电视、聊天,感受团聚的幸福。"子女都很孝顺,但他们要挣钱不可能天天在我身边,我理解他们。平时他们工作忙,他们的关心总是一段一段的,工作不忙就来陪我。"(CQ-04)"儿子一家平时打电话回来关心我们老两口,逢年过节就回来看我们。毕竟儿子在外地工作,天天下班赶回来,不方便,我们也理解他们,他们都很孝顺。但是儿子不在身边心里总有点落差,年纪大了总希望子女在身边。"(JS-04)此外,如果不能经常探望,打电话也可以促进失能老年人精神健康。"女儿住在长宁区,每周来三次……如果亲家身体不好,需要照顾,或者孙子女放假回家就不过来了……女儿会主动打电话联系,有时我想她了也主动打电话给她……"(SH-01)"女儿嫁得比较近,经常来照顾我,帮忙做家务。赶集的时候会给我买好吃的。儿子在外地,也很好很孝顺。我都这么大岁数了,黄土都埋了半截了,当然希望一起住(和儿子)。但是他要出去挣钱啊,不能在家里。经常给我打电话,让我出去走走,晒晒太阳……我不会打电话,只有他们打电话给我……"(SD-01)

儿孙孝顺包含日常的嘘寒问暖、沟通交流,也包含对老年人的选择、决定的赞同和支持,以及对老年人唠叨和抱怨的回应。"我两个孩子都在外地上班,平时总给我打电话问问姥姥的情况,因为我妈之前摔过一次,现在不太能动了,我姑娘经常从网上买尿不湿给邮回来,我儿子也总往家买吃的。"(SD-01-ZH)虽然自己身体不能独立完成部分活动,但仍然担心子女的身体,怕子女头疼脑热,身体不健康,更怕子女因照顾自己而产生家庭矛盾夫妻不和谐。

(三)亲戚朋友支持对社区居家失能老年人精神健康的影响

社区居家失能老年人的社交圈子逐渐缩小,但是仍需要与亲朋好友的社会交往,亲朋好友往往是失能老年人主要倾诉和宣泄情感的对象。亲朋好友是失能老年人在生命周期的初始,就因共同的兴趣爱好相识相知的对象,这种在共同的生产劳动中产生,具有共同的经历和回忆,经过时间考验的亲密关系是真诚与长久的,是失能老年人最大的精神支持。亲朋好友是比家庭关系略微疏远,但比社区邻里关系更密切的关系。在失能前,失能老年人与亲朋好友共同劳作和生活;失能后,亲朋好友的交流并不会因为失能而减少。"自从我生了病,交友圈子也小了,只有亲戚活动活动……"(JS-03)亲属会给予一定的帮助和支持,与亲属沟通和交流能保持较好的生活意义和价值。"经常联系的家人有两个,哥哥和姐姐。他们身体不好了,很少一起吃饭,但与他们交流,微信语音或视频,每次打完电话都好开心……"(SH-26)

社区居家失能老年人不能够独自外出探望亲朋好友,最希望亲朋好友能够上门探望,聊聊家长里短。在聊天过程中,失能老年人能够获得精神慰藉,也收获了尊重和关爱,这充分弥补了子女和家人白天忙于工作的精神慰藉空缺。谈话、唠嗑等互动行为主动讲述日常生活事件,可以使失能老年人将自己的抑郁情绪外放,缓解精神健康障碍。"我们家族都是长寿的,还有弟弟妹妹,都住在普陀区,偶尔过年过节大家会聚一下,热闹一下"。(SH-03)"(失能老年人)有 5 个同胞兄弟姐妹,会经常打电话给我,有时候也会带水果和点心来看我。人情往来,因为没有钱,人家送来看我(的礼物),再送给其他人。"(SH-07)"主要的交际圈子是亲戚,谁家办喜事请客啥的,才会走动走动。由于住得比较远,走动也不是很多了。"(JS-03)

(四)社区邻里支持对社区居家失能老年人精神健康的影响

社区邻里是失能老年人强大的社会支持网络,社区邻里与失能老年人彼此之间的多元互动可以丰富失能老年人的生活,弥补子女精神慰藉的空缺,并为失能老年人提供帮助与支持。对于社区居家失能老年人来说,社区邻里支持是直接且有效的,代表了社区邻里对居家失能老年人的尊重和接纳,能有效促进失能老年人的精神健康。例如,调研中社区邻里具有对失能老年人紧急救助的作用,在社区居家失能老年人发生危险时,邻里能够第一时间联系老年人家属和医院,挽救了失能老年人的生命;邻里在失能老年人子女繁忙时提供了精神慰藉服务,缓解失能老年人的孤独和寂寞;也有邻里为失能老年人家庭送去蔬菜、水果、糕点等,也会帮助失能老年人购买生活物品等。"平时我婆婆就会摘点新鲜的菜送过去,冬天我公公会给他家送些土豆和白菜储存起来,基本就够一个冬天吃了。"(SD-06-LJ)"在茶铺认识了几个邻居,身体好的就一起耍,不过现在有几个身体不好,不在了。"(CQ-11)"一个村住着,上一辈关系维持得那么好,有点啥困难去帮个忙,都是应该的……三四十年的邻居,她们几个关系一直不错,自从她得这毛病,总来家里看她和她说说话。"(SD-06)"我摔倒了,有很多人扶我的,问我有没有摔疼……"(JS-09)

但由于城市社区居民的自我封闭性,失能老年人与社区邻里的沟通、交流不畅,增加了失能老年人的社会隔离,减少了社区邻里关怀,不利于失能老年人的精神健康。"邻居都是年轻人,白天出去工作,社区里没有人的,也不认识;知道社区结对子活动,经常电话询问,社区干部青年人多,不认识。"(SH-01)"现在邻居都是拆迁后认识的,关系没有之前好。门一关,各过各的日子,我们不跟别人计较,客客气气。"(JS-03)"之前都是在农村了,邻里之间都有血缘关系,出门就有人大老远喊我,爷爷前,爷爷后的。但是后来搬了楼房,大家各自入各自的门,没以前热闹了。现在邻居每天碰面,也没有什么来往,就打个招呼。我心想,我快八十岁的人了,你不理我,我肯定不会去找你说话,人和人之间生疏了。"(SD-04)

二 正式社会支持对社区居家失能老年人精神健康的影响研究

(一) 政府支持对社区居家失能老年人精神健康的影响

政府支持主要包括经济支持和服务支持。政府出台了一系列为老服务政策和措施,对社区居家失能老年人给予照护,并积极营造良好的"孝老""敬老"和"爱老"的社会氛围,维护了失能老年人的尊严,也体现了国家对失能老年人的关怀和尊重。

1. 政府的经济支持对社区居家失能老年人精神健康的影响

常见的经济支持有养老金、医疗保障、高龄津贴、残疾津贴等,给予社区居家失能老年人补贴和津贴,以提供经济支持。"我每年去单位定点医院检查的……我属于老干部,工资照发100%,医疗报销100%。"(SH-12)

一是养老保险对失能老年人精神健康的影响。养老保险在一定程度上增加了失能老年人的收入,满足社区居家失能老年人最基本的生存需求。养老保险能够使失能老年人感受到社会发展带来的福利、生活安定、生活满意,也促使失能老年人感觉生活有意义。在访谈中,有好几位老年人都从内心中发出"现在生活在最好的社会里了","最好活到一百岁,这个社会看看也好"的心声。养老保险增加了社区居家失能老年人的经济独立性。失能老年人表示,养老保险是独立的经济来源,可以增加其收入,保障独立自主地生活。"有养老金好啊,身体不能干了也能吃上饭。过去农村里80岁以上的老年人也要去劳作,不种地就没有收入。如果失能了,不能自理了,等着给孩子要钱了就麻烦了,吃饭穿衣是大事,又不是一次两次……孩子愿意给还行,不愿意给也就只能干瞪眼……"(SD-02)。拥有养老保险可以维护失能老年人的尊严,减少家庭矛盾。养老保险减少了失能老年人向子女要钱的次数,维护了其尊严,也减少了因为经济原因而导致的不必要的家庭矛盾。"我觉得挺好的,老了还有钱用,又自由,这种日子太好过了。我自己很满意,我不知道别人。又不用问儿子要钱,有些要问孩子要钱,我就不用。"(HN-04)养老保险能够增加失能老年人身份认同感,帮助其享受天伦之乐。因失能老年人有养老金,可以给孙子女压岁钱及零用钱,增加了其对自身价值的认同。

"总要有点钱,要买点东西给重孙子吃,这样他们才愿意来看我。他们都要我留着给自己用,不用给孙买,我儿女好呢。"(HN-04)养老保险维持失能老年人及其照料者生理需求。部分失能老年人的子女身体残疾或智力有障碍而无法正常工作,也有部分失能老年人配偶或子女要在家照顾失能老年人,而耽误或丢失工作无劳动收入。失能老年人的养老保险在一定程度上要支撑家庭最基本的生活支出。"儿子40多岁还没对象,他打工挣的钱我没有让他给,我的养老金补贴他买菜吃饭,如果我的钱用完了,我就问他要。给他要他也会给的。"(HN-12)对部分失能老年人来讲,养老保险意味着国家对自己的关怀和认同,会提高社区居家失能老年人的生活满意度,进而增进其精神健康水平。"政策好得很,那个年代国家给我办了退休,我自己一分钱都没有出,现在每个月有两千多,享国家福,享共产党的福。"(HN-05)

二是医疗保险对社区居家失能老年人精神健康的影响。医疗保险能保障失能老年人及时就医,缓解了其经济压力。调研中,失能老年人表示最满意的是医疗保险费用的报销,虽然很多城市有较高的起付线标准令失能老年人不舒服,但是医疗费用报销减轻了家庭和子女的压力,让失能老年人敢于及时就医。"有医疗保险后看病方便了。前年花了那么多钱,医疗保险报了百分之七十几,当时就报了……"(HN-02)

2. 政府服务支持对社区居家失能老年人精神健康的影响

政府通过建立养老机构或政府购买方式直接或间接为失能老年人提供服务支持。

一是社区卫生服务中心(村卫生室)为城乡社区居家失能老年人提供医疗服务。医疗卫生服务和健康管理减少了社区居家失能老年人所受的疾病折磨。也有失能老年人表示社区卫生服务和健康体检等,能够有效预防失能老年人的疾病恶化,并且有较好的服务态度。"社区医院服务态度都好,像我这样,80多岁的,每年都有两次体检,有我的名字,他们每次都会打电话。还有就是每个月医生他都上去看看我,量一量血压,到家去探访……"(HN-02)

二是长期护理保险对社区居家失能老年人精神健康的影响。上海市是调研中唯一实施长期护理保险的城市。访谈发现,长期护理保险可以显著提升失能老年人的精神健康水平。在调研的上海市32位社区居家失能老年人中,23位(71.88%)社区居家失能老年人表示享受长期照护服务之后生活自理能力增强、精神健康变好。如个人卫生形象、心理和行动安全感、亲友交往和社会活动参与度、居住环境的整洁与舒适度，以及个人尊严等都有大幅度提升。9位失能老年人（28.12%）表示精神健康没有变化；没有社区居家失能老年人表示接受长期照护之后精神健康状况变坏。

长期护理保险对社区居家失能老年人精神健康的积极影响是提升失能老年人的个人卫生形象，进而增进失能老年人的精神健康，如"护理员帮着洗澡、洗脚、按摩，我感觉自己更干净了，也更注意个人形象了……"（SH-25）帮助失能老年人外出散步或行走，有利于失能老年人恢复对个人身体的控制，有利于其康复和与外界沟通交流的信心。"护理人员会照顾人，现在可以扶着在床下走几步了，以前都是在家里躺床上，不愿起床，也不愿意出去，现在慢慢走走更开心了。"（SH-29）护理人员与失能老年人的沟通和交流，能够缓解老人因子女缺位而产生的孤独感。"我平时就来帮奶奶洗澡，理发，带着老人坐电梯出去走两圈，奶奶很喜欢我来，会和我唠家常，有时候会准备果子给我吃，让我带给我儿子。"（SH-HL-03，43岁，四川人，有一个儿子在上海读初中）长期照护服务意味着政府对失能老年人的关心，有助于增加失能老年人的自我认同感和价值感。长期照护服务能够有效提升失能老年人的自尊与他尊。"之前总觉得收拾了也没人看就懒了，不愿意收拾了。有人来照顾我很好啊，把家里收拾得干干净净的，自从老伴走了，很少有人来家里做客了。有护理人员来，可以和我聊聊天……"（SH-20）

（二）社区支持对社区居家失能老年人精神健康的影响

社区服务常常表现为社区工作人员上门服务、社区邻里结对子服务等。社区服务直接影响居家失能老年人的精神健康。

1. 社区照料服务支持对社区居家失能老年人的影响

很多社区居家失能老年人表示，社区的服务能帮失能老年人解决生活中的实际困难，让其对社区生活安全、舒适，具有较高的认同感。"党和政府太好了，社区干部来探望俺、照顾俺，为俺提供社区服务，帮着收拾这收拾那，洗洗涮涮，俺活着就有盼头了……"（SD-06）

2. 社区情感支持对社区居家失能老年人精神健康的影响

社区支持是对社区居家失能老年人子女情感支持的补充。社区居家失能老年人年纪越大，交往的圈子越小。社区工作人员会定期对社区失能老年人进行走访和探望，为失能老年人提供情感支持。"社区的领导和干部对我们老年人相当关心，处处都想到我们老年人。60周岁的老年人免费理发，70岁以上的老年人过生日送蛋糕，80岁的老年人过年有年夜饭。社区经常为老年人着想……"（JS-03）

（三）企业支持对社区居家失能老年人精神健康的影响

在社区居家失能老年人调研中，有很多失能老年人仍然享受单位保障。调研发现，有单位保障的失能老年人精神状态更好，单位保障可以让失能老年人时刻牢记自己的工作身份和自己年轻时的贡献，老年人具有较高的归属感和身份认同感。有失能老年人表示，"……因为老太婆走了，就我一个人住，单位上不放心，经常来探望我。同一单位都认识，相互之间聊聊天，不闷……"（SH-12）

此外，很多失能老年人因有单位的保障而具有归属感。失能老年人在原单位往往有较高的威望，也还有一些老同事、老部下等社会资源，因此容易获得更多的精神健康服务。"以前的时候会常常参加单位的活动，给老战友们聊聊天抒发下自己的不良情绪，但是现在老战友们都走了。我年纪最大，退休都40多年了，很多年轻的都不认识了，也不知道要聊啥。"（SH-05）"人际交往这个圈子我也不太会，我这个人不善于交际，我只有大家熟悉的人聊一下，如果不熟悉我也不会主动去和他讲话。我自己厂里的圈子也还可以，以前没生病的时候和厂里的人一起，现在生病了联系就少了。"（JS-03）

三 社会支持对社区居家失能老年人精神健康影响的动态变化分析

由上文分析可知，社会支持对社区居家失能老年人的精神健康具有一定的影响。从时间维度来看，作者发现被访谈的社区居家失能老年人的身体健康状况和精神健康状况的变化是一个渐进式的过程，并非老年人的精神健康状况突然出现异常；相应地，社会支持主体对失能老年人的支持内容、支持程度也是根据老年人失能等级变化而不断变化的。

对访谈中72位社区居家失能老年人及其家属的回顾性研究发现，社区居家失能老年人的身体状态经历了"自理—半失能—失能—临终"的过程，由自理到半失能、完全失能的时间有长有短。访谈发现，失能老年人身体状况变化的时间，长的大概有11年，短的仅有1年。随着时间的推移，社区居家失能老年人失能时间越长，其精神健康状态越差，随着失能等级变化呈现"精神健康—精神亚健康—精神不健康"的过程。社区居家失能老年人自理能力和精神健康状态的下降，急需正式和非正式社会支持干预。伴随失能等级的提升，社区居家失能老年人社会支持呈现"自我照料—配偶照料—子女照料—社会照料"的过程。

研究还发现，社会支持对社区居家失能老年人精神健康状况的影响会根据社会支持的介入时间和程度的不同而出现不同的精神健康结果，如图3-6所示。社区居家失能老年人精神健康状况曲线Y1是没有社会支持时，社区居家失能老年人精神健康状态变化情况；精神健康曲线Y2和Y3是有社会支持时，社区居家失能老年人精神健康状态变化情况。社会支持对社区居家失能老年人精神健康呈现保护或阻碍作用。曲线Y2表示社会支持能有效平滑精神健康在身体变化各个阶段的斜率，减缓社区居家失能老年精神健康的下降速度。曲线Y3表示社会支持可能会加剧半失能社区居家失能老年人的精神压力，阻碍其精神健康，但是能保护完全失能老年人精神健康，缓解精神健康质量下降。从时间维度来看，我国社区居家失能老年人随着失能等级的增加，相应的社会支持经历了"配偶—子女—社会"的模式，逐渐由非正式社会支持过渡到正式社会支持。

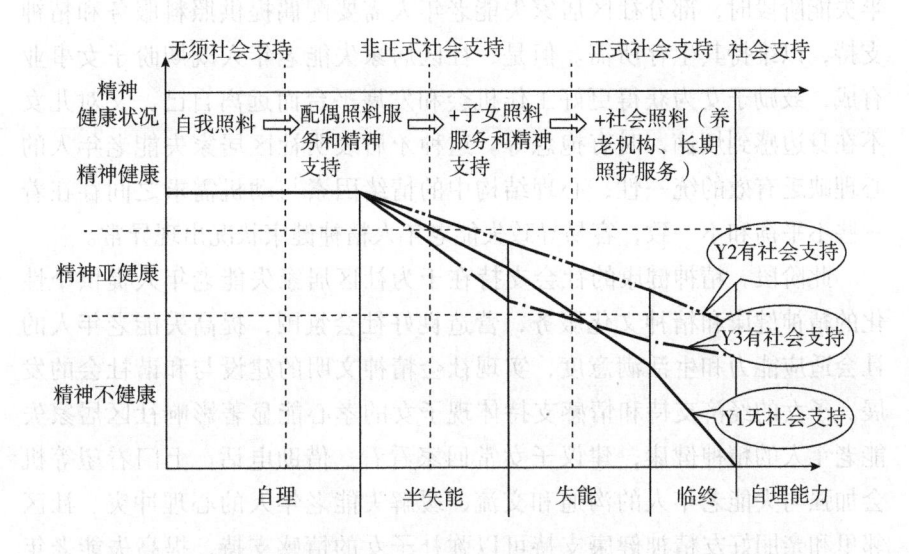

图3-6 社区居家失能老年人精神健康状况及社会支持动态变化示意

资料来源：作者自制。

如果社会支持主体在社区居家失能老年人自理能力变化和精神健康状况变化的每一阶段提供"适度"的经济支持、服务支持和情感支持，会在很大程度上保护社区居家失能老年人的精神健康。"适度"社会支持是指充分重视社区居家失能老年人的主观能动性和主观精神健康服务诉求下，提供的既不过多也不过少、正好可以满足社区居家失能老年人需要的社会支持程度。

（一）社区居家失能老年人精神健康的自我支持阶段

健康阶段的社区居家失能老年人的精神健康主要表现为生活满意。这一层面侧重于社区居家失能老年人对精神健康"自我实现"的需求，即社区居家失能老年人可以按照自己的方式去生活，追求自我实现，将个人的价值与国家的荣辱和发展相结合。在此阶段，失能老年人具有较好的社会交往能力，对自我身心的认知状态、情绪以及对外部环境调适较好，生活满意度较高。社区居家老年人会自我照顾，依靠自己获得情感支持和经济收入。

（二）社区居家失能老年人精神健康的配偶支持阶段

当社区居家失能老年人身体健康变差并逐渐由健康自理阶段过渡到半失能阶段时，部分社区居家失能老年人需要配偶提供照料服务和精神支持，以维持其生存所需。但是，社区居家失能老年人既期盼子女事业有成，鼓励子女为获得更好工作机会和发展平台而远离自己，又对儿女不在身边感到烦恼，时有抱怨等。这种矛盾表明社区居家失能老年人的心理缺乏有效的统一性，心理结构中的情绪因素与动机需求之间存在着一些不平衡和不一致，容易导致失能老年人精神健康状况出现异常。

此阶段，精神健康的社会支持在于为社区居家失能老年人提供个性化的精神健康和精神文化服务，营造良好社会氛围，提高失能老年人的社会适应能力和生活满意度，实现社会精神文明的建设与和谐社会的发展。子女的经济支持和情感支持体现子女的孝心能显著影响社区居家失能老年人的精神健康，建议子女常回家看看，借助电话、上门看望等机会加强与失能老年人的沟通和交流，缓解失能老年人的心理冲突。社区邻里和亲朋好友精神健康支持可以弥补子女的情感支持，提高失能老年人主动表达需求的能力，有利于失能老年人维持生活满意。

（三）社区居家失能老年人精神健康的子女支持阶段

社区居家失能老年人从半失能阶段到失能阶段，失能老年人的精神健康出现亚健康状态，表现是抑郁情绪。抑郁症状是一种常见的心理疾病，患病率高、持续时间长，且易反复发作，极易导致心理疾病。抑郁症状作为老年人典型的精神健康疾病呈现高发且易忽略的特征,其发病率明显高于老年痴呆症等其他精神疾病。因此,抑郁症状作为老年群体典型的精神健康问题需要更进一步关注。

社区居家老年人身体由半失能转化为失能时,社区居家失能老年人的社会支持逐渐由配偶提供照料服务和精神支持,过渡到子女提供照护服务和精神支持。社区居家失能老年人期待子女提供照护服务和精神支持。但是子女为社区居家失能老年人提供服务,往往会影响子女的正常生活,也难以保障服务的专业性。调研发现,社区居家失能老年人的照护往往采取多子女轮流照料或者有条件子女照顾、其他子女出钱的形式进行,照顾失能老年人给子女带来了巨大的经济和情感压力。"她自己感觉得到,不管她去我们哪一个的家,都不可能有自我归属的感觉。所以这也是现在老人养老的一个问题,子女不可能不工作,专门到父母家里去伺候老人;老人又不愿意去子女家中,这是一个社会问题。除了给钱,还真找不出来其他的方式来表达孝心。"(HN-10-ZH)

此阶段,社区居家失能老年人精神健康状态更多地表现为失能老年人对外界环境的适应性,主要表现为失能老年人对子女照顾的期待和亲朋好友交流的"社交、尊重的需求",目标是内心平静,态度乐观向上。配偶、子女、邻里和朋友等社会关系网络的完整性和有效性会影响社区居家失能老年人归属感、被需要感,有利于释放其不良情绪,进而增进其精神健康。

(四)社区居家失能老年人的正式社会支持阶段

当老年人长期处于失能状态或者进入临终阶段,以子女和配偶为主体的非正式社会支持难以满足社区居家失能老年人的照护和精神健康需求。社区居家失能老年人需要24小时不间断照顾,以保障其"安全需求"。社区居家失能老年人的子女由于继续工作(未退休)、照顾第三代(孙子女)、身体不好(年龄超过60岁身体机能衰退)、异地居住等难以保障老年人的基本生活、全天候照顾和精神慰藉需求,只能寻求正式社会支持为失能老年人提供照顾服务和喘息服务。

最常见的正式支持方式是养老保险、医疗保险为社区居家失能老年人提供经济支持,以及社区喘息服务、长期护理保险、养老服务机构、社区日间照料服务/托老服务中心为社区居家失能老年人提供专业的精神健康服务和生活照料服务。由专业社会组织和养老服务机构为社区居家失能老年人提供上门的专业的照料服务和精神健康服务。因此，应侧重于国家对社区居家失能老年人家庭照顾者的支持以及社会尊老、敬老、爱老的风尚形成；鼓励社区志愿者、社区邻里、亲朋好友的探望、慰问、尊重给予失能老年人心理慰藉服务。在可预见的未来，社区居家失能老年人，尤其是独生子女父母或者选择丁克或未婚的人群到达老年期时，子女和配偶为代表的非正式社会支持难以满足需求，大量失能老年人需要转向正式社会支持寻求帮助。因此，完善社区居家失能老年人精神健康的正式社会支持体系是未来养老服务的发展趋势。

本章小结

根据马斯洛需求层次理论，在文献分析的基础上设计社区居家失能老年人精神健康访谈提纲、选择访谈样本，通过深度访谈搜集社区居家失能老年人精神健康维度、需求及其社会支持的资料。本书基于扎根理论方法对访谈资料逐级编码，甄别和筛选，提炼类属。本书最终形成了社区居家失能老年人"精神健康维度"的15个亚类属和3个类属；关于精神健康社会支持需求的13个亚类属和4个类属；关于"精神健康社会支持"的9个亚类属，2个类属；精神健康社会支持的故事线1条。采用"原因、过程、结果"分析策略对"精神健康划分维度""服务需求分析"及"其社会支持影响机理"关系的分析归纳，最终形成了"社区居家失能老年人精神健康的社会支持"的分析框架。

第四章 社区居家失能老年人精神健康的社会支持实证研究

本书第三章使用深度访谈和扎根理论的方法，分析社会支持如何影响社区居家失能老年人精神健康。但质性分析难以对变量之间的关系形成获得令人信服的结论，需要量化分析对质性分析的结果进行实证检验。本章利用 2011—2018 年 CLHS 纵向跟踪数据分析社区居家失能老年人的精神健康的总体变化趋势，验证社会支持对精神健康的影响机理。探索失能等级、年龄、性别和城乡等个体异质性因素下，社会支持对社区居家失能老年人精神健康的影响。本章将主要阐述四个部分内容：一是实证框架设计；二是分析社会支持对社区居家失能老年人认知功能的影响；三是分析社会支持对社区居家失能老年人抑郁情绪的影响；四是分析社会支持对社区居家失能老年人生活满意度的影响。

第一节 社区居家失能老年人精神健康的社会支持的实证框架

一 研究假设

非正式社会支持属于失能老年人精神健康的保健因素，如果非正式社会支持能够满足社区居家失能老年人的需求和心理预期，可以促进其精神健康；如果非正式社会支持不能满足社区居家失能老年人需求和心理预期，则会引起失能老年人强烈不满，进而对其精神健康产生负面影响。正式社会支持属于社区居家失能老年人精神健康的激励因素，如果正式社会支持能够满足社区居家失能老年人需求和心理预期，则会大幅度增进失能老年人的精神健康；而正式社会支持未满足社区居家失能老年人需求，也不会引起失能老年人的强烈不满。子女经济支持和服务支持促进农村老年人的身心健康；其中，非正式社会支持具有主效应，正式社会支持具有缓冲效应。①

(一) 非正式社会支持与社区居家失能老年人精神健康呈正相关

家庭作为婚姻和血缘的纽带，具有保障和支持功能，如服务、经济和情感支持。如果家庭中缺少关心、帮助、支持和肯定，社区居家失能老年人会产生焦虑感和担忧感；如果缺乏自由和平等的和谐气氛，失能老年人会产生自卑和耻辱感；如果缺乏文化娱乐和社交，失能老年人会产生孤独感。

由于本书所用数据中社区居家失能老年人丧偶的比例较高（有配偶的失能老年人约占 42.64%；无配偶约占 57.36%），社区邻里和亲朋好友支持的数据缺失较多。因此，本书以子女支持为代表，分析非正式社会支持对失能老年人精神健康的影响。根据费孝通提出的抚育赡养代际交换理论，我国社区居家失能老年人普遍认同父代抚育子代、子代赡养父代的"反馈"模式。老年人年轻时照护和抚育了子女，期待自己老年失能时期能得到子女的经济支持、情感慰藉和生活照护服务以维持生存、满足日常生活所需。"养儿防老"已经充分说明老年人抚育子女而产生的心理预期是年老时得到子女的支持。如果子女在老年人失能时提供了社会支持，满足失能老年人的需求，达到社区居家失能老年人心理预期，社区居家老年人会感到非常满意。如果子女给予老年人的情感、经济和照护服务支持缺失，未达到失能老年人心理预期，社区居家失能老年人会极度不满意，甚至产生抑郁情绪、认知功能下降等精神健康障碍。

根据扎根理论分析以及社会支持理论，本书假设有子女经济支持、情感支持和服务支持的社区居家失能老年人的精神健康状况更好。为此提出以下假设：

1. 非正式社会支持与社区居家失能老年人认知功能呈正相关

有学者指出，子女的经济支持、情感支持和生活照料支持对农村老年人的认知功能有积极影响。② 进一步纵向分析发现，子女经济支持和情感支持会减缓农村老年人认知功能的衰退速度，对维持农村老年人良好

---

① 陶裕春、申昱：《社会支持对农村老年人身心健康的影响》，《人口与经济》2014 年第 3 期。

② 王萍、李树茁、张文娟：《代际支持对中国农村老年人认知功能的影响研究》，《心理科学》2005 年第 6 期。

的心理情绪体验具有促进作用。① 因此，提出以下假设：

H1a：有子女经济支持的社区居家失能老年人认知功能得分更高。

H1b：有子女情感支持的社区居家失能老年人认知功能得分更高。

H1c：有子女服务支持的社区居家失能老年人认知功能得分更高。

2. 非正式社会支持与社区居家失能老年人抑郁情绪呈负相关

子女经济支持是社区居家失能老年人的基本生活保障，尤其是农村地区。王大华等指出，子女支持能够有效缓解无配偶、身体健康差的老年人的抑郁情绪。② 对农村失能老年人来讲，子女照料服务也能够显著提高其精神状态得分，降低抑郁得分。③ 子女的服务支持、情感支持和经济支持能有效缓解高龄老年父母的抑郁症，增进其精神健康水平。④ 接受子女情感支持能提高老年人的精神健康水平，给予子女情感支持和服务支持同样可以促进老年人精神健康。⑤ 孙薇薇指出，城市社区居家老年人依靠子女获得服务支持和情感支持；子女情感支持比子女服务支持更能提高城市老年人精神健康水平。⑥ 子女探望频率越高和提供经济支持越多，农村老年人的精神健康状况越好。⑦ 为此，提出以下假设：

H2a：有子女经济支持的社区居家失能老年人抑郁情绪得分更低。

H2b：有子女情感支持的社区居家失能老年人抑郁情绪得分更低。

H2c：有子女服务支持的社区居家失能老年人抑郁情绪得分更低。

3. 非正式社会支持与社区居家失能老年人生活满意度呈正相关

子女的精神支持显著提高了老年人的生活满意度。⑧ 有子女服务支持

---

① 王萍、高蓓：《代际支持对农村老年人认知功能发展趋势影响的追踪研究》，《人口学刊》2011 年第 3 期。

② 王大华等：《亲子支持对老年人主观幸福感的影响机制》，《心理学报》2004 年第 1 期。

③ 刘昊、李强：《子女照料对农村失能老年人精神健康的影响——来自中国家庭的微观证据》，《云南民族大学学报》（哲学社会科学版）2020 年第 2 期。

④ 张文娟、李树茁：《代际支持对高龄老人身心健康状况的影响研究》，《中国人口科学》2004 年增刊。

⑤ Fiori K. L., Smith J., Antonucci T. C., "Social Network Types among Older Adults: A Multi-dimensional Approach", *The Journals of Gerontology Series B: Psychological Sciences and Social Sciences*, Vol. 62, No. 6, 2007, pp. 322-330.

⑥ 孙薇薇：《代际支持对城市老年人精神健康的影响》，《中国社会保障》2010 年第 3 期。

⑦ 方黎明：《社会支持与农村老年人的主观幸福感》，《华中师范大学学报》（人文社会科学版）2016 年第 1 期。

⑧ 许新鹏：《代际支持、身心健康与老年人生活满意度》，《社会工作与管理》2017 年第 2 期。

的农村老年人生活满意度更高;①② 子女的经济支持和情感支持与城乡老年人主观幸福感呈显著正相关。③ 此外,张文娟等研究发现,子女对老年人的情感支持、经济支持和服务支持显著提高农村老年人的生活满意度。④ 这一关系在城市社区居家老年人中同样存在,显著提高了老年人的生活满意度和生活质量。⑤ 子女经济支持和服务支持对老年人的生活满意度有促进作用。⑥ 亲情会促进老年人的精神健康,但是子女与父母关系紧张会增加老年父母的痛苦,降低其生活满意度。⑦ 向运华和姚虹的研究发现,子女的精神支持对老年人的生活满意度有较大促进作用;但是子女的经济支持对老年人身体健康和生活满意度的作用有限。⑧ 为此,提出以下假设:

H3a:有子女经济支持的社区居家失能老年人生活满意度得分更高。

H3b:有子女情感支持的社区居家失能老年人生活满意度得分更高。

H3c:有子女服务支持的社区居家失能老年人生活满意度得分更高。

(二) 正式社会支持与社区居家失能老年人精神健康呈正相关

文献述评发现,关于正式社会支持对社区居家失能老年人精神健康的影响研究很少。根据本书第三章扎根理论分析及身份认同理论,本书假设获得养老保险、医疗保险和社区服务等正式社会支持的社区居家失能老年人的精神健康更好。为此提出以下假设:

1. 正式社会支持与社区居家失能老年人认知功能呈正相关

耿香玲、冯磊指出,随着社区配套设施建设的完备、专业人员的加

---

① 高歌、高启杰:《农村老年人生活满意度及其影响因素分析——基于河南省叶县的调研数据》,《中国农村观察》2011年第3期。

② 王萍、李树茁:《代际支持对农村老年人生活满意度影响的纵向分析》,《人口研究》2011年第1期。

③ 邬俊福:《城乡老年人亲子支持与主观幸福感的相关研究》,《中国健康心理学杂志》2010年第7期。

④ 张文娟、李树茁:《子女的代际支持行为对农村老年人生活满意度的影响研究》,《人口研究》2005年第5期。

⑤ 刘晶:《城市居家养老人生活质量评价指标体系研究——以上海为例》,兰州大学出版社2007年版,第144—151页。

⑥ 余泽梁:《代际支持对老年人生活满意度的影响及其城乡差异——基于CHARLS数据7669个样本的分析》,《湖南农业大学学报》(社会科学版)2017年第1期。

⑦ 同钰莹:《亲情感对老年人生活满意度的影响》,《人口学刊》2000年第4期。

⑧ 向运华、姚虹:《城乡老年人社会支持的差异以及对健康状况和生活满意度的影响》,《华中农业大学学报》(社会科学版)2016年第6期。

入以及政策支持，社区在精神养老服务中的作用不断凸显，能够对社会资源进行合理的配置，为老年人提供有针对性的文体娱乐活动及专项精神慰藉服务，满足老年人的精神文化需求。① 袁同成等研究发现，农村社区福利如社区活动场所建设以及农村丰富的文体娱乐活动能够有效地促进老年人的社会交往，增加社会信任，进而对老年人的精神健康有益。② 关于正式社会支持与老年人认知功能的研究比较少，但认知属于精神健康的一部分，我们仍可以提出以下假设：

H4a：有养老保险的社区居家失能老年人认知功能得分更高。

H4b：有医疗保险的社区居家失能老年人认知功能得分更高。

H4c：有社区服务的社区居家失能老年人认知功能得分更高。

2. 正式社会支持与社区居家失能老年人抑郁情绪呈负相关

社区服务能够提高老年人照护质量，显著减缓老年人因身体健康状况下降增加的抑郁程度。③ Chen、Mullan 和 Griffiths 研究发现，社区助餐服务有效降低了老年人无法生存的风险，减少抑郁；经常使用社区服务的老年人临终前出现严重抑郁症状的风险较低。④ 袁同成等研究发现，参加社会养老保险增加了老年人的固定收入，减少了经济上的不确定性，明显提升农村老年人的精神健康。⑤ 周钦、蒋炜歌和郭昕也研究发现新型农村社会养老保险在改善居民心理健康上发挥了作用。⑥ 杨雅惠进一步指出，养老保险能够促进老年人的心理健康。⑦ 为此，提出以下假设：

---

① 耿香玲、冯磊：《城镇社区老年群体精神需求与精神养老服务体系的构建——以苏州龙华苑社区为例》，《常熟理工学院学报》2009 年第 9 期。

② 袁同成、沈宫阁：《农村老年福利供给体系重构的精神健康效应》，《西北大学学报》（哲学社会科学版）2016 年第 6 期。

③ Liu J., Li L., Zhang Z., Xu H., "Associations between Physical Health and Depressive Symptoms in Chinese Older Adults: Do Neighborhood Resources Matter?", *SSM-Population Health*, Vol. 2, Dec. 2016, pp. 531-535.

④ Chen C. M., Mullan J., Griffiths D., et al., "Trajectories of Depression and Their Relationship with Health Status and Social Service Use", *Archives of Gerontology and Geriatrics*, Vol. 53, No. 2, 2011, pp. 118-124.

⑤ 袁同成、沈宫阁：《农村老年福利供给体系重构的精神健康效应》，《西北大学学报》（哲学社会科学版）2016 年第 6 期。

⑥ 周钦、蒋炜歌、郭昕：《社会保险对农村居民心理健康的影响——基于 CHARLS 数据的实证研究》，《中国经济问题》2018 年第 5 期。

⑦ 杨雅惠：《基本养老保险对老年健康的影响研究——基于 CHARLS 数据的实证分析》，硕士学位论文，浙江工商大学，2020 年。

H5a：有养老保险的社区居家失能老年人抑郁情绪得分更低。
H5b：有医疗保险的社区居家失能老年人抑郁情绪得分更低。
H5c：有社区服务的社区居家失能老年人抑郁情绪得分更低。

3. 正式社会支持与社区居家失能老年人生活满意度呈正相关

向运华和姚虹基于 2011 年 CHARLS 数据研究发现，养老保险和医疗保险等正式社会支持能提高老年人的生活满意度。[①] 社会组织、公益力量、志愿团体等非政府组织能有效链接社会资源，为失能老年人提供精神健康服务，进而提高老年人满意度。[②] 为此，提出以下假设：

H6a：有养老保险的社区居家失能老年人生活满意度得分更高。
H6b：有医疗保险的社区居家失能老年人生活满意度得分更高。
H6c：有社区服务的社区居家失能老年人生活满意度得分更高。

二　数据来源与样本选择

（一）数据来源

中国老年人健康影响因素调查（The Chinese Longitudinal Healthy Longevity Survey，简称 CLHLS）于 1998 年在中国大陆的 23 个省区市进行取样，[③] 所选地区的人口约占全国总人口的 85%，这是我国首个样本规模最大的全国性抽样调查。[④] 之后每 2—3 年进行一次追踪调查，到 2018 年已经完成 7 次追踪调查。[⑤] 该数据是国内比较全面和权威的调查数据，数据具有很强的代表性，能很好地反映全国老年人的生活状况。[⑥] 调查对象为

[①] 向运华、姚虹：《城乡老年人社会支持的差异以及对健康状况和生活满意度的影响》，《华中农业大学学报》（社会科学版）2016 年第 6 期。

[②] 陈娜、袁妮：《增能视阈下失能老人机构养老的社会工作介入探讨》，《中国老年学杂志》2018 年第 2 期。

[③] 调研地区是辽宁、吉林、黑龙江、河北、北京、天津、山西、陕西、上海、江苏、浙江、安徽、福建、江西、山东、河南、湖北、湖南、广东、广西、四川、重庆和海南 23 个省区市。此调研 2002 年之前样本是 80 岁以上老年人，2002 年以后样本扩大到 65 岁以上老年人。采用非等比例的目标随机抽样方法，以克服一般样本中高龄、男性老年人样本偏少的弊端。样本根据 80 岁以上老年人配对抽取 65—79 岁老年人。数据可能存在一定的偏差，但是仍具有一定的科学性。在多元回归中将年龄、性别和城乡变量控制，可以不使用权数。

[④] Zeng Yi, James W. Vaupel.，"Functional Capacity and Self-evaluation of Health and Life of Oldest Old in China"，*Journal of Social Issues*，Vol. 58，No. 4，2002，pp. 733-748.

[⑤] 2000 年、2002 年、2005 年、2008 年、2011—2012 年、2014 年和 2017—2018 年 7 次跟踪调查。

[⑥] 截至 2020 年 3 月 10 日，国内外学者使用该数据库成果汇总如下：出版专著 17 本；国际匿名评审学术论文（SCI、SSCI）356 篇，国内期刊论文 455 篇；博士学位论文 35 篇，硕士学位论文 104 篇；递交政策咨询报告 58 篇。

65岁及以上老年人及其成年子女。① 问卷涵盖了老年人的日常活动能力、健康状况；个人信息和家庭状况；认知功能、性格心理情绪和生活满意度等精神健康变量；子女支持等非正式社会支持和医疗保险、社区服务、养老保险等正式社会支持变量，能满足本书研究的需要，为本书提供了数据支持。

（二）样本选择

本书使用2011年、2014年和2018年三期8年的CLHLS调研数据进行分析，主要关注失能老年人精神健康和社会支持现状，以及社会支持对社区居家失能老年人精神健康的影响。根据本书第二章的社区居家失能老年人的概念界定，样本选取必须符合以下几个要求：（1）65周岁及以上；（2）日常生活能力有障碍，至少有一项ADL或IADL有困难（具体指标见本书表2-2）；（3）完成2011—2018年的3轮数据调研；（4）社区居家老年人。

2011年调查数据共计9765个样本（如图4-1所示），其中，65周岁及以上老年人9679人。失能老年人6446人，约占参与2011年调研的所有老年人的66.60%。到2014年，追踪到的失能老年人仅为3341人，约占2011年失能老年人的51.83%，其中，死亡率是39.87%，失访率为8.30%。在此期间，整体死亡人数为2879人，而当期的失能老年人死亡人数为2570人，在当期全部老年人的死亡人数中，失能老年人约占89.26%。因此，要关注失能老年人群的身体健康状况和精神健康状况。到2018年，追踪到的失能老年人仅为1165人，约占2014年失能老年人的34.87%，死亡率约为41.42%，失访率为23.71%。去除2011—2018年有任意一期居住在养老机构的失能老年人44人，本书认为有在养老机构居住经历可能会影响社区居家失能老年人的精神健康。因此，本书所用社区居家失能老年人样本量为1121人。

（三）缺失值处理

常见缺失数据处理方法有：均值替换法，即用非缺失数据的均值进行替换；个案剔除法，即删除有缺失数据的样本；多重填补法，利用回归构造预测方程，通过多次重复抽取的方式，产生完整数据，填补缺失

---

① 2002年以前的调查对象是80岁以上老年人。

数据。① 此外，还可以在答案中单独加一项"缺失值"进行计算。

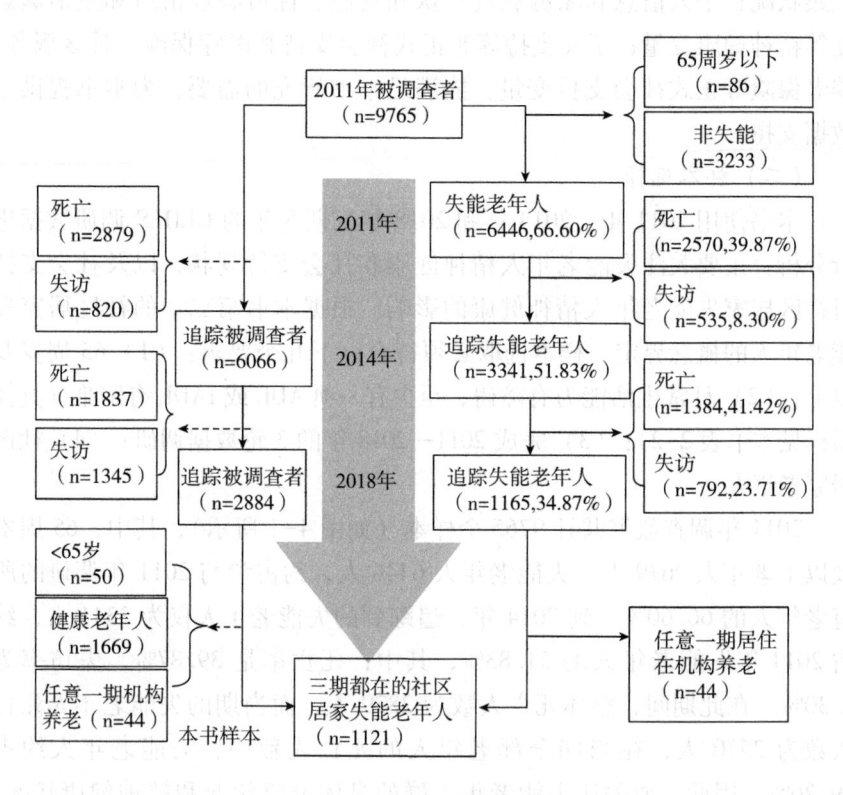

图 4-1　实证样本选择

资料来源：作者自制。

本书使用的 CLHLS 调查的数据应答率较高，缺失值相对较少，本书综合采用以下几种方式进行缺失值的处理。一是相邻几期数据替换。对于基本人口学变量等理论上不会变化的变量，采取用后一次调查值替代前一次缺失值的方法。② 例如，对于 2011 年基期固定人口学变量的数据缺失（如，教育年限、婚姻等）均用 2014 年或 2018 年数据进行替换，如果再有缺失的使用 2011 年以前期的数据进行替换。二是回归值代替。

---

① 杨菊华：《数据管理与模型分析：STATA 软件应用》，中国人民大学出版社 2012 年版，第 46—48 页。

② 位秀平：《中国老年人社会参与和健康的关系及影响因子研究》，博士学位论文，华东师范大学，2015 年。

相邻几期数据替换后仍有缺失的采用性别、年龄和城乡等完整数据的回归值代替，以避免个案流失导致的偏差。三是对于多指标的量表缺失，用前一次或后一次的值代替。例如，认知功能由多项问题组成，如果某一项问题回答缺失，采用个案前一次或后一次的值代替。虽然不填补缺失值不影响模型运行，但填补后的数据便于运行。

三 变量设置

（一）因变量

根据本书第三章对社区居家失能老年人精神健康维度的质性分析，本书研究发现社区居家失能老年人的精神健康的三个划分维度：认知功能、抑郁情绪和生活满意度。曾毅教授根据中国老年人的实际情况对精神健康的相关国际化量表进行去情景化修改，更能适合中国的实际情况。CLHLS 调查涉及多项有关老年人精神健康状况的问题，这些问题涵盖了抑郁情绪，认知功能及生活满意度等精神健康的三个划分维度，且经过多位学者的验证，具有较好的信度和效度。因此，本书使用 CLHLS 调查中的有关抑郁情绪、认知功能及生活满意度等精神健康三个维度的相关问题测量社区居家失能老年人的精神健康状况。

1. 认知功能

简易智力状态检查量表（MMSE）是国内外常用的认知缺损筛查工具。CLHLS 调研使用这一量表测量中国高龄老年人的精神健康状况，易于理解和便于回答，比较符合中国的文化传统和社会经济状况，[1] 具体测量指标如表 4-1 所示。该量表的总分 30 分，[2][3] 得分越高说明老年人认知功能越强。[4][5] 根据国内外已有的研究，社区居家失能老年人的 MMSE 综

---

[1] Zeng Yi, James W. Vaupel., "Functional Capacity and Self-evaluation of Health and Life of Oldest Old in China", *Journal of Social Issues*, Vol. 58, No. 4, 2002, pp. 733-748.

[2] 杨玲、宋靓珺：《基于多维健康指标的老年人口健康状况变动研究——来自2002—2014CLHLS 纵向数据的证据》，《西北人口》2020 年第 4 期。

[3] 丁志宏：《我国高龄老人照料资源分布及照料满足感研究》，《人口研究》2011 年第 5 期。

[4] Zeng Yi, James W. Vaupel., Xiao Zhenyu, et al., "The Healthy Longevity Survey and the Active Life Expectancy of the Oldest Old in China", *Population: An English Selection*, Vol. 13, No. 1, 2001, pp. 95-116.

[5] Gao M., Kuang W., Qiu P., et al., "The Time Trends of Cognitive Impairment Incidence among Older Chinese People in the Community: Based on the CLHLS Cohorts from 1998 to 2014", *Age and Ageing*, Vol. 46, No. 5, 2017, pp. 787-793.

合得分低于 18 分，即认为存在认知障碍。①②③ 认知功能部分问题必须由被访老年人亲自作答，不允许他人代答；除了所有问题都没有回答的老年人外，单个问题"不知道""不能回答""无法做"的视作答错，取值为 0。经过测量，认知功能的整体信度较高，三期失能老年人认知功能 Cronbach's α 值分别为 0.873、0.890 和 0.926，能够满足分析需要。④

表 4-1　　　　　　　　中国版简易精神状态检查量表

序号	项目	指导语	分值
1	时间、地点定向	现在是什么时候？几月？中秋是什么时候？什么季节？区或乡的名称？	5
2	注意与集中	告诉我人能吃的东西有哪些？（1 分钟内，7 个以上）	7
3	识记	请复述"桌子、苹果、衣服"，一会儿还要提问	3
4	注意与计算	请计算 20-3 是什么？向下连续减 3（共 5 次）	5
5	构图能力	（出示图案）请照这个样子画一个	1
6	记忆	请回忆刚刚让你记住的三样东西	3
7	命名	（出示手表）这是什么？（出示钢笔）这是什么？	2
8	重复	重复"种瓜得瓜，种豆得豆"	1
9	执行连续命令	（给一张纸，按照我说的做）请用右手将纸张拿起来，对折，然后放在腿上	1

资料来源：作者根据 CLHLS 调研问卷整理所得。

2. 抑郁情绪

国外为抑郁研究了很多的测评工具和量表。目前，最常用的是流调中心抑郁量表（Center for Epidemiologic Studies Depression Scale，简称 CES-D）。目前常见的全国性调查项目中涉及心理及精神健康部分的问题有限，CLHLS 的调查也不例外。虽然 CLHLS 调查没有使用国际通用的量表，但问卷中涉及 8 项有关抑郁情绪的问题，与流调中心抑郁水平评定

---

① 简易智力状态检查量表得分高低分为四个等级：得分在 24—30 分为认知健全；得分在 18—23 分为轻微缺损；得分在 10—17 分为中等缺损；得分在 0—9 分为严重缺损。
② 顾大男、仇莉：《中国高龄老人认知功能特征和影响因素分析》，《南京人口管理干部学院学报》2003 年第 2 期。
③ Tombaugh T. N., McIntyre N. J., "The Mini-Mental State Examination: A Comprehensive Review", Journal of the American Geriatric Society, Vol. 40, No. 9, 1992, pp. 922-935.
④ 一般认为，Cronbach's α 的值大于 0.7 为高信度，低于 0.35 为低信度，0.6 为可以接受的信度。

10 条目量表（CESD-10）相似（如表 4-2 所示）。Johnson W. L. 将精神健康划分为正向情感和负向情感两个维度，对每个问题的回答"没有""有时""经常"赋值，将负向的题目正向转化后将各个题项值合并得分值范围为 9—27 分，分值越高，老年人精神越健康。① 根据以往研究，问卷的抑郁情绪由 4 项正面情绪和 4 项负面情绪来测量（如表 4-2 所示）。② "遇事情想得开""喜欢整理得干净整洁""自己说了算""是否与年轻时一样快活"4 项正面情绪，"总是"赋值 0、"经常"赋值 1、"一般"赋值 2、"有时"赋值 3 和"从不"赋值 4；"感到孤独""越老越不中用""感到紧张、害怕""感到难过压抑"4 项负面情绪反向赋值。如"总是"赋值 4，"从不"赋值为 0。感到难过压抑是由难过和压抑持续的时间进行测量，"一整天"赋值为 4，"大部分时间"赋值为 3，"大概半天"赋值为 2，少于半天赋值为"1"，"否"赋值为 0。将题目分数加总，得分取值在 0—32 分之间，得分越高的个体代表抑郁水平越高。社区居家失能老年人抑郁情绪量表的整体信度较高，Cronbach's α 值分别 0.661、0.680 和 0.748，能够满足分析需要。③ 由于本题项的抑郁情绪与 CES-D 量表相似（见表 4-2），因此，参照 CES-D 量表④以 16 分为抑郁症状的阈值。⑤⑥ 本书也将 16 分作为阈值，16 分以下无抑郁症状，16 分及以上可能存在抑郁症状。

表 4-2　　社区居家失能老年人精神健康的抑郁情绪测量

序号	测量指标	CLHLS 问卷	CESD-10 量表
1	乐观态度	遇事情想得开	因一些小事而烦恼
2	干净整洁	喜欢整理得干净整洁	做事时很难集中精力

---

① 刘慧君：《移民搬迁中的社会支持机制与农村老年人的心理健康》，《人口与社会》2016 年第 3 期。
② 本书仍采用 2011 年问卷的题项，由于 2018 年的题目设定在 2011 年和 2014 年问卷的基础上有新增，本书找出与 2011 年对应的问题进行分析。
③ Cronbach's α 的值大于 0.7 为高信度，低于 0.35 为低信度，0.6 为可以接受的信度。
④ 抑郁情绪得分为 0—15 分则认为无抑郁症状，16—19 分为可能有抑郁症状，20 分及以上是有抑郁症状。
⑤ Radloff L. S., "The CES-D Scale: A Self-report Depression Scale for Research in the General Population", *Applied Psychological Measurement*, Vol. 1, No. 3, 1977, pp. 385-401.
⑥ Andresen E. M., Malmgren J. A., Carter W. B., Patrick D. L., "Screening for Depression in Well Older Adults: Evaluation of A Short Form of the CES-D", *American Journal of Preventive Medicine*, Vol. 10, No. 2, 1994, pp. 77-84.

续表

序号	测量指标	CLHLS 问卷	CESD-10 量表
3	自我决定	自己说了算	对未来充满希望
4	快乐感	是否与年轻时一样快活	很愉快
5	紧张害怕	感到紧张、害怕	感到害怕
6	孤独感	感到孤独	感到孤独
7	无用感	越老越不中用	做任何事情都很费劲
8	压抑感	感到难过压抑	感到情绪低落
9			无法继续我的生活
10			睡眠状态不好

资料来源：作者根据质性分析及 CLHLS 调研问卷整理所得。

3. 生活满意度

根据本书第三章的质性分析，生活满意度也是精神健康的维度之一。之前也有学者将生活满意度作为精神健康的代理变量来使用。①②③ 心理学研究更侧重内在态度的测量，并研发了很好的量表来测量生活满意度。本书仅使用社区居家失能老年人自评的生活满意度进行测量。生活满意度由主观自评的五级的李斯特量表表示。老年人自评"生活怎么样？"，"很好"赋值为 5，"一般"赋值为 3，"很不好"赋值为 1，取值范围为 1—5。生活满意度分值越高，失能老年人对自己的生活越满意，精神健康状态越好。

（二）自变量

1. 非正式社会支持

非正式社会支持的内容是经济支持、情感支持和服务支持。④ 非正式社会支持的主体是配偶、子女、亲朋好友、社区邻里，因大部分失能老年人无配偶，亲朋好友和社区邻里的支持具有不稳定性且具有大量缺失值，不适合做数据分析。因此，本书用子女支持作为社区失能老年人非

---

① ［美］Roberta G. Sands:《精神健康——临床社会工作实践》，何雪松、花菊香译，华东理工大学出版社 2003 年版，第 21 页。

② 袁同成、沈宫阁:《农村老年福利供给体系重构的精神健康效应》，《西北大学学报》（哲学社会科学版）2016 年第 6 期。

③ 刘慧君、李树茁:《中国社会转型下的心理福利与社会支持》，《公共管理学报》2012 年第 2 期。

④ Chao, S. F., "Assessing Social Support and Depressive Symptoms in Older Chinese Adults: A Longitudinal Perspective", *Aging & Mental Health*, Vol. 15, No. 6, 2011, pp. 765-774.

正式社会支持的代理变量。

（1）子女的服务支持

服务支持是指实际的或有形的支持形式，也称工具性照护服务，如帮助失能老年人洗衣服、洗澡、做饭喂饭、辅助行走和做家务等生活照护。问卷中使用"E6-1 六项日常活动中需要他人帮助时的主要帮助者？"测量，如果失能老年人在任意一项服务中回答"子女及其配偶"，则认为享受了子女的服务支持，赋值为1；否则，赋值为0。

（2）子女的经济支持

经济支持是指子女为失能老年人提供金钱支持或者与金钱有关的实物支持。在问卷中进行如下提问，"F3-1 您现在主要的生活来源是什么？"和"F3-2 您现在其他的生活来源是什么？"来测量，如果失能老年人任意一题回答"子女"，则认为子女是失能老年人的经济支持，赋值为1；否则，赋值为0。使用"F12 您的子女给您现金或实物多少元？"这一问题对子女的经济支持情况进行核实和补充。

（3）子女的情感支持

使用"F11-1 与谁聊天最多""F11-2 心事或想法最先向谁说""F11-3 有问题和困难最先找谁解决"测量情感支持，如果失能老年人在任意一项回答"子女及其配偶"，则认为子女给予社区居家失能老年人情感支持，赋值为1；否则，赋值为0。

2. 正式社会支持

（1）社区服务

社区服务由问卷中的"F14 社区为老社会服务"测量，涉及躯体健康服务、照料服务和精神健康服务等8项。① 如果失能老年人回答有以上任意一项，赋值为1；否则，赋值为0。

（2）基本养老保险

养老金由问题"F2-4 您是否参加养老保险"和"F2-1 您是否享受离/退休制度？"测量，失能老年人回答"是"或在问题F6-4中回答有"退休金""养老金"的，赋值为1；回答"否"或者回答"商业养老保险"的，赋值为0。使用"F3-1 您现在主要的生活来源是什么？"和

---

① 社区服务包括：起居照料，上门看病、送药，精神慰藉、聊天解闷，日常购物，组织社会和娱乐活动，提供法律援助（维权），提供保健知识和处理家庭邻里纠纷。

"F3-2 您现在其他的生活来源是什么？"中"退休金"选项对养老保险进行核实和补充。

（3）基本医疗保险

医疗保险由问题"F6-4 哪些社会保障和商业保险"中的 5 项医疗保险有关选项测量。① 如果失能老年人回答任何一项有医疗保险，赋值为 1；否则，定义为无，赋值为 0。

（三）控制变量

1. 人口学特征变量

本书中，性别（1=男，0=女）、婚姻现状（1=有配偶，0=无配偶，未婚、离婚、丧偶）、户籍（1=城镇，0=农村）是分类变量。年龄是连续变量，取值范围 65—109 岁；教育年限是连续变量，取值范围是 0—20 年。由于回答"很富裕"和"很困难"的样本较少，本书对经济自评状况的回答合并后重新赋值，定义为分类变量。"好"（富裕、很富裕）赋值为 3，"一般"赋值为 2，"差"（困难、比较困难）赋值为 1（见表 4-3）。

2. 健康变量

健康变量包含失能水平、患病种数、健康自评。其中，对于失能老年人来讲，如果有一项 ADL 或 IADL 出现困难，将难以保持独立生存。失能水平是指在汇总 6 项 ADL（洗澡、穿衣、上厕所、室内活动、大小便和进食）和 8 项 IADL（拜访邻居、购物、做饭、洗衣服、持续步行、拎重物、持续屈膝下蹲和乘坐公共交通）有困难（有困难或需要帮助=1，无困难或不需要帮助=0）的数量，取值范围为 1—14。分数越高失能老年人有困难的项数越多，失能等级越高。如果 1 项及以上 ADL 功能受损即认为是完全失能；如果有 1 项及以上 IADL 功能受损但是无 ADL 受损即认定为半失能。

健康自评是指失能老年人对其健康状况的主观评价，能全面反映失能老年人的身体、心理和社会多个方面的健康状况，既可评价隐含的健康状况，也可预测健康状况变化。②③ 健康自评是失能老年人对健康状况

---

① 医疗保险包括：城镇职工医疗保险、城镇居民医疗保险、新型农村合作医疗保险、商业医疗保险、公费医疗。
② 谷琳、乔晓春：《我国老年人健康自评影响因素分析》，《人口学刊》2006 年第 6 期。
③ 孟琴琴、张拓红：《老年人健康自评的影响因素分析》，《北京大学学报》（医学版）2010 年第 3 期。

的五级评价。由于回答"很好"和"很不好"的样本较少,因此本书对其重新赋值,3="好"和"很好",2="一般",1="不好"和"很不好",变量定义为分类变量。

患病种数是指自评或医生诊断的疾病的种数。调研中,使用高血压、糖尿病等24项疾病种类进行提问。① 如果社区居家失能老年人有某项疾病则赋值为1;如果没有患有某项疾病赋值为0。最后根据研究需要将失能老年人所患疾病种数加总,取值范围是0—24。患病种数越多,失能老年人越不健康。

表4-3 主要变量缺失情况及赋值

解释变量	2011年 个案(缺失)	2014年 个案(缺失)	2018年 个案(缺失)	本书主要变量赋值
因变量				
抑郁情绪	1121	1121	1085(36)	连续变量(取值范围0—32)
认知功能	1121	1121	1121	连续变量(取值范围0—30)
生活满意度	1119(2)	1111(10)	1085(36)	连续变量(取值范围1—5)
自变量				
非正式社会支持				
子女经济支持	1121	1121	1121	1=是,0=否
子女情感支持	1121	1121	1121	1=是,0=否
子女服务支持	1121	1121	1121	1=是,0=否
正式社会支持				
养老保险	1121	1108(13)	1085(36)	1=是,0=否
医疗保险	1121	1121	1121	1=是,0=否
社区服务	1121	1121	1121	1=是,0=否
控制变量				
人口学变量				
性别	1121			0=女,1=男
年龄	1121			连续变量(取值范围65—109)
教育年限	1117(4)			连续变量(取值范围0—20)
户籍	1121			0=农村居民,1=城市居民

---

① 问卷中包含的疾病:高血压、糖尿病、心脏病、中风及脑血管疾病、支气管炎等肺部非传染性疾病、肺结核、白内障、青光眼、癌症、前列腺疾病、胃肠疾病、帕金森、压疮、关节炎、痴呆、癫痫、胆囊炎或胆石症、血脂异常、风湿或类风湿、慢性肾炎、乳腺增生、子宫肌瘤、前列腺增生、肝炎。

续表

解释变量	2011年 个案（缺失）	2014年 个案（缺失）	2018年 个案（缺失）	本书主要变量赋值
婚姻	1117（4）			0＝无配偶（未婚、离婚、丧偶）， 1＝有配偶
子女数量	1037（84）			连续变量（取值范围0—13）
经济自评	1114（7）			1＝差，2＝一般，3＝好
健康状况变量				
健康自评	1119（2）			1＝差，2＝一般，3＝好
失能水平	1121			连续变量（取值范围1—14）
患病种数	1121			连续变量（取值范围0—24）

资料来源：作者自制。

四 模型选择

（一）多层次模型

本书使用的 CLHLS 数据（2011—2018）是对同一个社区居家失能老年人的精神健康跟踪调查3次，观测期为8年，基本符合国际上常用的跟踪调查5次，观测期至少8年的要求。[①] 本书采用多层次分析模型处理纵向跟踪数据，分析社区居家失能老年人精神健康随时间维度变化情况以及社会支持对精神健康的影响。由于每期数据样本中包含很多时间恒定变量（如性别、教育年限），故本书既分析社区居家失能老年人精神健康随时间的变化的轨迹，也研究正式社会支持和非正式支持对社区居家失能老年人精神健康的影响。

CLHLS 数据是典型层次结构特征的面板数据，分别在 2011 年、2014 年和 2018 年进行重复测量，可将各次测量点的资料嵌入同一个失能老年人个体中。纵向数据的调查时点可以被当作最低层次数据来处理。其基本假设在于：变量之间存在线性关系和变量总体上服从正态分布。[②] 多层次模型既可以解决群内样本不独立性问题，又可跨层研究变量之间关系；可以处理纵向数据非平衡面板数据（包含失访、死亡和新增样本）并得

[①] Freedman V. A., Martin L. G. and Schoeni R. F., "Recent Trends in Disability and Functioning among Older Adults in the United States: A Systematic Review", *Journal of the American Medical Association*, Vol. 288, No. 24, 2002, pp. 3137–3146.

[②] 杨菊华：《数据管理与模型分析：STATA 软件应用》，中国人民大学出版社 2012 年版，第 344—346 页。

到有效参数估计。[1]

组内相关系数（ICC）用于测量个体之间的相似性，组内同质即组间变异。ICC 值大于 0.059 表示存在个体层面的差异，适合使用多层次模型。本书中 ICC 越高，表明失能老年人三期调研测量点的精神健康一致性越高，个体之间精神健康差别越大。

$$ICC = \frac{组间方差}{组间差异 + 组内方差}$$

1. 无条件模型

无条件模型又称零模型，用于检验因变量是否存在显著的层间差异。[2] 零模型是不加入任何自变量，计算 ICC 值，判断是否需要进行多层次模型分析。无条件模型可表示为：

层 1 模型：$Y_{ij} = \beta_{0j} + \varepsilon_{ij}$，　　　　　　　　　　　　　　　　（1）

层 2 模型：$\beta_{0j} = \gamma_{00} + u_{0j}$，　　　　　　　　　　　　　　　　　（2）

将（2）代入（1）可得总模型为，

联合方程：$Y_{ij} = \gamma_{00} + u_{0j} + \varepsilon_{ij}$　　　　　　　　　　　　　　　　（3）

其中，$\varepsilon_{ij} \sim N(0, \sigma^2)$，$u_{0j} \sim N(0, \tau_{00})$ 且 $Cov(\varepsilon_{ij}, \mu_{0j}) = 0$。

2. 条件模型

条件模型是以分组特征预测各组均值，以均值为结果的多层次回归模型。考察个人社会支持均值对社区居家失能老年人精神健康的影响。

层 1：$Y_{ij} = \beta_{0j} + \varepsilon_{ij}$，　　　　　　　　　　　　　　　　　　（4）

层 2：$\beta_{0j} = \gamma_{00} + \gamma_{01} w_j + \gamma_{02} X_{1j} + \gamma_{03} X_{2j} + u_{0j}$，　　　　　　　（5）

将（5）代入（4）可得总模型为，联合方程：

$Y_{ij} = \gamma_{00} + \gamma_{01} w_j + \gamma_{02} X_{1j} + \gamma_{03} X_{2j} + u_{0j} + \varepsilon_{ij}$　　　　　　　（6）

其中，$\varepsilon_{ij} \sim N(0, \sigma^2)$，$u_{0j} \sim N(0, \tau_{00})$ 且 $Cov(\varepsilon_{ij}, \mu_{0j}) = 0$。

（二）模型构建

本书使用多层次模式首先构建零模型，然后逐步添加控制变量和社会支持变量构建模型，进行如下分析（后文不再赘述）：

---

[1] 陈强：《高级计量经济学及 Stata 应用》（第二版），高等教育出版社 2014 年版，第 256 页。
[2] 位秀平：《中国老年人社会参与和健康的关系及影响因子研究》，博士学位论文，华东师范大学，2015 年。

模型1在无条件模型中加入人口学变量和健康变量等控制变量。常用的人口学变量为性别、年龄、城乡、婚姻状况、子女数量、教育年限、经济自评等。健康变量包括失能水平、健康自评和患病种数。

模型2考察非正式社会支持对社区居家失能老年人精神健康的影响。在模型1的基础上加入子女经济支持、子女情感支持和子女服务支持等非正式社会支持变量。

模型3考察正式社会支持对社区居家失能老年人精神健康的影响。在模型2的基础上加入养老保险、医疗保险、社区服务等正式社会支持变量。

模型比较的指标是拟合度，常见的是$-2\log(\text{likelihood})$、AIC、BIC等。$-2\log(\text{likelihood})$即偏差度，值越小，模型拟合越好。AIC [Akaike Information Criterion，$AIC=-2\ln(L)+2k$]和BIC [Bayesian Information Criteria，$BIC=-2\ln(L)+\ln(n)\times k$]也是值越小，模型拟合度越好。

五 描述性统计

（一）社区居家失能老年人的人口特征情况分析

从表4-4可以看出，调研中，2011年社区居家失能老年人的平均年龄在82.307岁，最小值是65岁，最大值是109岁；其中，65—74岁年龄组有失能老年人259人，约占全部样本的23.11%；75—84岁年龄组449人，约占40.05%；85—94岁年龄组292人，约占26.05%；95岁及以上失能老年人121人，约占10.79%。失能老年人的平均教育年限为1.697年；其中，从未上学的396人，约占35.33%，受教育年限为1年以上的725人，约占64.67%。从不同性别的失能老人来看，调研女性失能老年人768人，约占68.51%；男性353人，约占31.49%。农村户籍的失能老年人有948人，约占84.57%；城市户籍的173人，约占15.43%。有配偶的失能老年人478人，约占42.64%；无配偶的643人，约占57.36%。社区居家失能老年人平均子女数约为4个。被调查失能老年人的经济自评状况为"好"的150人，约占13.38%；经济自评为"一般"的753人，约占67.17%；经济自评为"差"的218人，约占19.45%。

（二）社区居家失能老年人的躯体健康状况分析

从表4-4可知，样本中，社区居家失能老年人的健康自评为"差"的有230人，约占20.52%；健康自评为"一般"的为467人，约占41.66%；健康自评"好"的有424人，约占37.82%。社区居家失能老年人对自己躯体健康较为乐观,选择"一般"的老年人比较多。社区居家失能老年人的失能水平为3.400,这表明失能老年人平均有3—4项ADL或IADL有困难,需要子女或社会提供帮助,以维持正常生活。按照ADL和IADL有困难来区分失能老年人的完全失能老年人(ADL有困难)和半失能老年人(IADL有困难)发现失能老年人中有180名老年人是完全失能,约占16.06%;部分失能的老年人941人,约占83.94%。社区居家失能老年人的平均患病种数为1.383。其中,386位失能老年人身体健康没有患慢性病,约占样本的34.43%;735位失能老年人有1种及以上疾病,约占样本的65.57%。

表4-4　　　　　　变量的描述性统计(N=1121)

变量	2011年n(%)/均值(S.D)	2014年n(%)/均值(S.D)	2018年n(%)/均值(S.D)
生活满意度	3.630(0.839)	3.754(0.791)	3.729(0.820)
抑郁情绪	9.909(4.343)	9.757(4.359)	12.187(4.886)
认知功能	24.925(6.083)	24.141(7.028)	19.551(10.495)
有子女经济支持	870(77.61%)	830(74.04%)	712(63.51%)
有子女情感支持	768(68.51%)	804(71.72%)	831(74.13%)
有子女服务支持	757(67.53%)	804(71.72%)	863(76.98%)
有养老保险	438(39.07%)	553(49.33%)	582(51.92%)
有医疗保险	970(86.53%)	1006(89.74%)	988(88.14%)
有社区服务	552(49.24%)	647(57.72%)	625(55.75%)
年龄	82.307(9.235)		
65—74岁	259(23.11%)		
75—84岁	449(40.05%)		
85—94岁	292(26.05%)		
95岁及以上	121(10.79%)		
性别			
女	768(68.51%)		
男	353(31.49%)		
教育年限	1.697(2.953)		
从未上学	396(35.33%)		
上过学	725(64.67%)		

续表

变量	2011年 n (%) /均值 (S.D)	2014年 n (%) /均值 (S.D)	2018年 n (%) /均值 (S.D)
户籍			
农村	948 (84.57%)		
城市	173 (15.43%)		
婚姻			
无配偶	643 (57.36%)		
有配偶	478 (42.64%)		
子女数量	4.259 (2.135)		
经济自评			
差	218 (19.45%)		
一般	753 (67.17%)		
好	150 (13.38%)		
健康自评			
差	230 (20.52%)		
一般	467 (41.66%)		
好	424 (37.82%)		
失能水平	3.400 (2.668)		
完全失能	180 (16.06%)		
半失能	941 (83.94%)		
患病种数	1.383 (1.618)		
0种	386 (34.43%)		
1种及以上	735 (65.57%)		

资料来源：作者自制。

（三）社区居家失能老年人精神健康状况

1. 社区居家失能老年人认知功能情况

由表4-4可知，社区居家失能老年人的2011年认知功能平均得分为24.925，2014年认知功能平均得分为24.141，2018年认知功能平均得分为19.551。社区居家失能老年人的认知功能平均得分呈现下降趋势，且2011年到2014年下降缓慢，2014年到2018年急剧下降（见图4-2）。

如表4-5所示，根据前文界定的认知功能障碍的阈值，2011年患有认知功能障碍的社区居家失能老年人为 109 人，约占 9.72%，到 2014 年患认知功能障碍的失能老年人为 137 人，约占 12.22%，2018 年患认知功能障碍的失能老年人为 355 人，约占 31.67%。由此可见，患有认知功能障碍的社区居家失能老年人比例逐渐扩大。

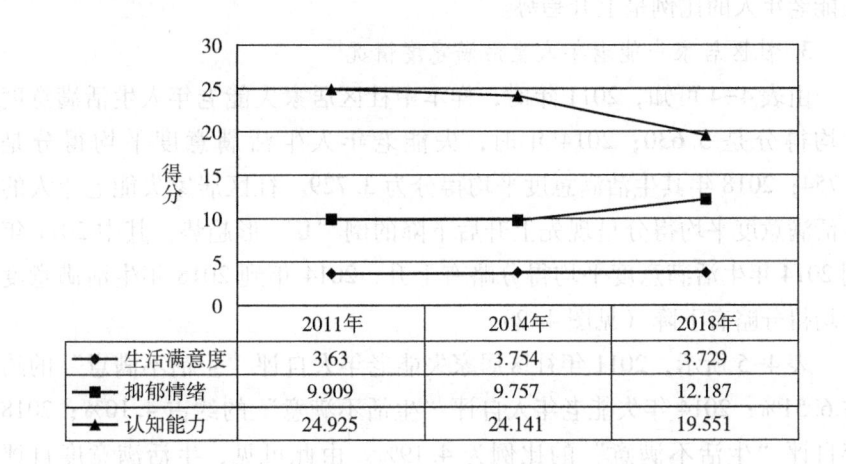

	2011年	2014年	2018年
生活满意度	3.63	3.754	3.729
抑郁情绪	9.909	9.757	12.187
认知能力	24.925	24.141	19.551

图 4-2　2011—2018 年社区居家失能老年人精神健康状况变化

资料来源：作者自绘。

表 4-5　　2011—2018 社区居家失能老年人精神健康状况变化

变量	2011 年		2014 年		2018 年	
	频数	百分比	频数	百分比	频数	百分比
有认知功能障碍	109	9.72%	137	12.22%	355	31.67%
有抑郁症状	124	11.06%	113	10.08%	343	30.60%
有生活不满意	73	6.51%	46	4.10%	47	4.19%

注：本表所呈现的数据系调研对象自报自评数据的整理所得，此表患精神疾病情况仅为阈下症状，不代表医学临床检验的精神疾病。

资料来源：作者自制。

2. 社区居家失能老年人抑郁情况

由表 4-4 可知，2011 年社区居家失能老年人抑郁情绪平均得分为 9.909 分，2014 年抑郁情绪平均得分为 9.757 分，2018 年抑郁情绪平均得分为 12.187 分。社区居家失能老年人的抑郁情绪平均得分呈现先下降后上升的"U"形趋势（见图 4-2）。

如表 4-5 所示，根据前文界定的抑郁症状的阈值，2011 年患有抑郁症状的社区居家失能老年人为 124 人，约占 11.06%，2014 年患抑郁症状的失能老年人为 113 人，约占 10.08%，2018 年患抑郁症状的失能老年人为 343 人，约占 30.60%。由此可见，患抑郁症状失能老年人占社区居家失能老年人的比例呈上升趋势。

3. 社区居家失能老年人生活满意度情况

由表 4-4 可知，2011 年时，样本中社区居家失能老年人生活满意度平均得分是 3.630；2014 年时，失能老年人生活满意度平均得分是 3.754；2018 年其生活满意度平均得分为 3.729。社区居家失能老年人的生活满意度平均得分呈现先上升后下降的倒"U"形趋势，其中 2011 年到 2014 年生活满意度平均得分略有上升，2014 年到 2018 年生活满意度平均得分略有下降（见图 4-2）。

表 4-5 所示，2011 年社区居家失能老年人自评"生活不满意"的约占 6.51%；2014 年失能老年人自评"生活不满意"的约占 4.10%；2018 年自评"生活不满意"的比例为 4.19%。由此可见，生活满意度自评"不满意"的比例有下降趋势。

（四）社区居家失能老年人社会支持状况

一是 60% 以上的社区居家失能老年人依靠子女获得经济支持、情感支持和服务支持；随着年龄的增长，失能老年人接受子女经济支持比例逐渐降低，服务支持和情感支持不断增加。非正式社会支持包括子女的经济支持、情感支持和服务支持。调研中发现，60% 以上的社区居家失能老年人依靠子女获得经济支持，能够维持基本的生存需求；且经济支持的比例逐年下降，情感支持和服务支持的比例逐年上升，这是由于失能老年人身体功能下降，只有金钱无法满足失能老年人日益增长的服务需求和精神慰藉需求。2011 年子女提供经济支持的比例为 77.61%，2014 年为 74.04%，2018 年为 63.51%，这表明子女经济支持的比例逐渐减少。但是，子女情感支持和服务支持的比例逐渐增多，2011 年子女情感支持的比例为 68.51%，2014 年为 71.72%，2018 年为 74.13%。2011 年子女服务支持的比例为 67.53%，2014 年子女服务支持的比例为 71.72%，2018 年子女服务支持的比例为 76.98%。由此可见，60% 以上的失能老年人仍主要依靠子女获得经济支持、情感支持和服务支持（如表 4-4 所示）。

二是正式社会支持中，医疗保险覆盖率最高，其次是社区服务，最后是养老保险；从变化来看，医疗保险和社区服务比例呈现先增后减的倒"U"形，养老保险比例则稳步提升。正式社会支持包括养老保险、医疗保险和社区服务（如表4-4所示）。数据显示，2011年有39.07%的失能老年人有养老保险，2014年49.33%的失能老年人有养老保险；到2018年有51.92%的失能老年人有养老保险。社区居家失能老年人中拥有养老保险的比例逐渐增长，但仍有约50%的社区居家失能老年人没有养老保险。在询问到失能老年人2018年未参加养老保险的原因时，失能老年人回答为不合算（0.94%）、无必要（9.44%）、缴不起（14.42%）和不知道（23%）。由此可见，仍有部分失能老年人属于缴不起基本养老保险的保费，或者不知道要缴纳养老保险。此外，很多失能老年人自报"没有养老保险"，也可能与社区居家失能老年人在2009年"新农保"试点时已经年满60周岁，不缴纳养老保险直接领取基础养老金有关。①

失能老年人的医疗保险参与情况显示，2011年有86.53%的失能老年人有医疗保险，2014年有89.74%的失能老年人有医疗保险，2018年有88.14%的失能老年人有医疗保险。由此可见，80%以上的社区居家失能老年人拥有医疗保险。

失能老年人社区服务方面看，2011年失能老年人有社区服务的比例为49.24%，2014年社区服务的比例为57.72%，2018年社区服务的比例为55.75%。由此可见，仅有50%左右的失能老年人享受社区服务，失能老年人享受社区服务的比例较小。

第二节 社区居家失能老年人认知功能的社会支持研究

根据本章第一节模型选择的步骤，考察社会支持对社区居家失能老

---

① 《国务院关于开展新型农村社会养老保险试点的指导意见》（国发〔2009〕32号）指出，新农保制度实施时，已年满60周岁、未享受城镇职工基本养老保险待遇的，不用缴费，可以按月领取基础养老金。详见《国务院关于开展新型农村社会养老保险试点的指导意见》（国发〔2009〕32号），2009年9月04日，http://www.gov.cn/zhengce/content/2009-09/04/content_7280.htm，2021年2月9日。

年人精神健康的认知功能维度的影响。建立零模型，逐步增加人口学特征和健康变量、非正式社会支持变量和正式社会支持变量。模型解释和测算方法同上，此处不再赘述。

一 社区居家失能老年人认知功能的社会支持的基本回归分析

零模型是无条件模型，固定效果总截距（cons）数值是22.872，表示失能老年人的认知功能平均得分，与表4-4中三期失能老年人认知功能得分平均均值基本一致（2011年均值为24.925，2014年为24.141，2018年为19.551）。随机效应部分，认知功能因失能老年人个体因素而异，变异值为4.717，标准误为0.178，十分显著。这表明同一失能老年人各期的认知功能得分具有较强的相似性，而不同失能老年人之间认知功能得分具有较大的差异。ICC（1）的值为0.3172，约有31.72%的变异来自个体差异，适合用多层次模型进行分析。

一是年纪轻、男性、教育年限长、失能水平低的失能老年人认知功能得分高。模型1是加入社会人口学特征变量和健康变量的条件模型（见表4-6）。研究发现，年龄、性别、教育年限和失能水平对失能老年人精神健康具有显著影响。其中，年龄越大，失能老年人的认知功能得分越低（B=-0.278，SE=0.020，$p<0.001$）；男性失能老年人的认知功能得分更高（B=0.736，SE=0.364，$p<0.05$）；样本中，社区居家失能老年人受教育的年限越长，其认知功能得分越高（B=0.234，SE=0.060，$p<0.001$）；失能水平越高，社区居家失能老年人的认知功能得分越低（B=-0.547，SE=0.062，$p<0.001$）。

二是有子女经济支持和情感支持的失能老年人认知功能得分高，但是有子女服务支持的失能老年人认知功能得分低。模型2是在模型1中加入了子女的经济支持、情感支持和服务支持变量，考察非正式社会支持对失能老年人认知功能的影响（见表4-6）。有子女经济支持的失能老年人认知功能得分更高（B=2.415，SE=0.294，$p<0.001$），假设H1a通过验证。有子女情感支持的失能老年人认知功能得分更高（B=1.461，SE=0.294，$p<0.001$），假设H1b通过验证。然而，有子女的服务支持的失能老年人的认知功能得分较低（B=-1.126，SE=0.363，$p<0.01$），假设H1c未通过验证。本书发现，子女服务支持越多，社区居家失能老年人认知功能得分越低。这一结论与国内学者研究结果一致，王萍等研究

发现农村老年人从成年子女处获得服务支持会加速其认知功能的衰退。[①]经常使用大脑，失能老年人功能比较发达，而过多地依赖子女会导致大脑功能逐渐退化，可能存在"用进废退"的现象。当然也不排除因为老年人的认知能力退化得快，所以子女"自选择"进行服务支持。

表4-6　社区居家失能老年人认知功能的社会支持回归分析

变量	模型0 B（SE）	模型1 B（SE）	模型2 B（SE）	模型3 B（SE）
年龄		-0.278*** (0.020)	-0.262*** (0.020)	-0.261*** (0.020)
性别（vs女）		0.736* (0.364)	0.730* (0.359)	0.715* (0.358)
教育年限		0.234*** (0.060)	0.244*** (0.059)	0.247*** (0.059)
户籍（vs农村）		-0.029 (0.443)	0.270 (0.439)	0.625 (0.451)
婚姻（vs无配偶）		-0.278 (0.347)	-0.518 (0.373)	-0.536 (0.372)
子女数量		0.044 (0.071)	-0.030 (0.070)	-0.040 (0.070)
经济自评一般（vs差）		0.019 (0.397)	-0.0425 (0.392)	-0.055 (0.390)
经济自评好（vs差）		0.524 (0.556)	0.566 (0.548)	0.510 (0.547)
健康自评一般（vs差）		0.330 (0.418)	0.261 (0.411)	0.228 (0.410)
健康自评好（vs差）		0.286 (0.449)	0.265 (0.442)	0.228 (0.441)
失能水平		-0.547*** (0.062)	-0.532*** (0.061)	-0.530*** (0.061)
患病种数		0.020 (0.097)	0.027 (0.096)	0.019 (0.096)

[①] 王萍、高蓓：《代际支持对农村老年人认知功能发展趋势影响的追踪研究》，《人口学刊》2011年第3期。

续表

变量	模型0 B (SE)	模型1 B (SE)	模型2 B (SE)	模型3 B (SE)
子女经济支持			2.415*** (0.294)	2.293*** (0.296)
子女情感支持			1.461*** (0.294)	1.354*** (0.295)
子女服务支持			-1.126** (0.363)	-1.191*** (0.362)
社区服务				0.826** (0.260)
养老保险				-0.532 (0.274)
医疗保险				1.183** (0.399)
截距	22.872*** (0.184)	46.612*** (1.659)	43.711*** (1.665)	42.610*** (1.708)
sd (_cons)	4.717*** (0.178)	2.972*** (0.193)	2.916*** (0.191)	2.849*** (0.193)
sd (Residual)	6.921*** (0.103)	6.921*** (0.103)	6.820*** (0.102)	6.917*** (0.101)
ICC	0.3172	0.1557	0.1545	0.1547
Log likelihood	-11767.29	-11524.91	-11473.7	-11462.77
AIC	23540.58	23079.83	22983.4	22967.53
BIC	23558.94	23171.64	23093.57	23096.06
n	1121	1121	1121	1121

注：(1) ***$p<0.001$，**$p<0.01$，*$p<0.05$；(2) 括号内为稳健标准误；(3) 变量括号内为参照组。

资料来源：作者自制。

三是有医疗保险和社区服务的失能老年人认知功能得分较高。模型3是在模型2中加入养老保险、医疗保险和社区服务等正式社会支持变量，分析正式社会支持对失能老年人认知功能的影响（见表4-6）。医疗保险和社区服务显著影响失能老年人的认知功能得分。其中，有医疗保险的失能老年人认知功能得分更高（B=1.183，SE=0.399，$p<0.01$），假设

H4b 通过验证。有社区服务的失能老年人认知功能得分更高（B=0.826，SE=0.260，p<0.01），假设 H4c 通过验证。养老保险对社区居家失能老年人认知功能无显著影响，H4a 未通过验证。

本书模型的拟合优度如表 4-6 所示，从模型 0 到模型 3，AIC 值由 23540.58 降为 22967.53，BIC 值由 23558.94 降为 23096.06，表明模型的拟合优度越来越好。

二 不同失能等级社区居家失能老年人认知功能的社会支持分析

从失能等级来看社会支持对社区居家失能老年人的认知功能的影响。从表 4-7 可以发现：

表 4-7 不同失能等级社区居家失能老年人认知功能的社会支持回归分析

变量	完全失能老年人 B（SE）	半失能老年人 B（SE）
子女经济支持	2.949（0.773）***	2.144（0.323）***
子女情感支持	1.939（0.810）*	1.125（0.318）***
子女服务支持	-1.431（1.012）	-1.175（0.390）**
社区服务	1.703（0.717）*	0.709（0.281）*
养老保险	-1.081（0.781）	-0.439（0.294）
医疗保险	0.284（1.040）	1.402（0.435）***
年龄	-0.405（0.049）***	-0.300（0.020）***
性别（vs 女）	2.594（0.957）**	0.620（0.395）
教育年限	0.233（0.161）	0.284（0.065）***
户籍（vs 农村）	1.790（1.123）	-0.019（0.507）
婚姻（vs 无配偶）	-1.196（1.044）	-0.421（0.405）
子女数量	0.459（0.217）*	-0.104（0.075）
经济自评一般（vs 差）	0.453（1.125）	0.017（0.425）
经济自评好（vs 差）	-0.522（1.744）	0.881（0.587）*
健康自评一般（vs 差）	2.507（1.086）*	0.314（0.449）
健康自评好（vs 差）	1.569（1.130）	0.678（0.479）
患病种数	-0.395（0.247）	0.046（0.106）
截距	48.635（4.826）***	44.313（1.839）***
sd（_cons）	3.389（0.500）***	2.953（0.203）***
sd（Residual）	7.295（0.272）***	6.699（0.109）***

续表

变量	完全失能老年人 B（SE）	半失能老年人 B（SE）
ICC	0.1775	0.1626
Log likelihood	−1884.261	−9591.382
AIC	3808.522	19222.76
BIC	3894.354	19341.68
n	180	941

注：（1）＊＊＊$p<0.001$，＊＊$p<0.01$，＊$p<0.05$；（2）括号内为稳健标准误；（3）变量括号内为参照组。

资料来源：作者自制。

一是完全失能老年人中，有子女经济支持、情感支持和社区服务的完全失能老年人认知功能得分更高。非正式社会支持中，子女经济支持、情感支持与完全失能的社区居家失能老年人认知功能得分有显著正相关，表明有子女经济支持和情感支持的完全失能的老年人有较高的认知功能得分，精神健康较好。子女照护服务支持与完全失能老年人的认知功能得分不显著。正式社会支持中，社区服务与完全失能老年人的认知功能得分呈显著正相关，这表示有社区服务的完全失能老年人的认知功能得分较高，精神健康较好。此外，也有可能认知功能得分高的完全失能老年人能够感知社区提供的服务，所以被问到是否有社区服务的时候倾向于表达有；认知功能得分较低的完全失能老年人可能无法表达甚至无法感受到社区提供的服务，所以被问到是否有社区服务的时候倾向于表达没有。

从控制变量来看，年龄越大，完全失能老年人的认知功能得分越低。子女数量越多，完全失能老年人的认知功能得分越高。与女性完全失能老年人相比，男性认知功能得分更高。自评健康"一般"的完全失能老年人认知功能得分较高。

二是半失能老年人中，有子女经济支持、情感支持、社区服务和医疗保险的社区居家半失能老年人认知功能得分更高，而有子女服务支持的半失能老年人认知功能得分较低。非正式社会支持中，子女经济支持和情感支持对半失能的社区居家失能老年人认知功能得分呈显著正相关，表明有子女经济支持和情感支持的半失能老年人认知功能得分较高，精神健康较好。但是，有子女照护服务支持的半失能老年人的认知功能得分较低。这表明过度的子女服务支持可能侵犯半失能老年人的隐私，影响其独立性，进而影响其认知功能。

正式社会支持中，社区服务对半失能老年人的认知功能得分有显著正向影响，表示有社区服务的半失能老年人的认知功能得分较高，精神健康较好。此外，医疗保险对半失能老年人的认知功能呈正相关，有医疗保险的半失能老年人认知功能得分较高。

从控制变量来看，半失能老年人年龄越大，老年人的认知功能得分越低。此外，教育年限越长、经济自评"好"的半失能老年人认知功能得分较高。

三 社区居家失能老年人认知功能的社会支持的异质性分析

由于年龄、性别和城乡等都会影响失能老年人的认知功能，在基本回归的基础上，年龄、性别和城乡分组数据中探讨社会支持对失能老年人认知功能的影响。

（一）从城乡看社会支持对社区居家失能老年人认知功能的影响

城市社区的社区邻里关系是一种半封闭状态，失能老年人可能无法获得精神健康支持；农村社区是完全开放的状态，由于地缘形成的社区邻里关系会更加长久。因此，城乡社区中社会支持对失能老年人的认知功能的影响是不同的。

一是城市失能老年人中，有子女经济支持、情感支持的城市社区失能老年人的认知功能得分较高。如表4-8中模型1所示，有子女经济支持和情感支持的城市社区居家失能老年人的认知功能得分更高。同时，其认知功能得分也受到年龄、性别和失能水平的影响。年龄越大的城市失能老年人的认知功能得分越低；城市社区居家失能老年人中男性失能老年人的认知功能得分比女性高；失能水平高的城市社区失能老年人的认知功能得分较低。

表4-8 分城乡、性别、年龄的社区居家失能老年人认知功能的社会支持回归分析

变量	模型1		模型2		模型3	
	城市 (n=173)	农村 (n=948)	女性 (n=768)	男性 (n=353)	65—79岁 (n=459)	80岁及以上 (n=662)
子女经济支持	2.368*** (0.699)	2.225*** (0.327)	2.412*** (0.370)	2.044*** (0.486)	1.061** (0.343)	3.263*** (0.442)

续表

变量	模型1 城市 (n=173)	模型1 农村 (n=948)	模型2 女性 (n=768)	模型2 男性 (n=353)	模型3 65—79岁 (n=459)	模型3 80岁及以上 (n=662)
子女情感支持	**1.738*** (0.781)	**1.282*** (0.317)	**1.211*** (0.374)	**1.568*** (0.473)	**1.491*** (0.316)	**1.395** (0.468)
子女服务支持	-0.837 (0.915)	**-1.246** (0.393)	**-1.601*** (0.485)	-0.670 (0.536)	-0.698 (0.363)	**-2.377*** (0.628)
社区服务	0.307 (0.686)	**0.959*** (0.281)	**0.930** (0.323)	0.610 (0.436)	0.329 (0.294)	**1.187** (0.399)
养老保险	-0.845 (0.905)	-0.481 (0.286)	-0.586 (0.335)	-0.456 (0.474)	-0.448 (0.314)	-0.663 (0.412)
医疗保险	-0.317 (0.737)	**1.865*** (0.478)	**1.202*** (0.486)	1.147 (0.693)	**1.045*** (0.450)	**1.471*** (0.608)
年龄	-0.294*** (0.050)	-0.253*** (0.021)	-0.269*** (0.024)	-0.237*** (0.035)		
性别(vs女)	2.204** (0.880)	0.341 (0.391)			0.457 (0.376)	0.390 (0.593)
教育年限	0.125 (0.098)	0.338*** (0.074)	0.182 (0.094)	0.293*** (0.073)	0.316*** (0.054)	0.350*** (0.110)
户籍(vs农村)			0.556 (0.563)	0.745 (0.744)	-0.670 (0.506)	1.290 (0.705)
婚姻(vs无配偶)	0.190 (0.957)	-0.659 (0.400)	-0.669 (0.473)	-0.354 (0.594)	0.011 (0.391)	0.095 (0.598)
子女数量	0.319 (0.194)	-0.105 (0.075)	-0.032 (0.085)	-0.088 (0.126)	-0.005 (0.090)	-0.072 (0.104)
经济自评一般(vs差)	-1.077 (1.103)	0.116 (0.417)	-0.064 (0.484)	-0.066 (0.651)	0.321 (0.410)	-0.405 (0.638)
经济自评好(vs差)	1.426 (1.263)	0.233 (0.600)	0.803 (0.675)	-0.450 (0.934)	0.240 (0.623)	-0.038 (0.850)
健康自评一般(vs差)	1.062 (1.029)	0.114 (0.442)	0.539 (0.500)	-0.148 (0.721)	-0.080 (0.418)	0.113 (0.695)

续表

变量	模型1		模型2		模型3	
	城市 (n=173)	农村 (n=948)	女性 (n=768)	男性 (n=353)	65—79岁 (n=459)	80岁及以上 (n=662)
健康自评好（vs 差）	-0.129 (1.058)	0.273 (0.477)	0.010 (0.534)	0.932 (0.782)	-0.080 (0.476)	-0.201 (0.718)
失能水平	-0.272* (0.130)	-0.612*** (0.068)	-0.539*** (0.073)	-0.473*** (0.113)	-0.363*** (0.077)	-0.828*** (0.085)
患病种数	0.112 (0.161)	-0.033 (0.117)	-0.001 (0.119)	0.061 (0.160)	-0.053 (0.099)	0.191 (0.160)
截距	44.243	42.020	43.665	40.972	23.431	20.906
sd (_cons)	2.047	2.931	3.027	2.481	1.781	3.875
sd (Residual)	7.175	6.717	6.958	6.435	5.018	7.767

注：（1）***p<0.001，**p<0.01，*p<0.05；（2）括号内为稳健标准误；（3）变量括号内为参照组。因篇幅原因本表模型拟合度部分省略（下同）。
资料来源：作者自制。

二是农村失能老年人中，有子女经济支持、情感支持、社区服务和医疗保险的农村社区居家失能老年人认知功能得分较高，但是有子女服务支持的农村社区居家失能老年人认知功能得分较低。具体来看，农村失能老年人的认知功能得分受子女经济支持、情感支持、服务支持等非正式社会支持的影响，有子女经济支持、情感支持的农村失能老年人的认知功能得分更高；但是有子女服务支持的农村失能老年人的认知功能得分更低。由于农村社会保障制度不完善，农村老年人失能后只能靠子女提供经济和服务支持。农村老年人更倾向于帮子女做家务或照顾孙子女，而非被照护拖累子女，价值观相悖，容易导致农村老年人认知能力降低。

社区服务和医疗保险等正式社会支持也影响农村失能老年人的认知功能，有社区服务和医疗保险的农村失能老年人认知功能得分更高。此外，年龄越大的农村失能老年人认知功能越差；教育年限越长的农村失能老年人认知功能越好；失能水平越高的农村失能老年人认知功能得分越低。

（二）从性别看社会支持对社区居家失能老年人认知功能影响

从性别来看社会支持对社区居家失能老年人的认知功能影响，如表4-8的模型2所示：

一是女性失能老年人中，有子女经济支持、情感支持、社区服务和医疗保险的女性社区居家失能老年人的认知功能得分较高，但是有子女服务支持的女性社区居家失能老年人认知功能得分较低。具体来看，子女经济支持和情感支持与女性失能老年人的认知功能得分呈正相关，有子女经济支持和情感支持的女性失能老年人认知功能得分更高。有子女服务支持的女性社区居家失能老年人认知功能得分更低，这可能与女性社区居家失能老年人更愿意为子女提供服务和帮助（如照料孙子女和做家务），而非拖累子女被子女照顾的价值观念有关。此外，在男性认知能力下降的时候，多由其配偶提供照护支持，子女提供服务的少；而女性认知能力急剧下降的时候，由男性配偶提供照料的较少（女性比男性长寿，女性年老时候配偶健在的少），所以大多由子女提供服务照料。被子女照料的女性失能老年人的依赖性较高，认知能力可能下降较快。有社区服务和医疗保险的女性失能老年人的认知功能得分更高。此外，年龄越大的女性失能老年人认知功能得分越低；教育程度越高的女性失能老年人认知功能得分越高；失能水平越高的女性失能老年人认知功能得分越低。

二是男性失能老年人中，有子女经济支持、情感支持的男性社区居家失能老年人认知功能得分较高。年龄越大的男性失能老年人认知功能得分越低；教育年限越长的男性失能老年人认知功能得分越高；失能水平越高的男性失能老年人认知功能得分越低。

（三）从年龄看社会支持对社区居家失能老年人认知功能得分影响

从年龄来看社会支持对社区居家失能老年人的认知功能影响，如表4-8的模型3所示：

一是低龄失能老年人中，有子女经济支持、情感支持和医疗保险的65—79岁低龄失能老年人的认知功能得分较高。具体来看，65—79岁低龄老年人的认知功能状况主要受子女经济支持、子女情感支持、医疗保险、教育和失能水平的影响。有子女经济支持和子女情感支持的低龄失能老年人认知功能得分更高，这与现有研究结果一致；有医疗保险的低龄失能老年人认知功能得分更高；教育年限越长的低龄失能老年人认知功能得分更高；失能水平高的低龄失能老年人认知功能得分越低。

二是高龄失能老年人中，有子女经济支持、情感支持、社区服务和医疗保险的高龄失能老年人认知功能得分更高,但是有子女服务支持的高龄失能老年人认知功能得分更低。对 80 岁及以上失能老年人来讲,其认知功能状况受子女经济支持、子女情感支持、子女服务支持、社区服务、医疗保险、教育水平和失能水平的影响。其中,有子女经济支持、情感支持等非正式社会支持的高龄失能老年人认知功能得分更高;有社区服务和医疗保险等正式社会支持的高龄失能老年人认知功能得分更高。但是,子女服务支持与失能老年人认知功能得分呈负相关,有子女服务支持的高龄失能老年人认知功能得分较低。这可能是高龄失能老年人伴随自理能力下降,会对子女产生更多的依赖感,认知功能得分下降。教育年限越长的高龄失能老年人的认知功能得分更高;失能水平较高的高龄失能老年人的认知功能得分较低。

第三节 社区居家失能老年人抑郁情绪的社会支持研究

首先建立零模型,其次再逐步增加人口学特征和健康变量、非正式社会支持变量和正式社会支持变量。测算方法同上,此处不再赘述。

一 社区居家失能老年人抑郁情绪的社会支持的基本回归分析

零模型(见表 4-9)的固定效果总截距(cons)数值是 10.601,表示失能老年人的抑郁情绪平均得分,与表 4-4 中三期失能老年人抑郁情绪得分平均均值基本一致。随机效应部分,抑郁情绪因失能老年人个体因素而异,个体之间的变异值为 2.124,标准误为 0.110,十分显著。这表明同一失能老年人的三期抑郁情绪得分具有较强的相似性,而不同失能老年人之间具有较大的差异。ICC 为 0.2075,约有 20.75% 的变异来自于个体差异,适合用多层次模型进行分析。

表 4-9 社区居家失能老年人抑郁情绪的社会支持回归分析

变量(对照组)	模型 0 B(SE)	模型 1 B(SE)	模型 2 B(SE)	模型 3 B(SE)
年龄		0.038*** (0.011)	0.033** (0.011)	0.033** (0.011)

续表

变量（对照组）	模型0 B (SE)	模型1 B (SE)	模型2 B (SE)	模型3 B (SE)
性别（vs 女）		−0.162 (0.206)	−0.157 (0.206)	−0.103 (0.206)
教育年限		−0.161*** (0.034)	−0.163*** (0.034)	−0.165*** (0.034)
户籍（vs 农村）		−0.536* (0.251)	−0.629* (0.252)	−0.751** (0.260)
婚姻（vs 无配偶）		0.095 (0.196)	0.174 (0.215)	0.174 (0.215)
子女数量		−0.063 (0.040)	−0.045 (0.041)	−0.043 (0.040)
经济自评一般（vs 差）		−1.397*** (0.225)	−1.386*** (0.224)	−1.387*** (0.224)
经济自评好（vs 差）		−2.226*** (0.315)	−2.244*** (0.314)	−2.244*** (0.314)
健康自评一般（vs 差）		−1.087*** (0.236)	−1.078*** (0.235)	−1.069*** (0.235)
健康自评好（vs 差）		−2.335*** (0.254)	−2.338*** (0.253)	−2.335*** (0.253)
失能水平		0.122*** (0.055)	0.118*** (0.035)	0.118*** (0.035)
患病种数		0.051 (0.940)	0.047 (0.055)	0.047 (0.055)
子女经济支持			**−0.657*** (0.177)**	**−0.614*** (0.178)**
子女情感支持			−0.170 (0.177)	−0.152 (0.178)
子女服务支持			0.282 (0.216)	0.299 (0.216)
社区服务				−0.137 (0.156)
养老保险				0.241 (0.164)
医疗保险				−0.308 (0.215)

续表

变量（对照组）	模型 0 B (SE)	模型 1 B (SE)	模型 2 B (SE)	模型 3 B (SE)
截距	10.601*** (0.096)	10.186*** (0.940)	10.843*** (0.957)	11.031*** (0.987)
sd (_cons)	2.124*** (0.110)	1.457*** (0.128)	1.447*** (0.129)	1.446*** (0.129)
sd (Residual)	4.150*** (0.062)	4.148*** (0.0623)	4.140*** (0.062)	4.137*** (0.062)
ICC	0.2075	0.1098	0.1089	0.1089
Log likelihood	-9777.701	-9629.218	-9621.062	-9618.856
AIC	19561.4	19288.44	19278.12	19279.71
BIC	19579.73	19380.08	19388.1	19408.02
n	1121	1121	1121	1121

注：（1）***$p<0.001$，**$p<0.01$，*$p<0.05$；（2）括号内为稳健标准误；（3）变量括号内为参照组。

资料来源：作者自制。

一是较长教育年限、城市户籍、经济自评好和一般、健康自评好和一般的社区居家失能老年人抑郁情绪得分较低，年龄越大、失能水平越高的社区居家失能老年人抑郁情绪得分越高。模型1是加入社会人口学变量和健康变量的条件模型，考察年龄、性别、教育年限、户籍、婚姻、子女数量、经济自评、健康自评、失能水平和疾病种数对失能老年人抑郁情绪的影响。研究发现，年龄、户籍、经济自评、健康自评、教育年限和失能水平对失能老年人抑郁情绪具有显著影响。其中，失能老年人年龄与抑郁情绪得分呈现正相关（$B=0.038$，$SE=0.011$，$p<0.001$），年龄越大，失能老年人的抑郁情绪得分越高。失能老年人的教育年限与抑郁情绪呈负相关（$B=-0.161$，$SE=0.034$，$p<0.001$），受教育的年限越长，失能老年人抑郁情绪得分越低，精神越健康。城市失能老年人比农村失能老年人的抑郁情绪得分低（$B=-0.536$，$SE=0.251$，$p<0.05$）。经济自评"好"的失能老年人抑郁情绪得分低于经济自评"差"的失能老年人（$B=-2.226$，$SE=0.315$，$p<0.001$）；经济自评"一般"的失能老年人抑郁情绪得分低于经济自评"差"的失能老年人（$B=-1.397$，$SE=0.225$，$p<0.001$）。健康自评"好"的失能老年人抑郁情绪得分低于健康自评"差"的失能老年人（$B=-2.335$，$SE=0.254$，$p<0.001$），健康自评

"好"的失能老年人有较低的抑郁情绪得分；健康自评"一般"的失能老年人抑郁情绪得分低于健康自评"差"的失能老年人（B=-1.087，SE=0.236，p<0.001）。失能水平与失能老年人的抑郁情绪得分呈正相关（B=0.122，SE=0.055，p<0.001），表示失能老年人的失能水平越高，失能老年人的抑郁情绪得分越高。

二是有子女经济支持的社区居家失能老年人抑郁情绪得分更低。模型2是在模型1中加入了子女的经济支持、情感支持和服务支持，分析非正式社会支持对社区居家失能老年人抑郁情绪的影响。如表4-9所示，有子女经济支持的失能老年人抑郁情绪得分更低（B=-0.657，SE=0.177，p<0.001），假设H2a通过检验。子女的情感支持和服务支持与失能老年人的抑郁情绪无显著相关，假设H2b和H2c未通过检验。

三是养老保险、医疗保险和社区服务等正式社会支持与失能老年人抑郁情绪无显著相关。模型3是在模型2中加入了养老保险、医疗保险和社区服务等正式社会支持变量，考察正式社会支持对失能老年人抑郁情绪的影响。调研中，养老保险、医疗保险和社区服务与失能老年人的抑郁情绪无显著相关，假设H5a、H5b和H5c均未通过检验。

考察模型的拟合优度发现，从模型0到模型2，AIC、BIC越来越小，模型的拟合优度越来越好。

二 不同失能等级社区居家失能老年人抑郁情绪的社会支持分析

从失能等级来看社会支持对社区居家失能老年人的抑郁情绪影响，见表4-10。

表4-10 不同失能等级社区居家失能老年人抑郁情绪的社会支持回归分析

变量	完全失能老年人	半失能老年人
子女经济支持	-1.278（0.430）***	-0.487（0.196）**
子女情感支持	-0.567（0.455）	-0.058（0.194）
子女服务支持	0.080（0.558）	0.366（0.234）
社区服务	-0.332（0.397）	-0.107（0.170）
养老保险	0.916（0.431）**	0.124（0.177）
医疗保险	-0.388（0.578）	-0.339（0.263）
年龄	-0.016（0.026）	0.559（0.012）**

续表

变量	完全失能老年人	半失能老年人
性别（vs 女）	-1.032（0.496）*	-0.084（0.227）
教育年限	-0.175（0.083）*	-0.175（0.037）***
户籍（vs 农村）	-1.767（0.584）**	-0.418（0.292）
婚姻（vs 无配偶）	-0.724（0.552）	0.316（0.234）
子女数量	0.036（0.113）	-0.057（0.044）
经济自评一般（vs 差）	-0.979（0.584）	-1.434（0.244）***
经济自评好（vs 差）	-2.436（0.910）**	-2.333（0.337）***
健康自评一般（vs 差）	-1.027（0.563）	-1.172（0.258）***
健康自评好（vs 差）	-2.460（0.587）***	-2.492（0.274）***
患病种数	0.172（0.128）	0.026（0.061）
截距	16.721（2.541）***	13.869（0.487）***
sd（_cons）	1.421（0.330）***	1.499（0.138）***
sd（Residual）	4.155（0.156）***	4.122（0.067）***
ICC	0.1048	0.1168
Log likelihood	-1536.448	-8084.056
AIC	3112.895	16208.11
BIC	3198.39	16326.83
n	180	941

注：(1) ***p<0.001, **p<0.01, *p<0.05；(2) 括号内为稳健标准误；(3) 变量括号内为参照组。

资料来源：作者自制。

一是完全失能老年人中，有子女经济支持的完全失能老年人抑郁情绪得分较低，有养老保险的完全失能老年人抑郁情绪得分较高。具体来看，非正式社会支持中，有子女经济支持的完全失能老年人抑郁情绪得分显著较低。表明子女经济支持能有效降低完全失能老年人的抑郁情绪，进而维护其精神健康。正式社会支持中，有养老保险的完全失能老年人抑郁情绪得分更高。究其原因，养老保险可能挤出了子女的经济支持和服务支持，导致社区居家失能老年人抑郁情绪增加。也有可能是完全失能老年人对养老保险有一定的期望，但是养老保险待遇给付标准较低难以满足其需求,因有心理落差或引起家庭矛盾而导致其精神健康下降。[①]从控制变量来看,男性、较长教育年限、城市、经济自评"好"、健康自评"好"的完全失能老年人抑郁情绪得分较低,精神健康较好。

二是半失能老年人中,有子女经济支持的半失能老年人抑郁情绪得分更低。非正式社会支持中,有子女经济支持的半失能老年人的抑郁情绪得分较低,精神健康较好。半失能老年人年龄越大,抑郁情绪得分越高。较长教育年限、经济自评"好"和"一般"、健康自评"好"和"一般"的半失能老年人抑郁情绪得分较低。

三 社区居家失能老年人抑郁情绪的社会支持的异质性分析

由于年龄、性别和城乡等都会影响失能老年人的抑郁情绪得分,因此,在基本回归的基础上,探讨社会支持对失能老年人抑郁情绪得分在年龄、性别和城乡分组数据中的影响。

(一)从城乡看社会支持对社区居家失能老年人抑郁情绪的影响

城市社区的社区邻里关系是一种半封闭状态,失能老年人可能无法获得精神健康支持;农村社区是完全开放的状态,由于地缘形成的社区邻里关系会更加长久。从城乡看社会支持对失能老年人的抑郁情绪的影响,如表4-11中模型1所示。

表4-11 分城乡、性别、年龄的社区居家失能老年人抑郁情绪的社会支持回归分析

变量	模型1		模型2		模型3	
	城市 (n=173)	农村 (n=948)	女性 (n=768)	男性 (n=353)	65—79岁 (n=459)	80岁及以上 (n=662)
子女经济支持	-1.133*** (0.431)	-0.455* (0.196)	-0.466* (0.217)	-0.905*** (0.308)	-1.005*** (0.283)	-0.397 (0.227)
子女情感支持	0.045 (0.489)	-0.179 (0.190)	-0.139 (0.220)	-0.141 (0.301)	-0.250 (0.261)	-0.082 (0.243)
子女服务支持	0.571 (0.568)	0.207 (0.232)	0.363 (0.280)	0.132 (0.338)	0.115 (0.300)	0.529 (0.317)

[①] 杨雅惠:《基本养老保险对老年健康的影响研究——基于CHARLS数据的实证分析》,硕士学位论文,浙江工商大学,2020年。

续表

变量	模型1		模型2		模型3	
	城市 (n=173)	农村 (n=948)	女性 (n=768)	男性 (n=353)	65—79岁 (n=459)	80岁及以上 (n=662)
社区服务	-0.261 (0.427)	-0.121 (0.167)	-0.126 (0.188)	-0.173 (0.275)	-0.423 (0.242)	0.063 (0.203)
养老保险	0.712 (0.568)	0.216 (0.170)	**0.398*** **(0.195)**	-0.182 (0.299)	0.257 (0.260)	0.207 (0.210)
医疗保险	0.134 (0.450)	**-0.518*** **(0.285)**	-0.379 (0.285)	-0.067 (0.437)	-0.041 (0.370)	-0.457 (0.313)
年龄	0.014 (0.033)	0.036** (0.012)	0.034* (0.013)	0.027 (0.021)		
性别（vs女）	-1.230* (0.588)	0.038 (0.219)			0.208 (0.319)	-0.398 (0.273)
教育年限	-0.158*** (0.066)	-0.163*** (0.042)	-0.189*** (0.052)	-0.149*** (0.045)	-0.209*** (0.046)	-0.146** (0.051)
户籍（vs农村）			-0.445 (0.312)	-1.335** (0.464)	-0.636 (0.427)	-0.756* (0.327)
婚姻（vs无配偶）	-0.075 (0.630)	0.188 (0.226)	0.231 (0.264)	0.012 (0.371)	-0.437 (0.330)	0.457 (0.279)
子女数量	-0.194 (0.129)	-0.021 (0.042)	-0.062 (0.047)	-0.002 (0.079)	-0.003 (0.075)	-0.061 (0.048)
经济自评一般（vs差）	-2.044*** (0.731)	-1.318*** (0.233)	-1.446*** (0.267)	-1.089*** (0.406)	-1.333*** (0.347)	-1.423*** (0.294)
经济自评好（vs差）	-1.942** (0.891)	-2.399*** (0.337)	-2.625*** (0.373)	-1.055** (0.582)	-1.959*** (0.527)	-2.288*** (0.393)
健康自评一般（vs差）	-0.761 (0.709)	-1.133*** (0.247)	-1.226*** (0.275)	-0.943* (0.449)	-1.320*** (0.353)	-0.766* (0.319)
健康自评好（vs差）	-1.325 (0.731)	-2.480*** (0.266)	-2.406*** (0.294)	-2.375*** (0.487)	-2.042*** (0.403)	-2.305*** (0.331)
失能水平	0.066 (0.087)	0.149*** (0.038)	0.168*** (0.040)	-0.037 (0.071)	0.105 (0.065)	0.165*** (0.039)
患病种数	0.058 (0.107)	0.039 (0.065)	0.066 (0.065)	0.045 (0.100)	0.111 (0.084)	-0.028 (0.073)
截距	12.300	10.794	10.855	11.748	14.062	13.445
sd (_cons)	1.861	1.309	1.376	1.468	1.661	1.257

续表

变量	模型1		模型2		模型3	
	城市 (n=173)	农村 (n=948)	女性 (n=768)	男性 (n=353)	65—79岁 (n=459)	80岁及以上 (n=662)
sd (Residual)	4.239	4.111	4.154	4.084	4.067	4.176

注：(1) ***$p<0.001$，**$p<0.01$，*$p<0.05$；(2) 括号内为稳健标准误；(3) 变量括号内为参照组。

资料来源：作者自制。

一是城市失能老年人中，有子女经济支持的城市社区居家失能老年人抑郁情绪得分较低。具体来看，有子女经济支持的城市失能老年人的抑郁情绪得分更低，精神健康更好（B=-1.133，SE=0.431，$p<0.001$）。此外，性别、教育年限和经济自评也影响其抑郁情绪。城市失能老年人中，男性失能老年人的抑郁情绪得分比女性更低；教育年限越长的失能老年人抑郁情绪得分越低；经济自评"好"和"一般"的城市失能老年人的抑郁情绪得分低于经济自评"差"的失能老年人。

二是农村失能老年人中，有子女经济支持和医疗保险的农村社区居家失能老年人抑郁情绪得分越低。子女经济支持与农村失能老年人抑郁情绪呈负相关（B=-0.455，SE=0.196，$p<0.05$），表明子女支持对农村失能老年人的抑郁情绪起保护作用。医疗保险与农村失能老年人的抑郁情绪呈负相关，有医疗保险的农村失能老年人抑郁情绪得分更低（B=-0.518，SE=0.285，$p<0.05$）。此外，年龄、教育年限、经济自评、健康自评和失能水平都与农村失能老年人的抑郁情绪得分显著相关。年龄越大的农村失能老年人抑郁情绪得分越高。教育年限越长的农村失能老年人抑郁情绪得分越低。与经济自评状况"差"的农村失能老年人相比，经济自评状况"好"和"一般"的农村失能老年人的抑郁情绪得分更低。与健康自评状况"差"的农村失能老年人相比，健康自评"好"和"一般"的农村失能老年人的抑郁情绪得分更低。失能水平越高的农村失能老年人抑郁情绪得分越高。

（二）从性别看社会支持对社区居家失能老年人抑郁情绪的影响

从性别来看社会支持对失能老年人抑郁情绪的影响，见表4-11的模型2：

一是女性失能老年人中，有子女经济支持的女性失能老年人抑郁情绪得分较低，但是有养老保险的女性失能老年人抑郁情绪得分较高。具体来看，子女经济支持与女性失能老年人抑郁情绪呈负相关（B= -0.466，SE=0.217，p<0.05）；养老保险与女性失能老年人的抑郁情绪呈正相关（B=0.398，SE=0.195，p<0.05）。女性失能老年人更希望得到子女的经济支持和情感支持，养老保险可能挤出子女经济支持和情感支持，进而增加女性失能老年人抑郁情绪得分。

此外，在女性失能老年人中，年龄、教育年限、经济自评、健康自评和失能水平影响其抑郁情绪得分。年龄越大的女性失能老年人抑郁情绪得分越高；教育年限越长的女性失能老年人抑郁情绪得分越低。与自评经济状况"差"的女性失能老年人相比，经济状况"好"和"一般"的女性失能老年人抑郁情绪得分较低。健康自评"好"和"一般"的女性失能老年人的抑郁情绪得分低于自评健康状况"差"的女性失能老年人。失能水平越高的女性失能老年人抑郁情绪得分越高。

二是男性失能老年人中，有子女经济支持的男性失能老年人抑郁情绪得分较低。男性失能老年人的抑郁情绪得分受子女经济支持、教育年限、户籍、经济自评、健康自评的显著影响。其中，有子女经济支持的男性失能老年人的抑郁情绪得分更低（B=-0.905，SE=0.308，p<0.001），表明子女经济支持对男性失能老年人的抑郁情绪起保护作用。此外，教育年限越长的男性失能老年人抑郁情绪得分越低；城市男性失能老年人的抑郁情绪得分比农村的低；经济自评状况"好"和"一般"的男性失能老年人的抑郁情绪得分低于经济自评"差"的男性失能老年人；健康自评"好"和"一般"的男性失能老年人的抑郁情绪得分低于健康自评"差"的男性失能老年人。

（三）从年龄看社会支持对社区居家失能老年人抑郁情绪的影响

从年龄来看社会支持对失能老年人的抑郁情绪的影响，见表4-11模型3：

一是低龄失能老年人中，有子女经济支持的65—79岁社区居家失能老年人抑郁情绪得分较低。65—79岁低龄老年人的抑郁情绪主要受子女经济支持、教育年限、经济自评和健康自评的影响。子女经济支持与低龄失能老年人抑郁情绪得分呈负相关（B=-1.005，SE=0.283，p<0.001），表明子女经济支持对低龄失能老年人的抑郁情绪起保护作用。此外，教育年限越长的低龄失能老年人抑郁情绪得分越低；经济自评状

况"好"和"一般"的低龄失能老年人的抑郁情绪得分低于经济自评状况"差"的低龄失能老年人。健康自评"好"和"一般"的低龄失能老年人的抑郁情绪得分低于健康自评状况"差"的低龄失能老年人。

二是高龄失能老年人中，社会支持对80岁以上高龄社区居家失能老年人抑郁情绪得分无显著影响。对80岁及以上失能老年人来讲，其认知功能状况受教育年限、户籍、经济自评、健康自评和失能水平的影响。教育年限越长的高龄失能老年人抑郁情绪得分越低；城市社区高龄失能老年人的抑郁情绪得分较低；经济自评状况"好"和"一般"的高龄失能老年人的抑郁情绪得分低于经济自评状况"差"的高龄失能老年人；健康自评"好"和"一般"的高龄失能老年人的抑郁情绪得分低于健康自评状况"差"的高龄失能老年人；失能水平越高的高龄失能老年人抑郁情绪得分越高。

第四节 社区居家失能老年人生活满意度的社会支持研究

首先建立零模型，如果模型中的截距和斜率随机效应显著不等于零，则使用多层次模型。其次再逐步增加人口学特征和健康变量、非正式社会支持变量和正式社会支持变量。测算方法同上，此处不再赘述。

一 社区居家失能老年人生活满意度的社会支持的基本回归分析

如表4-12所示，零模型的固定效果总截距（cons）数值是3.703，表示失能老年人的生活满意度平均得分，与表4-4中三期失能老年人生活满意度得分平均值基本一致。随机效应部分，生活满意度得分因失能老年人个体因素而异，个体之间的变异值为0.398，标准误为0.018，十分显著。ICC为0.2375，约有23.75%的变异来自个体差异，适合用多层次模型进行分析。

表4-12　社区居家失能老年人生活满意度的社会支持回归分析

变量	模型0 B（SE）	模型1 B（SE）	模型2 B（SE）	模型3 B（SE）
年龄		-0.004* (0.001)	-0.005** (0.001)	-0.004** (0.002)

续表

变量	模型0 B (SE)	模型1 B (SE)	模型2 B (SE)	模型3 B (SE)
性别（vs 女）		-0.017 (0.036)	-0.010 (0.035)	-0.011 (0.035)
教育年限		0.005 (0.005)	0.005 (0.006)	0.004 (0.006)
户籍（vs 农村）		0.107* (0.044)	0.105* (0.044)	0.081** (0.044)
婚姻（vs 无配偶）		-0.012 (0.034)	0.022 (0.037)	0.017 (0.037)
子女数量		0.018* (0.007)	0.014* (0.007)	0.013 (0.007)
经济自评一般（vs 差）		0.332*** (0.039)	0.322*** (0.039)	0.316*** (0.038)
经济自评好（vs 差）		0.565*** (0.055)	0.554*** (0.054)	0.536*** (0.054)
自评健康一般（vs 差）		0.171*** (0.041)	0.163*** (0.040)	0.157*** (0.040)
自评健康好（vs 差）		0.491*** (0.044)	0.481*** (0.043)	0.472*** (0.043)
失能水平		-0.003 (0.006)	-0.004 (0.006)	-0.003 (0.006)
患病种数		0.022* (0.009)	0.021* (0.009)	0.018* (0.009)
子女经济支持			0.022 (0.030)	0.035 (0.030)
子女情感支持			**0.168*** **(0.030)**	**0.157*** **(0.030)**
子女服务支持			0.039 (0.037)	0.037 (0.037)
社区服务				**0.110*** **(0.026)**
养老保险				**0.094*** **(0.028)**
医疗保险				0.027 (0.042)

续表

变量	模型 0 B (SE)	模型 1 B (SE)	模型 2 B (SE)	模型 3 B (SE)
截距	3.703*** (0.017)	3.443*** (0.165)	3.302*** (0.166)	3.167*** (0.170)
sd (_cons)	0.398*** (0.018)	0.269*** (0.021)	0.257*** (0.022)	0.250*** (0.022)
sd (Residual)	0.713*** (0.010)	0.713*** (0.011)	0.712*** (0.010)	0.710*** (0.010)
ICC	0.2375	0.1251	0.1152	0.1104
Log likelihood	-3950.945	-3781.577	-3763.432	-3748.178
AIC	7907.89	7593.154	7562.864	7538.357
BIC	7926.208	7684.747	7672.776	7666.587
n	1121	1121	1121	1121

注：(1) ***p<0.001, **p<0.01, *p<0.05；(2) 括号内为稳健标准误；(3) 变量括号内为参照组。

资料来源：作者自制。

一是年龄较低、城市户籍、子女数量多、经济自评"好"和"一般"、健康自评"好"和"一般"、疾病种数多的社区居家失能老年人生活满意度得分较高。模型 1 是加入社会人口学变量和健康变量的条件模型，考察年龄、性别、教育年限、户籍、婚姻、子女数量、经济自评、健康自评、失能水平和疾病种数对失能老年人生活满意度的影响。由表 4-12 可知，年龄、户籍、子女数量、经济自评、健康自评和疾病种数对失能老年人生活满意度得分有显著影响。其中，失能老年人年龄与生活满意度呈现负相关（B=-0.004, SE=0.001, p<0.05）。城市社区居家失能老年人的生活满意度得分比农村社区居家失能老年人更高（B=0.107, SE=0.044, p<0.05）。失能老年人的子女数量与生活满意度呈正相关（B=0.018, SE=0.007, p<0.05），表示失能老年人子女数量越多，其生活满意度越好。健康自评"一般"（B=0.171, SE=0.041, p<0.001）和"好"（B=0.491, SE=0.044, p<0.001）的失能老年人生活满意度得分高于健康自评"差"的失能老年人。经济自评"一般"的失能老年人生活满意度得分高于经济自评"差"的失能老年人（B=0.332, SE=

0.039，p<0.001），经济自评"好"的失能老年人生活满意度得分高于经济自评"差"的失能老年人（B=0.565，SE=0.055，p<0.001）。患病种数与失能老年人生活满意度得分呈正相关（B=0.022，SE=0.009，p<0.05），表示患慢性病种数越多的失能老年人的生活满意度得分越高。这可能与患慢性病越多的失能老年人更多地关注身体健康，而对生活中不如意的事情具有更多的宽容，进而生活满意度较高。

二是有子女情感支持的社区居家失能老年人生活满意度得分较高。模型 2 是在模型 1 中加入了子女的经济支持、情感支持和服务支持等变量。由表 4-12 可知，子女的情感支持与失能老年人生活满意度得分呈现显著正相关（B=0.168，SE=0.030，p<0.001），有子女情感支持的失能老年人生活满意度越高。

三是有社区服务和养老保险的社区居家失能老年人生活满意度得分较高。模型 3 是在模型 2 中加入了养老保险、医疗保险和社区服务等正式社会支持变量。由表 4-12 可知，养老保险和社区服务均显著影响失能老年人的生活满意度。其中，养老保险与失能老年人生活满意度得分呈显著正相关（B=0.094，SE=0.028，p<0.001），这表明有养老保险的失能老年人生活满意度得分更高。因此，应该提高失能老年人的养老保险的覆盖率以增加失能老年人的生活满意度。社区服务与失能老年人的生活满意度得分呈现显著正相关（B=0.110，SE=0.026，p<0.001），即有社区服务的失能老年人生活满意度更好，应该进一步扩大社区服务的覆盖面，提高失能老年人的生活满意度。正式社会支持对社区居家失能老年人的生活满意度有积极影响，与向运华和姚虹的研究一致。[①]

考察模型的拟合优度发现，从模型 0 到模型 3，AIC、BIC 逐渐减小，模型的拟合优度越来越好。

二 不同失能等级社区居家失能老年人生活满意度的社会支持分析

从失能等级来看社会支持对社区居家失能老年人的生活满意度的影响可以发现（见表 4-13）：

[①] 向运华、姚虹：《城乡老年人社会支持的差异以及对健康状况和生活满意度的影响》，《华中农业大学学报》（社会科学版）2016 年第 6 期。

表 4-13　不同失能等级社区居家失能老年人生活满意度的社会支持回归分析

变量	模型 1	
	完全失能老年人	半失能老年人
子女经济支持	**0.182（0.071）****	0.007（0.034）
子女情感支持	0.143（0.753）	**0.159（0.336）****
子女服务支持	-0.047（0.093）	0.051（0.040）
社区服务	0.031（0.065）	**0.125（0.293）****
养老保险	0.057（0.072）	**0.099（0.030）****
医疗保险	0.028（0.095）	0.035（0.046）
年龄	-0.003（0.005）	-0.005（0.020）*
性别（vs 女）	0.011（0.087）	-0.025（0.038）
教育年限	-0.007（0.014）	0.008（0.006）
户籍（vs 农村）	0.277（0.102）**	0.017（0.050）
婚姻（vs 无配偶）	0.011（0.095）	0.017（0.040）
子女数量	0.018（0019）	0.013（0.007）
经济自评一般（vs 差）	0.458（0.102）***	0.284（0.041）***
经济自评好（vs 差）	0.737（0.159）***	0.512（0.057）***
健康自评一般（vs 差）	0.020（0.098）	0.194（0.044）***
健康自评好（vs 差）	0.405（0.103）***	0.498（0.047）***
患病种数	0.012（0.022）	0.021（0.010）*
截距	3.025（0.441）***	3.183（0.183）***
sd（_cons）	0.300（0.046）***	0.233（0.025）***
sd（Residual）	0.669（0.025）***	0.717（0.011）***
ICC	0.1680	0.0959
Log likelihood	-581.1198	-3156.189
AIC	1202.24	6352.379
BIC	1287.697	6471.019
n	180	941

注：（1）*** $p<0.001$，** $p<0.01$，* $p<0.05$；（2）括号内为稳健标准误；（3）变量括号内为参照组。

资料来源：作者自制。

一是完全失能老年人中，有子女经济支持的完全失能社区居家失能老年人生活满意度得分较高。子女经济支持能提高完全失能老年人生活满意度。从控制变量来看，城市户籍的完全失能老年人的生活满意度得分比农村户籍的完全失能老年人生活满意度得分高。经济自评"好"和"一般"的完全失能老年人的生活满意度得分较高。健康自评"好"的完全失能老年人的生活满意度得分较高。

二是半失能老年人中,有子女情感支持、社区服务和养老保险的半失能老年人生活满意度得分较高。非正式社会支持中,子女情感支持与半失能老年人生活满意度有显著正向影响,表明有情感支持的半失能老年人生活满意度得分较高。正式社会支持中,有社区服务和养老保险的半失能老年人的生活满意度得分较高,精神健康较好。从控制变量来看,年龄越小的半失能老年人的生活满意度得分越高。经济自评"好"和"一般"、健康自评"好"和"一般"的半失能老年人的生活满意度得分较高。疾病种数越多的半失能老年人生活满意度得分越高。

三 社区居家失能老年人生活满意度的社会支持的异质性分析

由于年龄、性别和城乡等都会影响失能老年人的生活满意度,因此,在基本回归的基础上,探讨不同年龄、性别和城乡分组下,社会支持对社区居家失能老年人精神健康的影响。

(一)从城乡看社会支持对社区居家失能老年人生活满意度的影响

一是城市失能老年人中,社会支持对城市社区居家失能老年人的生活满意度得分无显著影响。如表4-14的模型1所示,城市社区居家失能老年人生活满意度不受子女经济支持、情感支持和服务支持等非正式社会支持和社区服务、养老保险和医疗保险等正式社会支持的影响。可能是由于城市失能老年人有更高的精神健康服务需求,但是现有社会支持难以满足其需求,进而社会支持与城市失能老年人的满意度得分无显著影响。从控制变量来看,城市失能老年人的生活满意度受经济自评和自评健康的影响。经济自评"一般"和"好"的城市失能老年人的生活满意度得分较高。健康自评"好"的城市失能老年人的生活满意度得分较高。

表 4-14 分城乡、性别、年龄的社区居家失能老年人生活满意度的社会支持回归分析

	模型 1		模型 2		模型 3	
	城市 (n=173)	农村 (n=948)	女性 (n=768)	男性 (n=353)	65—79岁 (n=459)	80岁及以上 (n=662)
子女经济支持	0.063 (0.075)	0.030 (0.033)	0.023 (0.037)	0.063 (0.052)	0.055 (0.050)	0.031 (0.038)

续表

	模型1		模型2		模型3	
	城市 (n=173)	农村 (n=948)	女性 (n=768)	男性 (n=353)	65—79岁 (n=459)	80岁及以上 (n=662)
子女情感支持	0.0547 (0.085)	**0.174***** **(0.032)**	**0.154***** **(0.038)**	**0.152**** **(0.051)**	**0.154***** **(0.046)**	**0.158***** **(0.041)**
子女服务支持	0.018 (0.098)	0.046 (0.040)	0.043 (0.048)	0.028 (0.057)	0.046 (0.052)	0.020 (0.054)
社区服务	0.007 (0.074)	**0.127***** **(0.028)**	**0.096**** **(0.032)**	**0.136**** **(0.046)**	**0.091*** **(0.042)**	**0.112***** **(0.034)**
养老保险	0.059 (0.098)	**0.097***** **(0.029)**	**0.081*** **(0.033)**	**0.128*** **(0.051)**	**0.150***** **(0.045)**	0.062 (0.035)
医疗保险	0.129 (0.079)	-0.012 (0.049)	0.031 (0.050)	0.005 (0.074)	0.012 (0.066)	0.037 (0.053)
年龄	-0.006 (0.005)	-0.004* (0.002)	-0.004* (0.002)	-0.004 (0.003)		
性别（vs 女）	0.100 (0.099)	-0.039 (0.038)			-0.099 (0.052)	0.034 (0.048)
教育年限	0.004 (0.011)	0.002 (0.007)	0.002 (0.009)	0.005 (0.007)	0.002 (0.007)	0.010 (0.009)
户籍（vs 农村）			0.035 (0.054)	0.168* (0.077)	0.064 (0.070)	0.086 (0.057)
婚姻（vs 无配偶）	0.013 (0.107)	0.024 (0.039)	0.043 (0.046)	-0.033 (0.062)	0.079 (0.054)	-0.023 (0.049)
子女数量	0.012 (0.022)	0.012 (0.007)	0.010 (0.008)	0.023 (0.013)	0.006 (0.012)	0.016 (0.008)
经济自评一般（vs 差）	0.409*** (0.123)	0.303*** (0.040)	0.313*** (0.046)	0.301*** (0.068)	0.263*** (0.056)	0.357*** (0.052)
经济自评好（vs 差）	0.565*** (0.151)	0.536*** (0.058)	0.565*** (0.065)	0.408*** (0.098)	0.411*** (0.086)	0.592*** (0.069)
健康自评一般（vs 差）	0.149 (0.120)	0.165*** (0.043)	0.168*** (0.048)	0.163* (0.075)	0.208*** (0.057)	0.103 (0.056)

续表

	模型1		模型2		模型3	
	城市 (n=173)	农村 (n=948)	女性 (n=768)	男性 (n=353)	65—79岁 (n=459)	80岁及以上 (n=662)
健康自评好（vs 差）	0.482*** (0.123)	0.468*** (0.046)	0.463*** (0.051)	0.527*** (0.081)	0.473*** (0.065)	0.443*** (0.058)
失能水平	0.022 (0.014)	-0.011 (0.006)	-0.009 (0.007)	0.018 (0.011)	-0.007 (0.010)	-0.005 (0.007)
患病种数	0.009 (0.018)	0.023* (0.011)	0.020 (0.011)	0.010 (0.016)	-0.003 (0.013)	0.040*** (0.013)
截距	3.301***	3.176***	3.222***	3.035***	2.911***	2.732***
sd (_cons)	0.289***	0.238***	0.249***	0.238***	0.189***	0.274***
sd (Residual)	0.749***	0.702***	0.718***	0.693***	0.743***	0.687***

注：(1) ***p<0.001，**p<0.01，*p<0.05；(2) 括号内为稳健标准误；(3) 括号内为参照组。

资料来源：作者根据CLHLS2011—2018数据自制。

二是农村失能老年人中，有子女情感支持、社区服务和养老保险的农村社区居家失能老年人生活满意度得分较高。具体来看，有子女情感支持的农村社区居家失能老年人的生活满意度得分更高。同时，养老保险和社区服务与生活满意度呈正相关，有养老保险和社区服务的农村社区居家失能老年人的生活满意度得分更高。此外，年龄、经济自评、健康自评和患病种数也影响农村社区居家失能老年人的生活满意度得分。农村失能老年人的年龄越大，其生活满意度得分越低，农村社区居家失能老年人患病或年纪大后无法进行体力劳动并获得收入，其生活满意度较低。患病种数越多的农村失能老年人生活满意度得分越高，这可能是由于当农村社区居家失能老年人患疾病时，更关注疾病的变化，而对生活有更多的宽容度。经济自评"好"和"一般"、健康自评"好"和"一般"的农村失能老年人生活满意度得分较高。

（二）从性别看社会支持对社区居家失能老年人生活满意度的影响

从性别来看失能老年人的生活满意度影响因素，如表4-14的模型2所示：

一是女性失能老年人中，有子女情感支持、社区服务和养老保险的女性社区居家失能老年人的生活满意度得分更高。女性社区居家失能老年人的生活满意度受社区服务、子女情感支持、养老保险、年龄、经济自评和健康自评的影响。有子女服务支持的女性失能老年人生活满意度得分更高。有社区服务和养老保险的女性失能老年人的生活满意度得分更高。此外，年龄越大的女性失能老年人生活满意度得分越低。经济自评"好"和"一般"、健康自评"好"和"一般"的女性失能老年人生活满意度得分较高。

二是男性失能老年人中，有子女情感支持、社区服务和养老保险的男性社区居家失能老年人生活满意度得分较高。男性失能老年人的生活满意度受子女情感支持、养老保险、社区服务、户籍、经济自评和健康自评的影响。其中，有子女情感支持的男性失能老年人生活满意度得分更高。有社区服务和养老保险的男性失能老年人的生活满意度得分更高。此外，城市户口的男性失能老年人生活满意度得分更高。经济自评"好"和"一般"、健康自评"好"和"一般"的男性失能老年人生活满意度得分较高。

（三）从年龄看社会支持对社区居家失能老年人生活满意度的影响

从年龄来看失能老年人的生活满意度影响因素，如表4-14的模型3所示：

一是低龄失能老年人中，有子女情感支持、养老保险和社区服务的65—79岁低龄社区居家失能老年人生活满意度得分较高。子女情感支持、养老保险、经济自评和健康自评影响低龄老年人的生活满意度。有子女情感支持的低龄失能老年人生活满意度得分更高；有养老保险和社区服务的低龄失能老年人生活满意度得分更高；自评经济状况"一般"和"好"，以及健康自评状况"好"和"一般"的低龄社区居家失能老年人的生活满意度得分较高。

二是高龄失能老年人中，有子女情感支持和社区服务的80岁及以上高龄社区居家失能老年人生活满意度得分较高。对80岁及以上失能老年人来讲，其生活满意度受子女情感支持、社区服务、经济自评、健康自评和患病种数的影响。其中，有子女情感支持的高龄失能老年人生活满意度得分更高；有社区服务的高龄失能老年人生活满意度得分更高；经济自评状况"一般"和"好"的高龄失能老年人的生活满意度得分较高；健康自评状况"好"的高龄失能老年人的生活满意度得分较高；患病种数越多的高龄社区居家失能老年人生活满意度得分越高,这可能与失能老年人更关注疾病而对生活有较多的包容性有关。

本章小结

本章根据质性分析的结果以及文献资料提出社会支持影响社区居家失能老年人精神健康的研究假设,并利用 CLHLS 数据对研究假设进行回归分析和异质性分析。研究发现如下(见表4-15)。

表4-15　社区居家失能老年人精神健康的社会支持研究假设验证情况汇总

研究假设	关系/显著性	验证结果
H1a:有子女经济支持的社区居家失能老年人认知功能得分更高	显著正相关	通过
H1b:有子女情感支持的社区居家失能老年人认知功能得分更高	显著正相关	通过
H1c:有子女服务支持的社区居家失能老年人认知功能得分更高	显著负相关	新发现
H2a:有子女经济支持的社区居家失能老年人抑郁情绪得分更低	显著负相关	通过
H2b:有子女情感支持的社区居家失能老年人抑郁情绪得分更低	不显著	未通过
H2c:有子女服务支持的社区居家失能老年人抑郁情绪得分更低	不显著	未通过
H3a:有子女经济支持的社区居家失能老年人生活满意度得分更高	不显著	未通过
H3b:有子女情感支持的社区居家失能老年人生活满意度得分更高	显著正相关	通过
H3c:有子女服务支持的社区居家失能老年人生活满意度得分更高	不显著	未通过
H4a:有养老保险的社区居家失能老年人认知功能得分更高	不显著	未通过
H4b:有医疗保险的社区居家失能老年人认知功能得分更高	显著正相关	通过
H4c:有社区服务的社区居家失能老年人认知功能得分更高	显著正相关	通过
H5a:有养老保险的社区居家失能老年人抑郁情绪得分更低	不显著	未通过
H5b:有医疗保险的社区居家失能老年人抑郁情绪得分更低	不显著	未通过
H5c:有社区服务的社区居家失能老年人抑郁情绪得分更低	不显著	未通过
H6a:有养老保险的社区居家失能老年人生活满意度得分更高	显著正相关	通过
H6b:有医疗保险的社区居家失能老年人生活满意度得分更高	不显著	未通过
H6c:有社区服务的社区居家失能老年人生活满意度得分更高	显著正相关	通过

资料来源:作者自制。

一是有子女经济支持的社区居家失能老年人认知功能得分更好，抑郁得分低。子女经济支持与社区居家失能老年人认知功能得分呈正相关（假设H1a通过检验），与社区居家失能老年人抑郁情绪呈负相关（假设H2a通过检验），与社区居家失能老年人生活满意度得分无显著相关（假设H3a未通过检验）。总体来讲，有子女经济支持的社区居家失能老年人的认知功能得分更高，抑郁情绪得分更低；子女经济支持能促进社区居家失能老年人精神健康。这表明，经济支持是子女孝道的重要载体，体现了子女的孝顺和尊重，能够达到社区居家失能老年人"养儿防老"的心理预期，促进老年人精神健康。

二是有子女情感支持的社区居家失能老年人认知功能得分和生活满意度得分更高。子女的情感支持与社区居家失能老年人的认知功能得分呈正相关（假设H1b通过检验），与社区居家失能老年人的生活满意度呈正相关（假设H3b通过检验），与社区居家失能老年人抑郁情绪无显著相关（假设H2b未通过检验）。因此，子女情感支持能够有效减缓社区居家失能老年人认知功能退化，提高失能老年人生活满意度，进而促进社区居家失能老年人精神健康。

三是有子女服务支持的社区居家失能老年人认知功能得分更低。子女照料服务支持与社区居家失能老年人认知功能得分显著负相关（假设H1c未通过检验，但是有新的发现），与抑郁情绪无显著相关（假设H2c未通过检验），与生活满意度得分无显著相关（假设H3c未通过检验）。接受子女服务支持的社区居家失能老年人认知功能更差，可能与社区居家失能老年人群体存在"用进废退"的结果有关；[1] 也可能存在子女服务支持侵犯老年人隐私和降低老年人独立性，使失能老年人意识到的无用感和负担感，阻碍其精神健康，加速老年人认知功能的衰退。[2] 此外，也有可能存在自选择偏误，因为老年人的认知能力退化得快，所以子女"自选择"进行服务支持。

四是有养老保险的社区居家失能老年人生活满意度高。养老保险与失能老年人生活满意度呈显著正相关（假设H6a通过检验），与抑郁情绪

---

[1] Zachary Zimmer, Julia Kwong, "Family Size and Support of Older Adults in Urban and Rural China: Current Effects and Future Implications", *Demography*, Vol. 40, No. 1, 2003, pp. 23-44.

[2] 王萍、高蓓：《代际支持对农村老年人认知功能发展趋势影响的追踪研究》，《人口学刊》2011年第3期。

无显著相关（假设 H5a 未通过检验），与社区居家失能老年人认知功能得分无显著相关（假设 H4a 未通过检验）。养老保险增加了社区居家失能老年人的生活满意度符合本书研究假设。但是有养老保险的部分社区居家失能老年人的抑郁情绪得分较高，从城乡、性别、年龄及失能等级来看，有养老保险的弱势群体的抑郁情绪得分较高，可能由于国家或地方政府对此类弱势群体更多地从社会救助角度为其代缴养老保险，在调研中失能老年人自评"有养老保险"的比例较低影响了数据结果。另外，养老保险的实施对子女的经济支持有一定的挤出效应，失能老年人因子女的经济支持减少而更容易引起抑郁情绪。失能老年人对于养老保险有较高期待，但是由于社会养老保险的待遇给付比较低难以满足需求，希冀养老保险能改善其生活收入的期待未实现会产生心理落差，影响其精神健康。

五是有医疗保险的社区居家失能老年人认知功能得分更高。医疗保险对社区居家失能老年人认知功能得分有正向影响（假设 H4b 通过检验），与抑郁情绪无显著相关（假设 H5b 未通过检验），与社区居家失能老年人生活满意度无显著相关（假设 H6b 未通过检验）。医疗保险能有效地帮助社区居家失能老年人进行疾病的预防和治疗，进而增进失能老年人认知功能得分。

六是有社区服务的社区居家失能老年人认知功能得分和生活满意度得分更高。社区服务对社区居家失能老年人认知功能得分有正向影响（假设 H4c 通过检验），与抑郁情绪无显著相关（假设 H5c 未通过检验），与社区居家失能老年人生活满意度显著正相关（假设 H6c 通过检验）。社区服务能够有效增加社区居家失能老年人的认知功能得分和生活满意度，保障失能老年人精神健康。有医疗保险的社区居家失能老年人认知功能得分更高。当然，不能排除认知功能得分高的老人能够感知社区提供的服务，所以被问到是否有社区服务的时候倾向于表达有。

第五章　社区居家失能老年人精神健康社会支持存在问题及原因分析

当前，我国老龄政策集中在"老有所养"，建立健全老年人的社会保障体系，增加失能老年人的物质生活保障和服务保障等方面，忽视了社区居家失能老年人的精神健康的保障。社区居家失能老年人不断增长的精神健康服务需求与较为薄弱的精神健康的社会支持之间的矛盾日益凸显。

本章根据本书第三章和第四章有关分析结论，总结社区居家失能老年人精神健康社会支持存在的问题，并对其原因进行分析。本章主要分为两个部分：第一部分是社区居家失能老年人精神健康社会支持的问题分析；第二部分是社区居家失能老年人精神健康社会支持存在问题的原因分析。

第一节　社区居家失能老年人精神健康社会支持存在的问题分析

一　社区居家失能老年人精神健康社会支持主体缺位越位并存

精神健康社会支持的主体主要是政府、社区、企业、社会组织、社区邻里、亲朋好友和家庭。目前有关社区居家失能老年人精神健康的政策多为理论性指导与宏观建议，缺乏行之有效的顶层设计，精神健康社会支持主体存在缺位、越位、协调性不足和专业队伍不健全等问题。

（一）精神健康社会支持主体缺位

社区居家失能老年人精神健康的社会支持是一个复杂工程，仅靠政府的力量难以实现，需要社区、企业、社会组织、社区邻里及亲朋好友等多主体共同参与，为社区居家失能老年人提供精神健康知识宣教、预防、干预、照护等精神健康服务，为失能老年人提供交流和情感支持。

1. 政府的缺位

政府作为精神健康社会支持主体之一，存在缺位现象。一是政府在精神疾病预防上缺位。政府应该重视精神健康问题，并提供相应的资金进行精神疾病的预防。但是政府通常只关注失能老年人的身体健康，忽视失能老年人的精神疾病的预防。二是政府资金支持缺位。目前政府财政支持只针对社区居家失能老年人精神疾病的治疗和康复，很少关注社区居家失能老年人的精神疾病预防。政府投入不足，影响精神健康服务的公平性。在经济不发达的农村地区，政府缺位导致了农村老年人的精神健康服务资源的匮乏，不利于精神疾病的防治。三是卫生服务机构等基础设施缺位。医疗卫生服务部门，尤其是家庭医生等基层卫生服务中心是失能老年人精神疾病的重要"预警器"。社区卫生服务中心定位不准，无法主动筛选社区居家失能老年人精神健康状况，只能被动等待失能老年人到社区卫生服务中心咨询。四是人才队伍建设缺位。目前的培养方案中，对精神健康服务的重视不够，老年人精神健康相关专业较少，不利于精神健康服务业的发展。

2. 企业和社会组织的缺位

企业追求利益最大化，始终以营利为目的，从开展社会生产中获得社会价值。由于社区居家失能老年人精神健康服务是具有非排他性的"准公共物品"，企业在社区居家失能老年人精神健康服务供给中难以获得利润。因此，企业对精神健康服务供给的动力不足，在正式社会支持中长期缺位。

同时，社会组织在社区居家失能老年人精神健康服务中缺位，在精神健康服务领域的作用发挥有限，是我国精神健康社会支持体系的短板。社区居家失能老年人的精神疾病筛查、预防、治疗和康复等都离不开社会组织力量的支持。专业社会组织在社区居家失能老年人精神健康服务中的缺位主要表现为：一方面，有关精神健康的非营利社会组织的发展较为缓慢，难以满足社区居家失能老年人的精神健康服务需求；另一方面，社区里面很少有群众自发形成的非营利性社会组织，例如老年协会和老伙伴计划等。社区居民参加非营利组织和志愿者队伍的热情和动力不足。调研中，仅有8人提到了接受社会组织（老年协会）提供的志愿服务，在一定程度满足精神健康服务需求。

3. 亲朋好友和社区邻里的缺位

随着社区居家失能老年人年龄的增长，亲朋好友的缺位现象越来越明显。

首先，亲朋好友支持缺位。社区居家失能老年人的朋友年纪大难以相聚。社区居家失能老年人失能后，很少外出探亲访友。"平时交往的就是一些亲戚，有事就联系，没事就各过各的日子，跟我年纪差不多了都不在了，在的也没有几个了。"（CQ-11）"亲戚年纪都很大了，不怎么走动、交流了。"（SH-01）"现在主要的交际圈子是兄弟姐妹、亲戚，谁家办喜事请客啥的，才会走动走动。由于住得比较远，走动也不是很多了。"（JS-03）

其次，社区邻里支持缺位。随着城市化进程加速，农村社区长久发展起来的邻里互助文化被打破，"城市冷漠"的问题日益凸显，社区邻里的关怀也越来越少。调研发现，在农村社区居家失能老年人表示，"我们这么多年邻居了，上一辈关系维持得那么好，有点啥困难去帮个忙，都是应该的……三四十年的邻居，她们几个关系一直不错，自从她得这毛病，总来家里看她，和她说说话。"（SD-06）在城市，社区居民具有较强的自我封闭性，失能老年人与社区邻里的沟通、交流不畅，增加了失能老年人的社会隔离，不利于失能老年人的精神健康。"现在拆迁和老邻居都分开了，不怎么来往了。现在邻居都是拆迁后认识的，关系没有之前好。现在都门一关，各过各的日子，我们不跟别人计较，客客气气。"（JS-03）"邻居都是年轻人，白天会出去工作，社区里没有人的，也不认识。"（SH-01）

最后，志愿者力量长期缺位。改革开放以来，人民生活水平不断提高，但是我国社会志愿者力量一直未充分动员，对社区居家失能老年人精神健康保障的积极性不高。社会志愿者散点式提供精神健康服务容易导致社区精神卫生服务资源的浪费、各个组织功能重合或者不匹配，社区居家失能老年人精神健康服务具有偶然性。"我们很羡慕邻村的，他们村被评为了贫困村，定期有大学生（志愿者）去为他们村的孤寡老人和失能老人提供精神文化服务，听说有唱歌的、跳舞的，很是热闹……我们村就没有。"（SD-01）"之前社区里面有活动，会组织中小学生来探望老年人，但是不固定，有时候来了坐坐、拍拍照片就走了，有时候会帮忙打扫打扫卫生……"（SH-20）

4. 子女支持的缺位

家庭成员理解的对社区居家失能老年人的精神慰藉就是"孝顺"，为社区居家失能老年人提供经济支持和服务支持，"饿不着、冻不着"就是对失能老年人的精神慰藉。家庭照料者在照护社区居家失能老年人时，需要投入大量的时间和精力，由于工作压力和心理压力等原因，家庭照料者很容易出现缺位。但是本书研究发现，随着城市化进程加快及人口流动增多，子女忙于工作难以有足够的时间和精力照护失能老年人，更缺乏与失能老年人精神交流沟通，难以提供精神关爱和精神慰藉服务。本书发现，60%以上的社区居家失能老年人照料者表示照顾失能老年人有困难，希望获得其他家庭成员的支持和社会的关心。"我给儿子谈老伴养老的事情，他们装傻不搭理我。我十月怀胎把他们生下来，养他们这么大，不容易。现在大了，爸妈没办法生存了，就装傻……（哭泣）想起来就很难过，他们也没尽孝心……"（CQ-03-ZH）。

随着老年人失能时间增加，子女支持缺位现象逐渐增多。本书发现，社区居家失能老年人的精神慰藉和照料服务每天约占去家庭照料者的15个小时，甚至较为严重的失能老年人必须24小时进行关注。子女的精神压力较大。家庭照料者在照料失能老年人时，会受到失能老年人消极情绪的影响，进而产生各种心理压力，需要相应的社会支持。尤其是在失能老年人处于失智或患严重精神疾病时，家庭照料者的心理压力会更大，甚至会产生抑郁情绪。因此，很多子女减少了对失能老年人精神慰藉的投入。"母亲平时会大吵大叫，有较强的倾诉欲望。但是说话颠三倒四的，说得我心烦意乱的。我不听她讲，让她自己在这里说。我就出去忙家务，没空听她唠叨。我有较大的心理压力，照顾老人，既爱又恨"。(SH-08-ZH)

（二）精神健康社会支持主体越位

社区居家失能老年人精神健康的社会支持缺乏长远的战略发展规划，社会支持主体的越位现象严重。目前，我国社区居家失能老年人精神健康服务仍是政府和家庭为主，政府和家庭常常发生越位的现象。主要表现为：

1. 政府的越位

社区居家失能老年人精神健康服务中政府过多地承担了精神疾病的治疗和服务功能，挤出了市场和社会组织应该提供的精神卫生服务。由于我国精神卫生服务资源有限，仍以"重性"或"严重"精神病患者为主要服务对象。① 据统计，山东省共有57所精神卫生医疗机构设立康复科或工娱室，其主要服务对象仅为住院患者，无只针对居家患者服务的机构，其主要形式为财政预算拨款；而相应民间资本的精神健康服务的有关企业和社会组织较少。②

2. 子女的越位

社区居家失能老年人精神健康服务中，子女支持存在越位现象。本书研究发现，如表4-15所示，有子女服务支持的失能老年人认知能力较低，这一现象在半失能老年人中尤其明显。子女过多的服务支持会挤出失能老年人的自我服务照顾，影响社区居家失能老年人的独立性。"我有时候就想帮着子女擦擦桌子、扫扫地……女儿让我老老实实坐着啥也不动，看他们忙……"（SD-01）

（三）精神健康社会支持主体协调性不足

1. 政府把精神健康服务责任推向家庭

长期以来，我国政府和社会关注社区居家失能老年人的物质保障（失能津贴、养老保障）和服务保障（医疗保障和社区服务），忽略社区居家失能老年人的精神健康，把失能老年人的精神健康推向家庭责任。社区长期以来缺乏对社区居家失能老年人群体的了解，忽视了其心理和精神需求。身心健康和社会适应能力好的失能老年人可以自我适应，不需要获得社会的精神健康支持；但是自理能力较差的失能老年人需要社区的精神健康服务。

2. 政府各部门职责边界不清

社区居家失能老年人的精神健康服务需要卫健部门、民政部门、人社部门等多部门协调完成，但是目前政府部门之间职责边界不清。由于缺乏顶层设计，各部门职责权限混乱，各部门间缺乏横向信息沟通，合作存在瓶颈。具体来看，民政部门主管社区养老服务，卫生与健康委员会负责精神疾病的治疗和康复，人社部门管理养老保险、医疗保险等社会保障制度，残联主管残疾老年人的津贴，但是各个部门之间没有明确的职责边界。

---

① 黄悦勤：《我国精神卫生的现状和挑战》，《中国卫生政策研究》2011年第9期。
② 王文萍：《山东省精神卫生资源配置现状及其公平性研究》，硕士学位论文，山东大学，2019年。

3. 各主体精神健康服务供给缺乏协同机制

社区居家失能老年人精神健康的社会支持存在"碎片化",社会支持主体之间缺乏整体性运行机制和协同治理体系,社区居家失能老年人精神健康的信息化程度不足。政府主导的精神健康服务,很容易导致政府权力过大,挤压社区志愿者主体的精神慰藉功能,影响其自主性。社区居家失能老年人精神健康服务缺乏一定的指导,很容易出现某一项精神健康服务各主体扎堆服务,而复杂或困难的精神健康服务项目无人提供的现象。例如,曾因缺乏各个主体之间的协调合作,出现"老年人平时无人问津,重阳节一天,志愿者为老年人洗7次脚"的事情。

(四) 精神健康社会支持专业队伍不健全

社区居家失能老年人精神健康服务本身决定着服务人员必须具备较高的专业素养。但是,由于社会普遍对精神健康的职业认同感偏低,精神健康服务专业化程度低,给精神健康服务供给造成巨大阻力。一方面,精神健康服务人员数量较少,难以满足需求;另一方面,精神健康相关的社会支持主体的专业性亟待加强。支持主体对于精神健康的认识和了解不多,使得社区养老服务质量参差不齐。精神健康的社会支持主体专业队伍不健全主要表现为以下几个方面:

1. 服务队伍专业化不足

我国的社区居家失能老年人精神健康的服务队伍主要由精神科医生、护士、心理咨询师和社会工作者组成,缺乏专业的精神健康管理师,难以为社区居家失能老年人提供专业的精神健康服务。我国社区精神健康服务队伍存在问题,如全职的专业的精神健康服务人员少、精神健康服务人员流动性大。[①] 一是我国精神健康专业人员缺乏。社区居家失能老年人精神卫生领域的专业人员数量严重不足。[②] 根据国家卫生健康委疾控局精神卫生处数据,截至2018年年底,我国精神科执业医师40435人,心理治疗师5000余人;每10万人口执业精神科医生数2.9名,远低于全球4名平均数;注册护士101282名,平均每10万人口7.3名,低于全球13

[①] 洪旭、杨莉:《厦门市基层重性精神病健康管理人员现况调查》,《中国心理卫生杂志》2016年第10期。

[②] 姚付新等:《中国2004年以来精神卫生服务的发展与问题》,《中国心理卫生杂志》2015年第5期。

名平均数。① 我国精神健康管理人员、精神科医生护士、心理治疗师等精神卫生人力资源长期低于全球平均水平。与WHO公布的《2001年全球精神卫生资源》相比，我国精神科医师和精神科护士分别仅为全球平均数的1/3和1/5。② 徐婷婷等调查发现，精神医学专业人员缺乏，兼职从事精神障碍健康管理的专职从事工作人员约占73.5%，专职人员仅有26.5%。③ 二是人员岗位变动较大，队伍稳定性差。我国精神健康有关的人员岗位变动较大，队伍稳定性差。不利于失能老年人及家属与精神健康服务人员建立长期的互信关系，从而影响失能老年人及其家属的配合度。我国缺乏精神健康管理相关的培训标准和资格认定，很多精神健康服务从业人员属于无证上岗，缺乏必备的专业知识，亟待进行精神健康服务培训。

2. 服务队伍稳定性不高

养老服务队伍服务稳定性不高，难以形成制度化的社会支持主体。以上海市开展的"老伙伴"计划为例，低龄老年志愿者经过简单的培训后为高龄或失能老年人提供探望、聊天等精神健康服务，但是由于对精神健康知识和人际交往技巧等掌握较少，难以满足社区居家失能老年人的精神健康服务需要。此外，社区志愿者队伍的稳定性不高，很多志愿者的精神健康服务都是随机性的。有时间了就去看看社区居家失能老年人，没有时间了就不去了，缺乏奖惩制度导致志愿者积极性不高，全靠个人道德和良心的约束。

二 社区居家失能老年人精神健康社会支持客体需求瞄准错位

（一）社会支持的服务对象瞄准机制不健全

我国社区服务工作重点在自理老年人，往往忽视社区居家失能老年人，这样很容易导致服务的供需不匹配。社区工作的开展重点面向身体健康的自理老年人，面向失能老年人的文体活动很少，与失能老年人的互动联系较少。

---

① 中青在线：《16.57%国人受"心病"困扰我们应如何守护"心"健康?》，http://news.cyol.com/app/2019-11/26/content_18253630.htm，2023年12月10日。
② 杜舒宁、王健：《我国农村精神卫生服务供给、利用情况分析》，《中国社会医学杂志》2011年第4期。
③ 徐婷婷等：《广西壮族自治区乡镇卫生院严重精神障碍健康管理人员现况调查》，《中国全科医学》2020年第20期。

1. 社区精神健康和心理服务对象瞄准错位

调研发现，我国很多社区配有心理咨询室和社区热线等精神健康服务项目或内容，大多数心理咨询室是为自理的居民服务的，但是自理的老年人往往有丰富的社会资源和社会参与，很少产生精神健康问题需要用到心理咨询室。社区居家失能老年人最需要精神健康服务，但社区中缺少适合社区居家失能老年人使用的心理救助站和心理和精神健康上门服务。即便是心理热线服务也难以发挥对社区居家失能老年人精神健康慰藉的功效。研究发现，社区居家失能老年人的不良情绪往往出现在夜晚2—3点，半夜睡不着而乱想，产生孤独、焦虑和无意义等不良情绪。但是，目前社区热线只限于白天服务，夜晚无人接听，失能老年人有心事也不知道给谁说。

2. 精神卫生服务对象瞄准错位

由于精神健康保障的宣传力度不够，很多老年人对精神健康的关注度、认知度和服务利用度很低，很多轻度精神疾病的失能老年人被排除在精神卫生服务体系之外。一方面我国精神障碍患病率高，精神卫生服务资源配置率低，供给缺口大；另一方面，我国精神科仍有20%—30%的空床率。[①] 国内的精神卫生服务能力和水平不能满足轻度精神疾病的失能老年人的需求，应该积极探索构建适合全体居民的精神健康社会支持体系。

（二）社会支持未激励服务对象主观能动性

目前我国大部分社会政策都是自上而下的，往往忽视失能老年人的主动性。社区居家失能老年人既是精神健康服务的对象，也是精神健康服务的主体，应发挥失能老年人的主观能动性，主动调适心态，促进精神健康。如果社区居家失能老年人没有积极乐观的态度和较好的社会适应能力，会失去生活信心和对人生价值的追求，得过且过的思想丛生，很容易导致抑郁、无意义等情绪。

此外，社会损害理论认为，老年人晚年会与社会赋予的"弱势群体"的标签发生冲突而导致生活失衡和崩溃。社区居家失能老年人的生理机能衰退导致老年人的消极心态，影响其社会参与度，导致精神生活缺失。因失能老年人是无助的、缺乏生产力的，于是其逐步丧失话语权，并且人

[①] 叶锦成、高万红、叶少勤：《中国精神卫生服务：挑战与前瞻》，社会科学文献出版社2012年版，第21页。

们定义的"年老体弱、跟不上时代发展、社会负担"等消极信息,增加了失能老年人的自卑感。社区居家失能老年人的正常情绪被认为是消极的,子女对老年人的过度关心,给老年人带来消极的心理暗示,如"老了,不行了",失能老年人会觉得自己缺乏自主决断的能力,对其精神健康产生严重的损害。本书发现,有子女服务支持的社区居家失能老年人认知能力得分较低,存在"用进废退"的现象。因此,社会支持过程中忽视社区居家失能老年人的主动性,会进一步阻碍失能老年人的精神健康。

(三)社会支持忽视服务对象精神健康诉求

在社区居家失能老年人精神健康社会支持的过程中,完全将失能老年人的意见和想法排除在外,忽视他们对精神健康服务需求主观感受的表达,不利于满足失能老年人的照护服务需求和提升他们的生活质量。虽然社区居家失能老年人行动不便失能了,但仍有大量的空闲时间和强烈的精神健康需求,迫切希望获得文化知识类活动以便适应日新月异的生活;也期待参与文体娱乐类活动和社会交往活动来充实生活、缓解精神压力。期待老邻居和老同事能够串门聊天、打牌打麻将、外出跳广场舞,以缓解自己对疾病的压力和焦虑。"国家可以免费提供公共娱乐场所,让更多的老年人有个地方聊天、交流,把失能老年人接过来,坐在一起聊聊天,看看电视,打打牌,那多好!现在大家都是各人进各家门,没有太多来往,多寂寞。"(HN-06)

三 社区居家失能老年人精神健康社会支持内容少且专业化低

目前,社区居家养老服务虽然规划齐全,但是精神慰藉服务、紧急救助服务等社区居家失能老年人最迫切需求的服务没有得到很好的落实。目前,我国的精神卫生服务资源较为短缺,精神健康服务数量和服务质量也不容乐观,严重影响失能老年人的精神健康。我国尚未完全做好应对老龄化的准备。我国社区居家失能老年人精神健康的社会支持体系尚未建立,精神健康服务的数量和质量难以满足社区居家失能老年人的需求。社区居家失能老年人精神健康的社会支持内容呈现:服务内容单一、服务专业化不强、资源总量匮乏,空间分布不均问题。

(一)社会支持的精神健康服务内容单一

1. 社会交往活动严重不足

随着社会经济快速发展,社区居家失能老年人的精神健康服务需求与日俱增,但是精神健康的社会支持内容有限、精神生活单调,难以增进其精神健康。例如，社区缺少相应的精神慰藉类活动室和活动平台，不利于社区居家失能老年人缓解孤独感和抑郁感。本书研究发现，由于身体状况等原因，社区居家失能老年人很少外出参与文体活动，孤独感比较强烈。年纪轻或失能等级较低的社区居家失能老年人有较高的交往需求和社会活动需求，希望能有机会参加各项丰富的社会活动，与邻居或同事聊天、打牌、打麻将等。年龄大或失能等级较高的社区居家失能老年人不希望参加社区活动，但希望能获得朋友的探望和交流。如果没有探望，则只能在家看电视或待在家里发呆或者睡觉消磨时光。本书发现，还有社区居家失能老年人因没人探望，一个人在家太无聊或者与儿媳等有矛盾不愿意说话，就喜欢睡觉。白天睡觉，晚上就睡不着，胡思乱想的容易焦虑。很多社区居家失能老年人表示，有电视只是让生活不是那么安静，以缓解失能老年人心理的孤独感和寂寞感，"每天早上起床后先打开电视，这样家里才有声音""腿脚不方便，不适合参加活动，大多数时间都是待在家里看电视"。另有部分社区居家失能老年人由于患病或身体无法行动，只能求助于宗教作为心灵的寄托，缓解内心的焦虑、压抑。

2. 精神健康紧急救助服务有待加强

根据老年社会环境理论，如果失能老年人的环境较为完善，如无障碍设施和宜居环境、紧急救助设施等，那么社区居家失能老年人会寻求更高层次的精神健康服务，如归属感、社会交往和沟通等。[①] 也就是说社区居家失能老年人如果居住环境好，那么精神健康需求能得到很好满足，有利于失能老年人的精神健康。社区居家失能老年人对生活中的事情不能做出正确判断和处理，需要紧急救助服务。社区居家失能老年人怕出现意外情况无法及时得到救助，进而会产生恐惧感和焦虑感，不利于精神健康。"简单的事情可以自己来，复杂的不行了。摔倒过3次，没有社区紧急呼叫铃，跌倒后在地上坐了好久，胯都摔坏了……现在晚上起来身边没人就开始焦虑。"（SH-04）

此外，社区居家失能老年人对社区宜居环境和无障碍设施的需求很多。但是，我国老年宜居环境发展较晚，尚处于初期阶段，老年宜居环境尚未普及，适老性公共环境也尚未形成。主要表现为：一方面，社区居家失能

---

① 陈昫：《中国老年残疾人"精神养老"问题研究》，中国劳动社会保障出版社 2014 年版，第 180 页。

老年人住房适老化程度低，安全性问题突出，社区居家失能老年人下楼难。此外，住房和楼道的无障碍环境建设不足导致失能老年人易摔倒。很多失能老年人都是偶然间摔倒，进而导致了失能或者加重了失能程度，影响其精神健康。另一方面，社区户外环境适老性欠佳。小区道路不平整、缺乏无障碍坡道导致社区居家失能老年人难以利用养老辅具（拐杖、轮椅等）独自外出进行社会交往和生活（例如外出购菜、就医等），带来了新的精神健康障碍。社区居家失能老年人的宜居环境和无障碍设施不完善进一步增加了社区居家失能老年人的社会隔离和孤独感、焦虑感。

社区居家失能老年人难以明辨真伪，很容易被社会上各种网络或社区的养生、健康讲座等信息所诱导上当受骗，进而产生自责感和内疚感，甚至影响其精神健康状态。"保健品管理方面有点乱，乱七八糟的组织，老年人容易上当受骗。之前老伴买保健品被骗了，现在还常常自责，现在再也不敢乱买了……虽然子女没有责备她，但是她自己放不下，经常想，想来想去就感觉有精神病似的。"（JS-02）

3. 社会保险制度不衔接不完善

我国的养老保险制度建立时间较短，很多失能老年人因单位体制改革原因成为"下岗职工"，无法获得较高的与原单位相关的养老保险待遇给付标准，影响了精神健康。访谈中发现，因体制改革，下岗后社会保障水平较低，而导致失能老年人感觉不公平。也有农村的失能老年人没有养老保险或养老保险待遇很低，羡慕城市失能老年人的高水平的养老保险，产生不满，影响精神健康。"我们是标准的独生子女家庭，响应当时国家计划生育政策，只有一个女儿……国营企业破产后下岗，自己交了十几年的养老保险和医疗保险才能办理退休。现在的境况是退休金吃了就没有看病的，看病了就没有吃的。所以目前只能先解决温饱，有时间就去锻炼身体，把身体搞好，不生病，少去医院。"（HN-06）此外，养老金挤出子女对失能老年人的经济支持。有很多农村失能老年人表示，如果是身体健康的老年人，养老金是正常农业收入之外的"锦上添花"。对于失能老年人来讲，养老金的保障力度较小，每年800元的养老金不能满足生活所需，虽然能解燃眉之急，但是最终还是不够用的，必须依赖子女的经济补贴。当然，因养老保险也导致了部分失能老年人子女的不养老（提供经济支持），在老年人失能时也因为这一家庭矛盾而处于无人照看的状态。

从医疗服务单位保障到社会保障，很多社区居家失能老年人不适应变革，导致失能老年人产生较大心理落差。"以前那个年代病了、老了有依靠，医疗费用可以全部报销，生病了厂里还派职工护理，现在生病了谁管啊？大病、小病都得扛，能不能扛都得扛住。"（HN-06）社区居家失能老年人面临就医难、就医贵困境。由于患重病，难以支付医疗保险报销后超出限额的高额医疗费用和药品费用。很多失能老年人表示慢性病既然无法康复，那么便只能熬着与病痛作斗争，无力承担高额医疗费用，也不愿意花钱接受进一步治疗。身体健康仍是失能老年人最担心的安全问题，会导致失能老年人的担忧和焦虑。

（二）社会支持精神健康服务专业化不强

一是精神健康服务标准化尚未出台，导致精神健康行业发展良莠不齐。为社区居家失能老年人提供精神卫生服务知识讲座是精神健康服务，为社区居家失能老年人提供聊天也是精神健康服务。因为缺少必要的精神健康服务标准，精神健康供给很容易出现"形象工程"。此外，为社区居家失能老年人提供精神健康服务是非常辛苦的良心工作，如果缺少精神健康的服务标准，就很难有职业晋升空间，相应的激励机制也十分欠缺，以致服务人员易产生职业倦怠感，逐步降低精神健康服务的专业化和服务质量。二是精神健康疾病筛查率低。我国医疗卫生服务资源有限，对老年人的精神健康的评估、检测和预防工作刚刚起步，失能老年人精神健康疾病的筛查率较低。很多基层医务人员也缺乏精神健康相关专业知识，将早期精神疾病当作躯体疾病来救治，使失能老年人病情久治不愈，甚至进一步加重。

此外，社会支持的精神健康服务专业化不强主要体现在从事服务的人员的服务意识差。社区居家失能老年人视力、听力、记忆力不好，动作也比较慢，很容易被嫌弃。"现在医生拿完药就没他啥事了，药盒上字太小，看不清，不知道吃多少粒，只能回家自己估摸着吃。希望以后就医能碰到个脾气好的医生，我记忆力差，眼睛也不好，孩子都不在家里。希望能写在纸上，写大一点。"（SD-05）当前医疗保险异地报销政策因社区居家失能老年人不便，未能满足社区居家失能老年人需求。很多失能老年人因不能自理，选择与异地的子女同住，这导致了异地就医政策的转接问题。"在无锡门诊配药啊，就医看病不能用苏州的医保卡，看病不是很不方便，在无锡看病都是用的现金，然后再回苏州报销，异地结算比较麻烦，希望这个异地结算的流程能简化……"（JS-05）家庭医生制度不完善，未满足社区居家失能老年人需求。很多社区居家失能老年人表示，"年龄大了，腿脚不方便，出行不便。希望医生上门看病的议程能够早日实行。如果能上门看病的话，我们是求之不得的……"（SD-02）

（三）精神健康的社会支持服务资源配置不充足

社区居家失能老年人普遍有精神健康服务需求，但是由于社区资源有限，难以为全部失能老年人提供精神健康服务。调研中发现，上海市的社区服务中心工作人员或者长期护理人员数量较少，往往只有3—5个人的正式编制，即便加上政府购买服务的护理人员，也难以满足整个社区的失能老年人的需求，照护人员的上门时间和老年人精神健康服务需求不匹配，导致很多轻度失能的老年人没有机会使用到该项服务。"……我们是老小区，社区里的失能老年人的数量比较多，社区工作人员数量相对较少，我们不可能每天都去探访失能老年人。一般都是每周去个几次，过年过节的去看看，有时候在社区里面遇到他们子女就顺便问一下……"（SH-GL-03）"平时工作比较忙，我可以照顾长期护理保险三级的半失能老人，每周三次，每次一个小时。去帮失能老年人打扫下卫生、洗洗衣服，有时候也会给老人按摩下胳膊、洗个脚。我每天时间安排得非常紧张，每天要去照顾7—10个失能老人，服务时间虽然一个小时，但有的路上比较浪费时间。有的护理人员每天照顾更多的失能老年人。"（SH-HL-05）

（四）精神健康的社会支持资源配置不均衡

精神健康服务资源配置不均衡，这主要表现在精神卫生资源空间分布不均。我国精神卫生资源主要集中在东南沿海地区，资源配置东中西部差距较大、南北差距大。本书访谈中，重庆市和湖南长沙市社区居家失能老年人的医疗卫生服务资源和精神健康服务资源就远远少于上海市，济南市和无锡市的精神健康服务资源也少于上海市。也有学者指出，2015年，北京市每10万人口精神科医师数5.57人，注册护士数13.44人，每万人口床位数4.86张；而青海省每10万人精神医师数为0.88人，注册护士数仅为1.29人，每万人口床位数0.37张。[①] 即便在同一个省内

---

① 孙思伟、白杨、李怡雪、何小璐：《精神卫生资源配置与精神疾病服务供给的关系研究》，《医院管理论坛》2021年第1期。

也存在差距。如有学者分析发现，山东省潍坊市有 21 所精神卫生机构但聊城只有 1 所，潍坊市有 13 所设立有防治科的精神卫生机构而东营市 0 所；济南市精神卫生防治经费较高但东营和聊城等防治经费为 0。[1] 从城乡来看，我国精神卫生专业机构大多分布在省级和地市级地区，农村精神卫生服务资源严重匮乏。据统计，全国 2/3 的区县无任何精神科床位。[2] 发达国家对精神卫生的投入约占精神卫生机构总收入的 80%，而我国投入较少，比较发达的上海市也仅为 20% 左右。[3] 我国精神卫生资源的总量不足，欠缺专门针对老年精神疾病的专科服务，浙江省也仅有 6.9% 的老年精神科医生和 4.6% 的老年精神科床位。[4] 我国的精神健康保障资源匮乏，资源配置空间分布不均衡。

四 社区居家失能老年人精神健康社会支持路径单一且易受阻

美国社会工作和社会福利协会宣称，社会隔离已成为影响美国老年人精神健康的最大挑战。[5] 随着社区居家失能老年人的身体恶化而无法外出与朋友或邻里沟通和交流，容易出现社会隔离现象。如果社区居家失能老年人精神健康的社会支持路径不畅，会进一步损害社区居家失能老年人的精神健康。社区居家失能老年人精神健康的社会支持路径不畅主要体现在两个方面：

（一）传统的面对面社会交往方式受阻

社区居家失能老年人与亲朋好友居住较为分散，亲朋好友之间难以互相沟通和鼓励。由于身体失能，失能老年人很难走出家门或者走出社区，获得社会支持和精神健康有关的聊天和交往服务。社区居家失能老年人之间的沟通渠道单一，当传统的面对面交往方式受到严重限制时，老年人的消极情绪长期累积无法宣泄，导致社区居家失能老年人孤独、抑郁，甚至悲观厌世。

---

[1] 王文萍：《山东省精神卫生资源配置现状及其公平性研究》，硕士学位论文，山东大学，2019 年。

[2] 马宁等：《2010 年中国精神卫生机构和床位资源现状分析》，《中国心理卫生杂志》2012 年第 12 期。

[3] 陈洋等：《上海市 19 个区县精神卫生服务筹资状况调查》，《上海交通大学学报》（医学版）2010 年第 8 期。

[4] 陈艳：《农村老年人精神卫生服务资源配置与利用研究》，中央编译出版社 2017 年版，第 3 页。

[5] Lubben J., Gironda M., Sabbath E., Kong J., Johnson C., "Social Isolation Presents a Grand Challenge for Social Work. *Grand Challenges for Social Work Initiative*", *Working Paper*, No. 7, 2015.

社区缺少适合失能老年人的活动室和聊天室等交流场所和交流平台。社区居家失能老年人因身体遭受到巨大打击，很容易自我封闭，不愿与外人交流，导致其社交能力弱化。社区居家失能老年人虽然腿脚不便、身体不适，但仍有较为强烈的沟通愿望，倾向于和有相同遭遇的人交流，获得心灵的支持。调研中发现，社区居家失能老年人表示希望能够有社区活动中心或平台，期待有人能够带他们到社区活动中心参加社区的各项活动，或者与好朋友们一起打牌、聊天，不孤单寂寞。此外，社区居家失能老年人交流服务活动场所少。研究发现，社区居家失能老年人对沟通交流的公共活动场所和设施有较大需求。目前，很多社区的老年活动室、聊天室、心理咨询室处于"一室多用""挂牌不开放"等状态，既有服务设施不充分的情况下，精神健康需求难以满足。

（二）信息技术的社会支持路径尚不完善

服务热线、微信群、微博和信息平台等信息化，有助于社区居家失能老年人聊天交流，保持联系。目前社区居家失能老年人精神健康的社会支持的信息化发展仅停留在科技层面的创新开发，难以落实。首先，社会支持的主体之间信息不共享。社区居家失能老年人精神健康服务涉及卫生系统负责对精神疾病的预防、诊断。社区负责对社区居家失能老年人精神健康信息的搜集和精神健康知识的宣传等。民政部门负责社区居家失能老年人的生活照护服务。社会组织通过政府购买服务形式向社区居家失能老年人提供具体精神健康服务。社区居家失能老年人基本信息和精神健康状态的相关信息无法共享，各个部门重复采集，不仅带来较高的成本支出，也导致信息技术各主体"各自为政"的现状下出现"信息孤岛"，难以构建智慧社区信息化服务平台为社区居家失能老年人提供服务。社区居家失能老年人精神健康的社会支持需要依托老年精神健康的大数据平台，构建社区居家失能老年人精神健康信息的数据库。

第二节 社区居家失能老年人精神健康社会支持存在问题的原因分析

一 精神健康社会支持的法律法规尚不完善

社会支持主体的缺位、越位和协调性不足以及社会支持的客体瞄准不足等问题是由于目前我国精神健康社会支持的法律法规尚不完善而产生的。在我国公共政策实施试点先行的策略下，中央颁布政策大框架，地方制定政策细则。目前我国出台多项有关社区居家失能老年人精神健康的政策和法规，但是由于制度设计过于笼统模糊，多是口号式的政策鼓励和动员，少有实际的精神健康社会支持有关的人员、资金和组织安排。我国已将"常回家看看"写入法律，但是如何实施和监管仍是值得探究的问题。《中华人民共和国劳动法》规定了企事业单位要给子女探亲假，但也流于形式，难以保障子女对老年人的精神关爱和陪伴。虽然制度条文明确规定，但是很多地方政府即便有经济实力，政策执行力度也大打折扣。例如，上海市松江区人均政府精神卫生投入24.74元，而经济实力较好的闵行区仅为1.86元。[1] 我国政策法规仅仅是方向性质的战略，缺乏具体的实施办法、监督体系和问责办法，必然难以落实到位。但由于医疗保险统筹层次较低，各地制定的医疗保险的病种覆盖和报销比例出现了"碎片化"，不利于政策落实和执行。目前倡导下沉到社区的服务供给力量分散，资源有限，只能侧重重性精神病人，以应急医治和治安防控为先，以生活救助和医疗救助为辅，社区精神卫生服务体系不完善，与民政、残联、公安部门的协作程度仍然偏低，这些都不利于精神健康政策的落实。

近年来，我国老年精神健康的政策逐渐完善，由原来笼统的精神关爱，细化为具体的老年痴呆防治和抑郁症防治工作（如附录一所示）。尤其是上海市在2019年提出老年认知障碍友好社区建设，并于2023年制定了老年认知障碍友好社区建设指南，其中有4项地方标准。虽部分地区展开了探索，但在全国看来老年精神健康的有关政策仍不完善。

二 精神健康社会支持的资金短缺渠道单一

目前我国社区居家失能老年人精神健康的社会支持仍以财政预算和财政拨款为主，筹资渠道单一。社区居家失能老年人的精神健康服务并没有纳入地方政府的财政预算，财政资金投入的随意性比较大，缺少必要的稳定性的资金投入。财政投入不足很容易导致社区居家失能老年人的精神健康服务发展缓慢。

---

[1] 陈洋等：《上海市19个区县精神卫生服务筹资状况调查》，《上海交通大学学报》（医学版）2010年第8期。

社会组织的长期缺位问题是由于缺少社会资金保障。我国非营利组织发育不全，难以靠自己的力量运营，需要政府补贴和扶持。如果政府没有购买失能老年人精神关爱项目的预算，社会组织很少能参与失能老年人精神关爱服务。在机构建设和运营初期，政府会给予大量的资金补贴，但是后期政府补贴减少，社会组织难以运行，很多都是亏损的，办不下去。政府应通过购买服务激励社会组织参与到社区居家失能老年人精神健康服务。社区居家失能老年人精神健康服务属于公共服务，社会组织参与遵循"无偿、低偿和有偿"的方式：为政府兜底的"三无"老年人实行无偿服务，对于困难的失能老年人提供低偿服务，仅对缴费的老年人提供有偿服务。由于受家庭消费观念影响，支付费用的社区居家失能老年人数量较少，很多社会组织难以依靠收入维持机构的日常开支，进而会在服务数量和质量上打折扣。长此以往，社会组织往往陷入收益过少甚至亏损的不良境地。"刚刚开放时，会经常组织社区居家失能老年人来听报告、看电视或者参加各种活动，现在已经不邀请失能半失能老年人来了，活动也越来越少，现在就是一个老年人聊天的地方。"（JS-03）由于资金短缺，社会力量的精神慰藉服务难以持续。社会公益力量需要资金进行组织和运营，但是缺少资金保障，社会公益力量的精神关爱服务难以实现。

　　此外，社会支持资金短缺导致了精神健康社会支持内容的单一。由于社会支持资金短缺，社区基本公共服务平台和设施等精神健康服务资源表现出不充足和分布的不均衡。

三　精神健康社会支持的信息化程度较低

　　目前社区居家失能老年人精神健康社会支持的路径受阻和不畅很大的原因在于社会支持的信息化程度较低。

（一）社区居家失能老年人的信息化获取存在困难

　　社区居家失能老年人难以适应信息生活中的"数字鸿沟"。由于年龄、文化程度和设备不足等原因，社区居家失能老年人在互联网信息获取及社会参与方面具有较大困难。此外，社区居家失能老年人的视力下降，记忆力减弱等情况，均会影响社区居家失能老年人对智能产品的应用，需要他人的帮助。据调研，仅有年纪轻、失能等级低和与子女关系比较融洽的社区居家失能老年人可以使用手机、电脑等高科技产品。在询问没有使用电子产品的原因时，有60%左右的社区居家失能老年人表示不懂电脑和智能手机;有20%表示自己学不会了,耳朵和眼睛都不好了;还有16%的失能老年人表示没有智能手机和电脑,考虑到经济情况也不会选择买;只有4%左右的失能老年人表示不感兴趣。调研中,有社区居家失能老年人表示信息化给生活带来了极大的不便利。医院智能化的广泛应用给社区居家失能老年人独自就医带来不便。"现在看病就是很麻烦,都用电脑输入进去挂号,这个卡那个卡弄不清楚,我们这些老年人不会操作,还要去医院人工窗口排队……"(SD-05)

(二)信息化助力精神健康服务未充分实施

社区居家失能老年人缺乏表达自身意愿及精神健康服务需求的渠道,社会支持中极易出现服务供给和需求信息不对称的现象,致使社区精神健康服务有效需求不足。[1] 互联网能够有效促进失能老年人之间的沟通和交流,也是社会支持主体提供精神健康服务的较好的社会支持路径。互联网的使用对于厘清精神健康的社会支持主体责任边界、减少社会支持各主体缺位、改善各服务主体"信息孤岛"等问题,以及协调各个主体之间定位和责权具有良好的作用。[2]

(三)社区"互联网+"精神健康的宣传和服务不到位

目前,我国仅有部分城市进行了智慧社区试点,通过互联网的形式,为失能老年人提供精神健康服务。对社区居家失能老年人而言,社区服务人员或志愿者应该上门辅导社区居家失能老年人学习智能手机和电脑的使用,帮助失能老年人足不出户享受社区精神健康服务。

四 未营造良好的精神健康社会支持的氛围

政府和社会对社区居家失能老年人的精神疾病认识不到位,没有引起高度的重视,未营造健康的精神健康舆论氛围,导致社会、家庭及失能老年人对精神健康服务的认识不足,产生耻辱感,甚至产生强烈的抵触心理。受我国历史和传统文化的影响,社区居家失能老年人及家属把患精神疾病视为耻辱,担心名声不好或怕失面子,给儿女或家人带来不良的舆论影响。此外,因"面子"、污名等,社区居家失能老年人的子女对精神疾病有病耻感,不愿相信或承认父母有精神问题,讳疾忌医,延

---

[1] 谭琪琦、左停:《信息不对称与社区养老信息化平台建设的探索——以北京市海淀区M街道为例》,《农村经济与科技》2016年第7期。

[2] 杨莉、张红星:《基于公共管理角度的社区信息化构建》,《电子科技大学学报》(社科版)2010年第2期。

误诊断和治疗。因此,大部分失能老年人及其家人非常抵触心理咨询,也不会参与心理预防或治疗。如果患有精神疾病得不到及时有效的治疗,盲目地讳疾忌医和排斥社会很容易导致社区居家失能老年人精神疾病的恶化。社区居家失能老年人及其家属对精神疾病的了解不足,很容易产生偏见和歧视,很多失能老年人患有精神疾病但未得到及时诊治,进而影响精神疾病的早期识别、干预和治疗。

调研发现,社区居家失能老年人出现精神或行为异常时,首先是从自己身上找原因,要求自我控制和自己解决,强制改变不良情绪和行为,而不是寻求专业精神科医生和专业人士帮助。社区居家失能老年人更倾向于"得过且过"及"听天由命"的应对策略。此外,居民对失能老年人精神疾病的恐惧更可能导致歧视、消极态度和排斥,反过来,又使失能老年人精神健康受到巨大的压力,带来消极的自我认知并产生负性心理体验,减少失能老年人及其家庭的就医行为。据调查,我国有近六成的公众缺乏精神卫生知识,46%的精神障碍患者曾面临社会偏见歧视,近七成的精神疾病患者还在寻求非专业的综合医院帮助。[①] 因此,应当通过公众宣传和老年人常见精神疾病基本知识的普及,提升个体和社会对精神疾病的正确认识,消除对失能老年人精神健康问题的污名化。

此外,调研中,很多社区居家失能老年人认为自己不存在精神疾病,不希望进行精神健康检查,不愿意接受精神健康方面的预防、服务和治疗,延误了精神卫生服务人员对患有精神障碍的社区居家失能老年人的早介入、早治疗。前期不能预防,后期治疗不能及时跟进,只会加重精神疾病的治疗难度。

五 老年人及其照料者对精神健康认识不足

社区居家失能老年人及其家庭缺乏对精神健康的了解,不了解社区精神健康服务是失能老年人接受相关服务比例很低的重要原因。社区居家失能老年人精神疾病的低识别率、低诊断率和治疗率减少了对失能老年人精神健康问题的预防和干预。本书调研发现,社区居家失能老年人中约72.8%对精神卫生知识认识不够。在72位失能老年人

---

① 周勇:《美国精神健康领域社会工作及其对中国的启示》,《四川大学学报》(哲学社会科学版)2010年第3期。

中，有 9 位失能老年人患有"老年痴呆症"，而患有精神障碍的老年人仅有 2 人利用过精神卫生服务；还有部分失能老年人并没有去医院检查过精神健康状况，很多失能老年人的精神异常被认为是正常的衰老现象，导致很多实际病例并未确诊，失能老年人积极参与治疗的比例更低。

家庭照料者是社区居家失能老年人精神健康的社会支持主体之一。目前家庭照料者对精神卫生服务知识不熟悉，不能很好地判断社区居家失能老年人的精神健康状况，也不能为失能老年人提供专业的精神健康服务，甚至难以与失能老年人进行沟通和交流，亟待专业的精神健康知识和技能的培训。子女提供的精神健康服务不专业，精力分配失衡，往往缺乏对失能老年人精神状态及精神健康的认识。此外，子女在照料社区居家失能老年人时也容易将工作及生活的抑郁、焦虑等不良情绪传递给失能老年人，进而影响失能老年人的情绪。

社区居家失能老年人及其家庭照料者更关注身体健康和身体症状，而忽视精神健康及心理症状。部分社区居家失能老年人及其家庭照料者对精神疾病认识不足，将精神健康问题看作是身体健康问题。社区居家失能老年人及其家庭照料者无法意识到精神疾病的危害和精神健康筛选的重要性，从而放松警惕，延误病情。家庭照料者对精神健康认识不足，缺乏辨识能力，将失能老年人精神健康问题理解为正常衰老或将精神苦恼归结为身体出了毛病。例如，家庭照料者经常将社区居家失能老年人的"记忆功能减退""睡眠障碍""长期抑郁"等精神健康问题误认为是老年期普遍存在的问题，甚至将失能老年人的表现视为更年期、老顽固、旧思想等。很多社区居家失能老年人已经出现认知功能下降、行为异常，甚至明显的痴呆时，部分家庭照料者仍认为这种精神异常属于"正常衰老"过程，未进行过就医诊断和治疗。由于对精神健康缺乏正确认识，倾向于向普通医生或针灸师求助，试图通过对身体的治疗来解决精神健康问题，这严重耽误了老年人精神健康的最佳治疗期，加剧了失能老年人抑郁和老年认知障碍症等精神健康问题的严重性。

六 社会支持主体对精神健康预防不重视

社会支持主体对精神健康预防不重视。政府重视精神疾病的治疗，而忽视精神健康的预防。由于我国精神卫生服务资源有限，仍以"重性"

或"严重"精神病患者为主要服务对象，这已不能适应现代社会的需要。[1] 这主要体现在我国重视已患精神疾病的老年群体，并且重视精神疾病的治疗，但是社区居家失能老年人最需要的社区精神健康服务缺失。据统计，山东省共有 57 所精神卫生医疗机构设立康复科或工娱室，其主要服务对象仅为住院患者，无只针对居家患者服务的机构。[2]

社区重视服务支持而忽略精神健康支持。过去那种简单把物质保障等同于精神健康保障的观念导致了对精神健康认识的不足。对精神健康的社会支持在一定程度上是基于物质经济条件的，即老年物质福利的供给能够在一定程度上提高老年群体的生活水平，降低社区居家失能老年人家庭的经济负担。但是物质保障和服务保障并不等同于精神健康保障，如果社区居家失能老年人精神健康保障不到位，必然会导致精神问题的产生。

本章小结

目前，社区居家失能老年人精神健康的社会支持在不断完善，但仍然存在一定的不足。本书从主体、客体、内容和路径等方面对社区居家失能老年人精神健康的社会支持存在的问题进行分析。社区居家失能老年人精神健康的社会支持的客体方面，存在服务对象瞄准机制不健全、忽视服务对象精神健康诉求、未激励服务对象的主观能动性的问题。社区居家失能老年人精神健康的社会支持内容方面，存在精神健康服务内容较单一且专业化不足、精神健康资源配置不充足且分配不均的问题。社区居家失能老年人精神健康的社会支持主体方面，存在主体功能定位错位、主体之间责任混乱、主体长期缺位以及主体的专业化不足的问题。社区居家失能老年人精神健康的社会支持路径存在社会支持路径不畅、渠道单一、交流平台少的问题。

社区居家失能老年人精神健康的社会支持存在问题的原因在于以下几点：在法律层面，精神健康的社会支持的法律法规不完善；在社会经

---

[1] 黄悦勤：《我国精神卫生的现状和挑战》，《中国卫生政策研究》2011 年第 9 期。
[2] 王文萍：《山东省精神卫生资源配置现状及其公平性研究》，硕士学位论文，山东大学，2019 年。

济层面，精神健康的社会支持资金来源渠道单一；在资源层面，精神健康的社会支持的信息化程度较低；在文化层面，未营造良好的精神健康的社会支持氛围；在个体层面，社会支持客体对精神健康知识认识不足；在主体层面，社会支持主体对精神健康不重视。

第六章　完善社区居家失能老年人精神健康社会支持体系的建议

随着人口老龄化加剧，社区居家失能老年人的精神健康服务需求激增与精神健康供给缺位并存，社区居家失能老年人的精神健康问题成为亟须关注的社会问题。本书上一章从主体、客体、内容和路径等方面总结社区居家失能老年人精神健康社会支持存在的问题并分析问题产生的原因。为了应对社区居家失能老年人日益增长的精神健康服务需求，本书依托智慧社区信息服务平台，从主体、客体、内容和路径的角度为构建多位一体的专业化、标准化、智能化、多元化的社区居家失能老年人精神健康的社会支持体系提出建议。

本章分为四个部分：第一部分是协调社区居家失能老年人精神健康社会支持的多元主体共同发挥作用；第二部分是满足社区居家失能老年人精神健康社会支持的客体诉求；第三部分是丰富社区居家失能老年人精神健康社会支持的内容；第四部分是推进社区居家失能老年人精神健康社会支持的路径信息化。

第一节　协调社区居家失能老年人精神健康社会支持的多元主体

社区居家失能老年人精神健康的社会支持是一项复杂的工程，需要政府、企业、社会组织、社区邻里、亲朋好友和家庭等社会支持主体协调合作。针对社区居家失能老年人精神健康服务主体的责任混乱问题，相关法律法规应该明确社区居家失能老年人精神健康的社会支持主体的权利和责任。社区居家失能老年精神健康服务供给并不局限于政府，社会组织、企业、社区、志愿者和家庭都应参与其中。家庭应担负起主要的精神健康服务责任；市场应当满足一部分社区居家失能老年人更高层次的精神健康服务需求；社会组织充分发挥其非营利性、志愿性等优势提供精神健康服务；国家发挥主导者、干预者的角色；社区作为一个整合平台，动员各方资源为社区居家失能老年人提供精神健康服务。

一 政府完善相关政策法规

政府在社区居家失能老年人精神健康的社会支持中具有引导作用，主要表现为：相关政策和法律的制定和实施以及监督等。针对目前我国法律和制度设计笼统模糊、实施细则不完善等问题。本书建议政府应完善法律法规，为提升失能老年人精神健康提供法律保障；完善医疗保险和养老保险等社会保障制度，为精神健康社会支持提供制度保障；强化组织顶层设计，明确各部门职责，以推动社区居家失能老年人精神健康的社会支持顺利实施。

（一）完善法律法规，为精神健康社会支持提供法律保障

完善的法律法规可以从以下几方面展开：一是在现有社区居家失能老年人精神健康相关法律法规的基础上，梳理哪些法律适用于社区居家失能老年人精神健康的社会支持，可以贯彻落实，哪些需要重新进行司法解释。如2012年《中华人民共和国精神卫生法》对精神健康的有关规定，其更注重对精神障碍患者的治疗、康复，忽略了社区居家失能老年人精神健康的预防和管理。因此，需要根据社区居家失能老年人的精神健康诉求，对法律进行修订。二是出台精神健康社会支持有关政策实施细则，如制定相关法律和政策的解读、实施办法、监督体系和问责办法，切实保障政策落地。例如，《中华人民共和国老年人权益保障法》等在法律或政策中提出"常回家看看"，但是未明确列出子女精神赡养的具体要求，如未规定子女与父母的联系或接触的时间和次数以及子女与父母谈话的语言禁忌等，需要对这一法律进行梳理和完善。三是在国家总体精神健康相关法规和政策指导下，鼓励地方政府创新治理模式，出台符合当地实际的精神健康社会支持相关政策实施细则。

（二）强化顶层设计，明确各部门职责

政府应当在建立健全社区居家失能老年人精神健康社会支持相关政策法规的基础上，明确政府自身以及其他社会支持主体的定位和职责。政府作为社会支持主体之一，应维护失能和半失能老年人最基本的精神健康，而其他社会支持主体应该为社区居家失能老年人提供较高层面的

精神健康服务,以此划分不同主体间的职责权限,增进各机构之间的信息共享,破解"信息孤岛"困境。

首先,社区居家失能老年人精神健康的社会支持需要各个政府部门之间的协同与合作。只有各部门各司其职才能高效运行、协调有序,保障社区居家失能老年人精神健康社会支持的有序实施(见表6-1)。国家发改委统筹规划社区居家失能老年人精神健康社会支持的相关政策制定,国家卫生健康委、人社部和民政部门牵头落实社区居家失能老年人的精神健康服务。国家卫生健康委做好社区居家失能老年人的精神疾病的预防、筛查、治疗和管理;民政部门加强对社区居家失能老年人精神健康救助;社区服务中心加强对精神健康的宣传,增加心理咨询、服务热线和定期探望;人力资源和社会保障部门修订并扩大医疗保险的报销范围,将精神疾病预防、检查和治疗纳入医疗保险。

表6-1　　社区居家失能老年人精神健康社会支持的责任分工

	分类	服务部门	服务主体	职责分工
社区居家失能老年人社会支持	非正式社会支持	家庭	配偶、子女	关心失能老年人的精神健康状况,多与失能老年人沟通交流,减少其孤独感和无用感
		志愿者	亲朋好友	与失能老年人聊天,缓解抑郁情绪
			社区邻里	为失能老年人营造尊老敬老的氛围,关心老年人
			志愿者	与失能老年人交流,缓解抑郁情绪
		社区	社区服务中心	1. 与相关专业心理机构合作开展老年心理健康知识普及宣传; 2. 失能老年人的生活照料服务和精神慰藉服务,如上门探望、陪聊服务等
	正式社会支持	政府	民政部门	社区精神健康服务、精神健康救助
			卫生健康委	1. 基层卫生服务部门普及老年心理健康知识,做好老年人常见精神疾病的预防; 2. 做好精神疾病的筛查和监控; 3. 对精神疾病患者进行积极治疗
			人社部门	基本养老保险、医疗保险、长期护理保险
			发改委	统筹规划,政策制定

续表

	分类	服务部门	服务主体	职责分工
社区居家失能老年人社会支持	正式社会支持	社会组织	老年协会	协助组织文体娱乐活动
			社工组织	配合老年人的精神疾病康复，鼓励老年人参与问题娱乐活动
		企业	企业	单位保障，满足精神健康需求

资料来源：作者自制。

其次，需要顶层设计、统筹管理，合理规划社会支持各主体之间的权责（见表6-1）。在我国社区居家失能老年人管理主体缺失以及多部门管理的现状下，精神健康社会支持的各个主体疲于应对多方管理，并且各社会支持主体缺乏明确地位、职责和作用的定位，进而缺少部门之间的合作。因此，需要强化顶层设计，明确牵头部门，规划合理的资源调配和部门职责，避免职责不明确或者职能重叠带来的问题。

（三）建立健全社会保障制度，提供制度保障

完善社会保障制度能够显著提高社区居家失能老年人的生活满意度，进而提高其精神健康。但是，我国社区居家失能老年人基本养老保险和医疗保险的覆盖率较低，在某种程度上影响了失能老年人的精神健康。

1. 提高基本医疗保险对精神健康的支持力度

由于社区居家失能老年人身体机能弱化，身体素质较差，对医疗需求较高。基本医疗保险维护社区居家失能老年人精神健康主要有两种方式：一方面，增加基本医疗保障中对精神疾病预防相关费用的支持；另一方面，逐步提高药品目录中精神类疾病药品的覆盖范围，并扩大精神疾病相关的预防、报销比例。社区居家失能老年人因失能而对身体健康有更多的焦虑和不安感，缺少必要的健康自信。此外，由于社区居家失能老年人行动不便，及时就医有困难，需要增加家庭医生签约的上门医疗服务。有的社区居家失能老年人担心给家庭带来经济负担而寡言少语、忧虑，这阻碍了失能老年人的精神健康。

由于我国很多心理咨询或精神疾病早期的筛查不包含在基本医疗保险的支付范围内，精神健康服务的成本较高。部分社区居家失能老年人及其家庭成员认为寻求精神健康专家或机构的精神健康服务会花费大量

时间和金钱。有学者也发现,经济困难是很多精神疾病患者未接受专业诊治的主要原因。① 国外的研究表明,有基本医疗保险的居民接受机构或专家提供精神健康服务的发生比是无医疗保险的华人的1.71倍。② 本书表4-15也发现基本医疗保险能够显著增进社区居家失能老年人精神健康。因此,为满足社区居家失能老年人对医疗的较高需求,将精神疾病的预防和筛查纳入基本医疗保险,应该提高基本医疗保险的报销比例,减轻社区居家失能老年人及其家庭医疗费用负担,增加社区居家失能老年人的精神疾病预防、管理和治疗的可及性。

2. 扩大基本养老保险的参保率

基本养老保险制度能够帮助社区居家失能老年人及其家庭减轻生活负担,缓解其经济压力、心理压力和精神压力,保障失能老年人安享晚年,进而增进社区居家失能老年人的精神健康。但我国失能老年人基本养老保险的参保率低。如表4-4所示,2018年我国社区居家失能老年人的基本养老保险的参保率较低,仅为51.92%。因此,应该扩大失能老年人的基本养老保险覆盖范围,让更多的社区居家失能老年人获得基本养老保险。

3. 完善老年人津贴制度

专设失能老年人精神健康抚慰金。按照各地实际的经济发展水平,为社区居家失能老年人家庭提供精神健康津贴,开展精神疾病的预防;发放精神疾病筛查专项津贴,鼓励社区居家失能老年人主动进行精神疾病筛查。此外,完善老年人失能补贴或残疾津贴等社会福利制度。政府为社区居家失能老年人发放残疾津贴、高龄津贴和养老服务补贴,保障社区居家失能老年人的基本生活,减轻社区居家失能老年人的经济压力,进而保障失能老年人的精神健康。

4. 在长期护理保险中增加精神慰藉服务

扩大长期护理保险的覆盖范围。长期护理保险不仅能够为社区居家失能老年人提供日常照料服务支持,也可以为其提供精神慰藉服务支持。

---

① 毛文君等:《成都市青羊区精神疾病患者社会保障情况对照研究》,《四川精神卫生》2008年第2期。

② Spencer, Michael. S, Chen Juan, "Effect of Discrimination on Mental Health Service Utilization Among Chinese Americans", *American Journal of Public Health*, Vol. 94, No. 5, 2004, pp. 812-813.

整合社区层面的社会服务以及社工组织等相关资源，为居家失能老年人提供多种形式和内容的长期护理服务。促使社区居家失能老年人不仅能够得到家庭成员的精神慰藉服务，也可以享受到社区照护机构的日托服务和社会组织派的工作人员和志愿者提供的专业上门照护和精神健康服务。此外，自2016年长期护理保险试点以来，我国失能老年人的照料服务需求得到了很好的满足。本书调研发现，长期护理保险能提升失能老年人的个人卫生形象，缓解老人因子女、配偶缺位而产生的孤独感，有效促进了失能老年人的精神健康。因此，应该在长期护理保险中增加社区居家失能老年人的精神健康服务，并列入相应的考核指标，充分利用现有的养老服务资源满足社区居家失能老年人的精神健康服务需求。

（四）加强人才队伍建设

针对社区居家失能老年人精神健康社会支持主体专业化不足、精神健康专业人才匮乏等问题，本书建议从数量和质量两方面着手加强人才队伍建设。随着我国老龄化程度加深，精神健康的社会支持体系会逐步完善，需要专业的精神健康服务人员。服务人员的稳定性和持续性照护，以及在长时间的照护过程中的与老年人沟通和交流，能够有效改善社区居家失能老年人的认知功能和抑郁情绪等方面的精神健康。社区居家老年人作为一个特殊的群体，自理能力下降易引起抑郁、烦躁、焦虑等不良情绪，因此需要具有专业的临床医学知识和精神卫生知识的人才为失能老年人提供精神健康服务。

1. 扩大专业人员数量

针对精神健康服务专业人才匮乏问题，本书建议：一是在正规学制的本科院校增加精神健康相关专业的设定和人才的培养计划，以满足社区居家失能老年人精神健康服务需求。二是通过引进社会工作、心理学和精神病学等专业人士，组建社区精神健康服务专业人才队伍，提高社区精神健康服务人员的素质与水平。社会工作师要发挥专业作用，为失能老年人增能赋权，提高他们的自我社会价值和能力。心理辅导师可以帮助失能老年人消除负面情绪。精神卫生服务的医护人员为社区居家失能老年人定期进行健康管理，预防精神疾病的产生，如果罹患精神类疾病，也可以及时干预，防止进一步恶化。

2. 鼓励从业人员的继续教育和在岗培训

针对精神健康社会支持的服务人员专业化不强的问题，本书建议：

结合实际情况对社区服务、社会工作及家庭照护人员开展专项培训、综合培训以及继续教育，提高服务人员服务能力帮助照护者掌握照料技能和更好地融入智慧社区和智慧医疗。一是鼓励从业人员进行精神健康和养老服务知识的综合培训，如对心理学专业的人才进行临床医学知识的培训，对医学专业的人才进行心理健康咨询治疗知识的培训，对于其他专业人才进行两方面知识技能培训，扩大服务队伍并提出明确的人员数量目标。二是相关专业从业人员继续教育。针对性地主动吸引半专业或非专业的人才，进行系统的教学培训，对居家养老社区或机构定向输出人才。

（五）财政资金向精神健康服务倾斜

1. 将精神健康的服务经费纳入政府财政预算

通过政策倾斜和宏观调控的方式，各级地方政府对社区居家失能老年人精神健康保障资金投入做出长期的规划和制度安排，增加对社区精神健康保障相关项目的财政预算和采购力度。具体表现在以下方面：为社区居家失能老年人发放失能老年人精神慰藉津贴或"精神健康服务券"，保障社区居家失能老年人及家庭可以在社区享受到相应的精神健康服务。

2. 扩大医疗保险的报销范围

目前我国医疗保险对精神疾病的预防和筛查费用支出远远低于美国等发达国家，这不利于我国精神健康服务的发展。因此，建议人力资源和社会保障部门将社区居家失能老年人精神疾病的筛查、预防和治疗的相关费用纳入医疗保险报销范围，鼓励社区居家失能老年人在精神或行为异常时，能够及时分级就医诊疗，防止失能老年人由长期情绪低落、孤单、焦虑等不良情绪的"小毛病"，发展为抑郁症、认知症、躁动症等精神健康的"大病"。

二 鼓励引导社会力量参与

我国处于社会主义初级阶段，政府财力有限，难以保障所有社区居家失能老年人的精神健康服务需求，需要动员和激励企业、社会组织、志愿者等社会力量为社区居家失能老年人提供精神健康服务。提高社会力量如社会公益组织、志愿团体等社会支持主体的参与意识与社会认同感。[①] 如企业创新技术创造更多能保障社区居家失能老年人精神健康的产

[①] 陈娜、袁妮：《增能视阈下失能老人机构养老的社会工作介入探讨》，《中国老年学杂志》2018年第2期。

品和服务，满足社区居家失能老年人的精神健康需求。社会组织和志愿者发扬尊老敬老助老的精神，积极投身到社区居家失能老年人精神健康服务供给的实践。

（一）鼓励社会力量提供精神慰藉服务

随着社会经济发展，社会力量越来越多地参与养老服务，部分社会组织和专业机构为失能老年人提供专业化的精神慰藉服务。政府应该全面放开养老服务市场，激发社会力量的活力，引导和鼓励社会力量通过独资、合资、联营、参股、租赁等方式[①]形成社会组织，参与社区居家失能老年人精神健康服务。孵化更多从事失能老年人精神健康服务的社会组织落地社区。此外，鼓励企事业单位对本单位退休的失能老年人进行经济支持和探望，以提高社区居家失能老年人的归属感和认同感，进而提高其精神健康水平。鼓励社区依托自身资源自发形成以自我服务为目的社区社会组织，如"时间银行""老伙伴"计划等社会组织的成立。建立健全以激励为导向的发展机制，壮大非营利组织的力量参与社区居家失能老年人的精神健康服务。通过社会荣誉奖励等方式提高非营利组织及志愿者参与精神健康服务的积极性，倡导社区与企业、非营利组织等主体协同共建。

（二）建立健全政府购买精神健康服务

政府通过特许经营、购买服务、与社会资本合作等方式引入社会组织和专业机构为社区居家失能老年人提供精神健康服务，转变服务提供方式，由精神健康服务的直接提供者转为精神健康服务的监督者和规范者。通过投融资扶持、税费优惠、土地划拨、公共事业费用减免等扶持政策，支持社会组织参与社区居家失能老年人精神关爱，形成对社区居家失能老年人心理和精神的综合干预，防止精神疾病的恶化。探索"物业服务+精神健康服务"模式，鼓励物业参与到社区居家失能老年人精神健康服务的供给中，增加对社区居家失能老年人的定期巡访和探望。社会组织在积极吸纳公益团体、社会工作者、志愿者参与时，要规范社会组织的志愿者管理，定期开展专业化培训，提升精神健康服务水平。

---

① 新华社：《新华时评：关爱老年人别忘了"精神敬老"》，http://www.gov.cn/xinwen/2017-05/02/content_5190424.htm，2021年2月9日。

(三) 成立老年志愿服务队

针对社区居家失能老年人精神健康服务人员较少的问题,本书建议成立老年志愿服务队。老年志愿服务队与社区居家失能老年人年龄相近,生活经历相仿,有更多的共同话语,可以有效增进社区居家失能老年人的精神健康。老年人作为拥有闲暇时间最多的群体之一,在退休脱离社会后难免会产生失落感、孤独感等负面情绪。由于社区服务和养老机构的年轻的护理人员和社区居家失能老年人有较大年龄差距且时代背景、生活经历等不同,容易产生"代沟"。当社区工作人员或志愿者们疏导老年人情绪时,常常会出现不被理解甚至不愿交流的情况。甚至失能老年人会觉得社区或社会机构的服务人员过于年轻而不相信其专业能力。因此,应该鼓励成立老年志愿服务队。

(四) 福利彩票及社会慈善公益金

福利彩票公益金可以为社区居家失能老年人提供精神健康的支持,例如使用福利彩票资金为社区居家失能老年人提供社区文体娱乐交流平台和精神健康服务设施。此外,鼓励社会组织、企事业单位和社会爱心人士对社区居家失能老年人精神健康服务进行慈善捐赠。例如,企事业单位进行慈善捐款,救助单位所在地的失能老年人;爱心人士将更新换下来的电脑、平板、手机等电子设备捐赠给社区居家失能老年人,并帮助社区居家失能老年人使用电子设备与子女和亲朋好友进行沟通交流。总之,需要多方渠道筹措资金,保障精神健康服务的顺利实施。

三 出台家庭精神健康服务支持政策

家庭在社区居家失能老年人精神健康的社会支持中具有重要作用,家庭成员(子女和配偶)为社区居家失能老年人提供的服务、情感和经济支持对失能老年人的精神健康有直接作用。社区居家失能老年人渴望配偶、子女、朋友的关心和照顾,子女和配偶的陪伴可以缓解社区居家失能老年人的心理和精神压力,保障失能老年人精神健康。家庭成员与失能老年人之间的交流和沟通,能够减少失能老年人晚年生活的孤独感、抑郁感,延缓老年人认知功能退化的时间,保障失能老年人的精神健康。我国具有历史悠久的孝文化,更应该注重非正式的家庭照护作用,发挥家庭精神健康保障功能。家庭成员的陪伴是一种精神慰藉,失能老年人通过与家庭成员一起聊天、吃饭、做家务获得陪伴,或通过共同完成某项活动获得心理共鸣,这能有效实现社区居家失能老年人的精神健康。因此，政府应该重视家庭成员精神慰藉服务，出台相应家庭照料者支持政策。

（一）加强对家庭照料者的精神慰藉知识和技能培训

针对社区居家失能老年人的家庭照料者缺乏专业的精神卫生知识、社区居家失能老年人的精神健康需求难以满足的问题，建议加强对社区居家失能老年人的家庭照料者的专业知识和技能培训，增加失能老年人及其照料者的精神卫生知识，提高家庭照料者对社区居家失能老年人精神疾病的敏感度。此外，可利用互联网的形式为社区居家失能老年人的家属提供相应的线上医学知识和培训，如社区居家失能老年人出现情绪异常时照料者如何安慰和帮助？如何判断老年人的精神健康状态？

（二）专设失能老年人家庭津贴政策

针对社区居家失能老年人精神健康服务人员缺乏的问题，应该动员家庭照料者为社区居家失能老年人提供精神健康服务。失能老年人的精神健康服务工作需要投入大量的时间和精力，很多社区居家失能老年人家庭照料者不得不辞去原有的工作以便为失能老年人提供精神健康服务。很多家庭照料者因此面临着巨大的经济损失，这反而会导致部分家庭照料者减少失能老年人精神健康服务的时间投入，加重失能老年人的精神疾病状态恶化。因此，应该按照各地经济发展水平为社区居家失能老年人发放家庭津贴，以减轻失能老年人子女等家庭照料者的经济负担，鼓励子女为失能老年人提供经济支持、情感支持和服务支持，降低失能老年人患认知障碍、抑郁情绪等精神疾病风险，提高失能老年人的生活满意度，进而增进社区居家失能老年人的精神健康。

（三）完善老年人社区喘息服务

在子女或配偶因某种原因无法及时照顾社区居家失能老年人时，社区日间照料中心或社区嵌入式养老机构可以通过喘息服务的形式帮助失能老年人获得服务，以便更好地支持家庭成员对失能老年人的照顾。通过陪伴服务，社区工作人员与失能老年人像家人一样相处，可以使其感受到家庭般的温暖，从而减少心理问题的发生。

家庭照料者在照料失能老年人时，会受到失能老年人消极情绪的影响，进而产生各种心理压力，需要相应的社会支持，尤其是在失能老年人处于失智或患严重精神疾病时，家庭照料者的心理压力会更大。随着照料失能老年人时间的延长，家庭照料者会出现痛苦、疲惫、抑郁等不良情绪，甚至会患有精神疾病。为社区居家失能老年人的精神健康照料者提供微信、论坛等交流平台，既可以帮助照料者解决照料失能老年人时面临的诸多困难，也可以使其在交流过程中减少孤独感和疲惫感。此外，还可以定期为社区居家失能老年人的照料者提供心理辅导，防止失能老年人照料者产生过多的悲观和痛苦的情绪，预防照料者精神疾病的产生和发展。

（四）切实落实子女探亲休假、护理假

陪伴是破解社区居家失能老年人抑郁、孤独等问题的有效方式，要创造条件增加子女亲属与老年人的交流、相处和陪护，鼓励子女对失能老年人的精神慰藉；同时，也要完善相应的制度设计，鼓励各地建立失能老年人护理假期和探望假期，加强对社区居家失能老年人的精神关爱。《国务院关于职工探亲待遇的规定》提出，在国家企业事业单位工作满一年的职工可以享受探望不在一起生活的父母的待遇。我国已提出独生子女护理假制度，但是针对失能老年人的探亲假和护理假期还未提上日程。子女的经常探望、耐心地照顾失能老年人以及多带孙辈与失能老年人共处，能给社区居家失能老年人带来较多的生活乐趣和安慰，消除失能老年人的孤独感和隔离感，使失能老年人感受到尊重和有价值。

四 增强社区邻里精神互助

互助养老是指社区居家失能老年人与其亲属朋友或社区邻里生活互相帮扶、精神互相慰藉的养老模式。要通过政府、社区、社会组织等引导和帮助社区居家失能老年人的亲朋好友进行精神慰藉、社区邻里相互精神支持。营造社区邻里之间的互帮互助的氛围，鼓励社区成员积极参与到关爱社区居家失能老年人的行动中来。

（一）提供与亲朋好友交流的电子设备和网络平台

亲朋好友对社区居家失能老年人的人生经历较为熟悉，能够理解失能老年人的行为和处事方式，具有共同的价值观和共同语言，能够给失能老年人更好的精神关怀，保障失能老年人精神健康。因此，应该支持亲朋好友的精神安慰。

针对社区居家失能老年人的亲戚和朋友年纪大，难以外出探望失能老年人的事实，随着高科技的发展，可以为失能老年人提供与亲朋好友交流的电子设备和网络平台，支持失能的老年人能够经常与老朋友沟通交流，实现亲朋好友精神慰藉的功能。调研发现，有失能老年人表示，

为了交流，特意跟子女学习使用手机、电脑、平板等电子设备以使用微信、微博、QQ、抖音等文娱交流软件，缓解自己的孤独和焦虑，使用电子产品和不能走动的老伙伴又重新获得了交流和联系。

（二）组建社区志愿者服务队伍促进社区邻里交流

社区邻里互助能够弥补城市社区的冷漠，充分发挥"近邻"的作用，便于邻里之间的沟通交流，减少孤独感。针对目前城市化进程中的新社区隔阂问题，鼓励半失能的社区居家老年人外出探友，缓解孤独感等精神压力。

1. 社区或物业应该为失能老年人提供交流平台

社区和物业应为社区居家失能老年人提供话疗室、文体活动中心等交流的平台，多举办"邻居节"等各种社区活动，扩大社区居家失能老年人的人际交往圈，在社区营造良好的爱老、尊老、敬老氛围。鼓励半失能老年人使用养老辅具走出家门，如轮椅、拐杖、行走辅助器等，与邻里沟通和交流，减少消极情绪，感受生命的意义。帮助完全失能老年人定期外出参加社区活动，同时也组织社区志愿者走向完全失能老年人，通过沟通交流的方式，减少失能老年人不良情绪。

2. 鼓励社区成员为失能老年人提供精神关爱

鼓励社区成员尊重社区居家失能老年人，为社区居家失能老年人提供精神慰藉服务，比如经常去失能老年人家里聊天、探望等。在社区中要经常关注失能老年人及其家庭照料者的情绪变化，给予一定的安慰和帮助，缓解失能老年人及其照料者精神上的压力。社区居家老年人精神健康保障的社会化参与，可通过以点带面的形式逐步形成。引导在校生志愿服务和暑假实践、相关专业学生社会实习等青年人参与社区居家失能老年人的精神健康服务，为老年人提供精神慰藉、法律援助、敬老和爱老娱乐文体活动等，为社区居家失能老年人提供上门服务和精神关爱。

3. 定期组织提供精神关爱服务和帮扶活动

身体健康、积极乐观向上、时间充足的社区居家老年人有实现自身社会价值的愿望，社区居家老年人可以为失能老年人精神健康服务事业奉献自己的光和热。老年志愿服务队的老年志愿者因与社区居家失能老年人年龄相近、经历相似，生活中遇到的困难、心里抑郁烦躁的问题也相似，与失能老年人有较多的共同话题，共同抱团倾诉，互相安慰疏导，逐步达到心理慰藉的效果。此外，老年志愿者与失能老年人交流时也更容易产生共情，体会失能老年人的心情，满足失能老年人归属与爱的需求，有助于对失能老年人进行心理疏导和精神疾病预防。社区志愿者自发的"老伙伴计划"，通过居委会岗前培训，以电话问候、上门探访等结对服务形式给予高龄老年人提供精神慰藉支持、社会交往支持、紧急救助支持。我国部分非营利组织已经进行了相应的精神健康关怀和服务实践。如湖南省醴陵市民政局深入开展"三社联动"行动，积极组织和动员心理协会志愿者、社会工作者组成心理健康服务小分队，开展心理小课堂、心理小游戏等心理慰问和精神关爱活动，切实让失能半失能的老年人感受到党和政府及社会力量的关爱。[①] 湖北省恩施州宣恩县以购买社会服务的方式，聘请恩施市毕兹卡社会工作服务中心开展长者心理健康关爱活动，对老年人进行心理疏导，与老年人进行互动交流，引导老年人诉说困境、讲述人生故事等，以排遣其负面情绪，提升其自我认同感。[②]

第二节 满足社区居家失能老年人精神健康社会支持的客体诉求

传统的儒家文化认为社区居家失能老年人是服务的被动接受者，社区居家失能老年人的精神健康的社会支持是自上而下的。本书研究发现，社区居家失能老年人有较高的精神健康诉求，具有较强的主观能动性。因此，失能老年人精神健康的社会支持应该以社区居家失能老年人为主体，尊重失能老年人的精神健康诉求，激发失能老年人的主动性，实现自助与他助相结合。社区居家失能老年人精神健康的社会支持的目的在于帮助社区居家失能老年人完善社会支持网络，获得独立的生存权、社会适应能力和社会参与，更好地维护社区居家失能老年人的自理、自立。社会支持客体可以自主开展互助和自主解决自身困难。

[①] 丁时伟、凌小娟：《醴陵民政：引导社会组织开展关爱老年人心理健康活动》，搜狐网 https://www.sohu.com/a/337036264_100180399，2021年2月9日。

[②] 湖北省民政厅：《恩施州积极引导社会组织关爱老年人心理健康》，http://mzt.hubei.gov.cn/ywzc/sz/es/202102/t20210202_3330468.shtml，2021年2月9日。

一 尊重社区居家失能老年人精神健康有关诉求

社区居家失能老年人是其精神健康服务的需求者，精神健康的社会支持是辅助性的。社会支持主体应该充分尊重失能老年人的个人意志，思考失能老年人最迫切的精神健康诉求是什么。瞄准精神健康服务需求的群体，丰富社会支持的内容，以便帮助其实现精神健康。同时，尊重和鼓励失能老年人遵从内心的意愿，也赋予社区居家失能老年人权利，以便其可以根据自己的意志选择其满意的养老方式和养老模式，这些都可以促进其精神健康提升和人生价值实现。鼓励由老年人自己决定自己的生活，尽量自理自立。调研中发现很多失能老年人希望自己拥有财产的保存权和自由支配权，不希望被子女干预。因此，社区居家失能老年人精神健康的社会支持应该尊重失能老年人的个人意志，以失能老年人精神健康服务需求为社会支持的逻辑起点，帮助其实现晚年的人生价值。

二 鼓励社区居家失能老年人精神健康自我调适

随着预期寿命的延长，我国老龄政策制定应该淡化年龄标志、生活依赖和生存性养老的传统尊老文化，鼓励老年人独立自主、追求生活意义，推动老年人积极社会参与。[①] 大数据可以实现对社区居家失能老年人的增能赋权，增加社区居家失能老年人的社会交往和社区参与，赋予失能老年人交往权利。尊重社区居家失能老年人生活中的自我决定，鼓励并帮助失能老年人完成力所能及的事情，增加失能老年人的自我肯定、积极乐观态度和价值感。社区居家失能老年人精神健康社会支持主体应该帮助失能老年人实现想做但无法独立完成的事情，延续社区居家生活的愿望。当社区居家失能老年人无法自己做饭时，采用社区助餐和送餐的形式以保障其生活自理；当失能老年人无法完成独自行走但想外出访友时，通过帮助其租赁社区养老辅具，实现无障碍通行以及与朋友的社会交往。

社区应该为老年人创造社会性地位和社会交流的机会。在社区范围内营造尊老、敬老、爱老的氛围，宣传老年人的社会价值，肯定社区居家失能老年人的独立生活，鼓励社区成员对失能老年人表达友善和敬意。鼓励社区成员与失能老年人结对子互助，经常走访失能老年人，与失能

---

① 姚远、范西莹：《从尊老养老文化内涵的变化看我国调整制定老龄政策基本原则的必要性》，《人口与发展》2009 年第 2 期。

老年人聊天和交流，缓解失能老年人的孤独感。

此外，可以为社区居家失能老年人提供有用的信息和建议，比如良好的走路姿势能够有效避免失能老年人跌倒；经常散步和保持口腔健康可以有效预防老年痴呆。调研中患老年痴呆的失能老年人，经常会把弄脏的内衣裤藏起来以掩盖自己的"罪行"，怕惹家人生气。照顾者此时不应该对失能老年人行为不满并进行训诫，以免失能老年人会非常伤心且更加消极，应该告诉失能老年人把脏的衣服放在固定位置；如果失能老年人顺利完成，应给予表扬激励。

第三节 丰富社区居家失能老年人精神健康社会支持的内容

一 整合社区服务资源发挥社区热线功能和科普精神健康知识

本书发现，社区服务与社区居家失能老年人认知功能、生活满意度等呈正相关，意味着社区服务能够有效提高社区居家失能老年人的精神健康水平。为此，本书建议完善社区精神健康服务，健全老年人精神疾病筛查、精神关爱、心理疏导、危机干预服务，完善社区热线或上门陪聊服务，科普精神健康知识、营造健康养老氛围。

（一）完善社区热线或上门陪聊服务，关爱社区失能老年人

针对社区居家失能老年人无法外出，也不愿主动与外界交流的现象，社区工作人员应该成立帮扶小组，邀请社会心理咨询专家进行指导，链接社会资源，鼓励社区居家失能老年人走出家门向亲朋好友敞开心扉。定期收集失能老年人的精神健康状况，并及时对其进行心理疏导。建设社区居家失能老年人精神健康的虚拟交流中心或平台，如将社区文体活动设施、心理健康咨询室和精神健康康复室、话疗室等搬上网络，丰富社区居家失能老年人的精神生活，提高社区居家失能老年人的精神健康水平。为社区居家失能老年人、高龄老年人等免费安装紧急呼叫铃，使失能老年人能通过"一键通"平台获得救助，这些都能有效减少社区居家失能老年人的焦虑和担忧。

调研中发现，社区居家失能老年人普遍出现了较高的聊天需求，为此，应该由社区招募专业的老年心理健康服务人才，利用社区热线或上

门陪聊的方式为行动不便的社区居家失能老年人提供精神关爱。将社区援助热线建设成为社区失能老年人心理健康咨询、求助、疏导、危机干预、转介的便捷平台，为社区居家失能老年人提供精神关爱。在社区居家失能老年人未产生精神疾病的前期，社区热线或上门陪聊服务可以为失能老年人提供心理健康服务，消除负面情绪，引导失能老年人产生积极向上的情绪，以便从源头上防止精神疾病的发生。在社区居家失能老年人产生精神疾病时，社区热线或上门陪聊服务是失能老年人专业心理治疗的辅助治疗，能够开导和干预失能老年人的心理，防止精神疾病恶化。在社区居家失能老年人精神疾病的康复期，社区热线和上门陪聊服务能够通过话语对患有精神疾病的失能老年人实行心理慰藉、温暖陪伴等。总之，社区热线和上门陪聊服务可以从源头预防、中间干预、后期治疗等方面为社区居家失能老年人提供全方位的精神健康服务，了解失能老年人心理需求，疏导其负面情绪，让失能老年人感受到语言带来的安慰和温暖。

为解决夜间咨询治疗问题，防止老年人夜间因情绪波动大或心理疾病发作而导致意外，应开启 24 小时心理咨询热线服务。可以将已经参加过医疗和心理两方面知识培训并掌握一定专业技能的社区工作人员、社区网格员、志愿者等工作人员的联系方式留给老人，方便老人夜间咨询求助，也可以设立专门的全天候心理咨询热线办公室，由具有心理健康服务技能的人才 24 小时轮岗服务，确保为老年人提供及时的心理健康服务。对失能老年人进行高密度看护服务。使用技术平台，比如智能手机应用程序、视频会议、定位技术（例如 Fitbit 或 Apple Watch 等穿戴设备），与专业人员合作实现远程医疗。即使失能老年人需要高密度的看护服务，失能老年人也能够在家享受 24 小时的紧急呼叫上门服务，而不需要转移到特定的老年病房或养老机构。对于治疗结束的老年人，开启心理咨询热线服务，可以减少看护服务和医疗资源的浪费，把更多的医疗资源让给更多有需要的病人。

（二）科普精神健康知识，举办精神健康知识讲座

建议社区、老年大学等定期举办失能老年人精神健康知识讲座，营造良好的精神健康知识学习氛围。调研发现，社区居家失能老年人对于精神健康知识科普讲座的需求很高。因此，我们要根据失能老年人孤单、爱热闹的特征，定期举办精神健康知识讲座，为失能老年人普及相关知

识，引导失能老年人认识到精神疾病的重要性和危害性，主动进行精神健康疾病的预防。

此外，建议定期举办老年健康生活讲座。失能老年人最容易出现情绪低落、孤独、烦躁等负面情绪，究其原因是无法外出、脱离社会，生活模式发生较大变化所致。举办适应老年生活讲座，鼓励失能老年人端正心态、树立信心，以积极乐观的情绪面对失能后的老年生活；引导失能老年人学会控制自己的情绪和适当发泄情绪，以此来保持心态平衡。讲座能安抚失能老年人的情绪，给予其情感的支持，对其进行心理辅导，鼓励失能老年人释放内心压抑、紧张的情绪，营造健康的心理环境。此外，社区应该加大对社区成员精神健康知识的宣传力度，引导社会公众为失能老年人提供精神健康关爱，动员全民为失能老年人伸出援助之手，营造良好的社会氛围。

政府应该加强精神卫生知识防治宣传教育，对全体公民进行精神健康相关知识的宣教和普及，减少社会对精神疾病的污名化，从而引导人们正确看待失能老年人的精神健康问题。受"面子""污名""心理问题躯体化"等传统文化因素的影响，公众普遍认为患精神疾病是一种耻辱。社区居家失能老年人及家庭成员担心名声不好或怕失面子而抵触心理咨询，甚至拒绝接受精神健康检查和预防等服务，精神健康异常时无法得到及时有效的医疗救治。

因此，精神卫生相关部门等要加强部门协作，结合敬老月、老年健康宣传周、世界精神卫生日、世界阿尔茨海默病日等活动和纪念日，利用电视、广播节目、社区宣传栏、电子屏、专题讲座、互联网、移动客户端以及公益性活动等多种宣传手段和渠道，开展精神卫生、精神疾病预防宣传工作，普及精神疾病知识。提高老年人及其家人的精神卫生意识、改变社会对精神疾病的偏见态度，扩大抑郁症防治知识科普宣传等，可以帮助失能老年人及其家庭正确看待失能老年人的抑郁症状。给社区居家失能老年人树立，即使精神健康状态良好，也要定期进行精神疾病预防和筛查的观念。此外，政府还要加强社区居家失能老年人精神健康服务有关的管理与服务人员的职业道德教育和思想政治工作，增强从业人员的职业道德和个人素养，在具体工作中关心失能老年人的精神健康。

二 完善社区居家失能老年人精神健康预防及动态监测服务

社区居家失能老年人精神健康服务的工作重点不是失能老年人精神疾病治疗，而应是精神疾病预防工作。优先发展社区精神健康预防和管理服务，在重点人群中进行定期筛查。我国精神健康服务重点应从精神疾病治疗逐步转向精神健康教育和预防。

（一）定期开展失能老年人精神疾病筛查

精神疾病并不像身体疾病一样有明显的身体机能变化和临床表现，不好识别。因此，需要精神卫生服务人员定期与社区居家失能老年人沟通交流，及时了解社区居家失能老年人精神健康状态。在聊天的过程中潜移默化地提供精神健康知识、心理问题咨询。社区应该整合精神健康的社会支持主体，通过线上线下等多种形式，开展抑郁症、老年认知症等老年人常见精神疾病的筛查。

（二）补充失能老年人年度体检和健康档案中的精神健康内容

社区卫生服务中心应该将精神健康检测列入社区居家失能老年人年度免费体检项目，为每位社区居家失能老年人建立精神健康档案。目前社区的健康体检和健康档案缺少社区居家失能老年人的精神健康状态的记录，不利于精神疾病的预防和管理。因此，应该完善社区居家失能老年人的年度体检和健康档案，补充社区居家失能老年人精神健康现状、精神疾病史和精神健康社会支持等情况。

（三）完善重点人群的精神健康干预

由于社区居家失能老年人的精神疾病患病率较高，需要将社区居家失能老年人作为重点人群进行干预。首先，鼓励专业的精神卫生机构开展社区居家失能老年精神健康干预，为老年人提供精神疾病预防指导和精神疾病筛查。在社区居家失能老年人精神健康异常时及时组织开展心理疏导和心理干预，制订治疗和干预方案并实时跟进，防止或延缓精神疾病的发生。

其次，对患有早期精神疾病的失能老年人，精神卫生、心理和社会工作等有关部门建立健全专业化社区失能老年人精神健康危机干预队伍，各司其职。按照疾病发生的规律进行动态跟踪，实时跟进老年人精神健康变化过程，以便及时发现和解决问题，调整治疗方案，防止社区居家失能老年人精神疾病加重。尽量减缓社区居家失能老年人精神疾病的发展进程，保障失能老年人的精神健康。

（四）完善家庭医生精神疾病的示警作用

家庭医生对社区居家失能老年人的精神疾病具有示警作用，是失能老年人精神健康的"守门员"和"协调员"。首先，家庭医生应该按照国家政策安排，向社区居家失能老年人宣传精神类疾病预防的相关知识，增加社区居家失能老年人对精神类疾病的知晓率。其次，家庭医生应该参加相应的早期精神疾病识别的培训和课程，坚守在保卫社区失能老年人精神健康的第一线，做好精神疾病的发现者和示警者。再次，家庭医生也应该免费发放精神健康有关的药物，并帮助社区居家失能老年人便利和隐秘地获得精神卫生服务，免去排队、挂号等烦琐的手续，减轻精神疾病痛苦。最后，家庭医生应为社区居家失能老年人提供精神疾病治疗、康复中的医疗卫生服务，科学合理地进行精神疾病防治管理。

三 开展社区居家失能老年人精神健康信息化代理监护人服务

《老年健康蓝皮书：中国老年健康研究报告（2018）》指出，高达82.9%的老年人对"互联网+居家养老"存在需求，[①] 且互联网和信息化有助于提高老年人归属感、生活幸福感和生活满意度，降低孤独感、抑郁感和焦虑感等不良情绪，提高老年人的认知功能。因此，建议政府开展社区居家失能老年人精神健康信息化代理监护人服务，重视老年人互联网使用的宣传教育和培训工作。社区居家失能老年人精神健康信息化代理监护人可以代替失能老年人的子女教授老年人学习使用智能手机、电子设备终端、可穿戴设备等，消除失能老年人对电子产品的畏难心理。通过互联网减少子女、政府和社会组织等社会支持主体与失能老年人的"数字鸿沟"，改变失能老年人沟通交流方式和消费方式。此外，可以鼓励子女远距离通过信息化代理监护人对老年人进行精神慰藉，转变家庭中传统的照料方式。

社区要建立失能老年人养老顾问制度和监护人制度。动员社区志愿者担任失能老年人的代理监护人，在失能老年人的子女因工作等原因缺位时，代理监护人可以给失能老年人一定的心理寄托，帮助老年人处理一定的社会事务（如代办代购和医院送医等等）。例如，在农村中可以将村医作为失能老年人的"紧急联络人"，以便处理失能老年人的紧急发病

---

① 刘远立等：《老年健康蓝皮书：中国老年健康研究报告（2018）》，社会科学文献出版社2019年版，第30—68页。

情况。此外，老年住宅的建筑基准为失能老年人的养老辅具使用提供无障碍通行环境，可以方便步行困难者使用康复辅具和养老设备，减少摔倒风险。完善我国养老辅具的免费租赁服务，帮助社区居家失能老年人利用电子轮椅等养老辅具，独立"走出家门"进行社会交往，享受自主的生活和社会交往。

第四节　推进社区居家失能老年人精神健康社会支持的路径信息化

面对日益凸显的失能老年人精神健康问题，需要调动政府、社会、社区和家庭等社会支持主体群策群力、整体合力，完善和规范人力、物力、财力等资源协调机制，提升社会支持精细化服务供给能力，保障社区居家失能老年人的精神健康。为此，本书探索构建大数据驱动的社区居家失能老年人精神健康保障路径。利用互联网和大数据为社区居家失能老年人提供精神健康服务，减缓社区居家失能老年人身体功能衰退、体力精力逐渐弱化的进程，增加其自理、精神健康的时间，进而增加社区居家失能老年人的健康预期寿命。无论是因为年老衰老带来的失能，还是因为慢性病带来的失能，都需要通过互联网和精准的社区服务，根据失能老年人的自理能力和水平，及时调整其居住设施和服务形式，有效保障失能老年人的独立生活。互联网可以实现精神健康的社会支持与社区居家失能老年人精神健康服务需求之间的无障碍对接，从而实现养老服务供给链的"最后一公里"。在社区居家养老服务平台，失能老年人可以根据自己的需要，通过互联网、电话等方式订购生活照料服务、精神慰藉服务、医疗康复护理服务等。亲朋好友、护士、医生或者志愿者通过物流配送，将物资和服务派送到失能老年人手中，实现养老服务全方位覆盖。

一　依托智慧社区信息化平台完善精神健康社会支持的路径

当今我国处于大数据、信息化社会快速发展的时期，应该依托智慧社区信息化平台提供社区居家失能老年人精神健康服务。利用物联网信息技术，综合开发和整合社区居家失能老年人精神健康服务智能终端、智慧社区信息化服务平台、老年人手机APP应用、微信、QQ群等技术建设社区虚拟养老院，① 为社区居家老年人提供精神健康服务。《"十四五"国家老龄事业发展和养老服务体系规划》指出推动"互联网+养老服务"发展，推动互联网平台企业精准对接为老服务需求，支持社区养老机构平台化展示，提供"菜单式"就近便捷为老服务，鼓励"子女网上下单，老人体验服务"。② 例如，广东省精神卫生中心和广东省家庭医生协会联合推出广东省精神卫生云服务平台为患精神疾病的老年人提供服务。③

用信息技术维持非正式社会支持的可持续性，调动正式社会支持的积极性，满足失能老年人生理和精神需要，帮助失能老年人获得更舒适和独立的晚年生活。因此，本书建议利用智慧社区信息化平台整合社区居家失能老年人周边的精神健康服务资源，动员政府、社会组织、家庭、社区、志愿者等社会支持主体为社区居家失能老年人提供精神健康服务（见图6-1）。在现有智慧社区信息化平台的基础上建立社区居家失能老年人精神健康数据库。由精神健康相关专业人员定期对社区居家失能老年人的精神健康数据进行评估、跟踪和干预。

（一）加强智慧社区信息化平台建设

随着信息技术的发展，"互联网+"智慧社区信息化平台在养老领域的逐步推行，为居家养老服务协同发展提供技术工具，为养老服务发展指明方向。智慧社区信息化平台能够通过专业的设备，全面远程监测老年人的身体状况是否有异常，若身体有异常或老人发生意外，设备会自动向最近的医疗机构、家属、社区等发出求救信息。除此之外，该系统还可以自动识别记录老年人的喜好，可以为老年人播放喜爱的歌曲和电视节目等。智能居家养老系统的出现成为许多老年人的隐性伴侣，也使得在外工作的子女能够放心，但这个"隐性伴侣"并不是真实存在的，只能够给老年人提供日常照料，并不能够给予心理慰藉，老年人出现心理问题的几率依然居高不下。

---

① 中华人民共和国中央人民政府：《国务院关于印发"十三五"国家老龄事业发展和养老体系建设规划的通知》，http：//www.gov.cn/zhengce/content/2017-03/06/content_5173930.htm，2020年11月24日。

② 中华人民共和国中央人民政府：《国务院关于印发"十四五"国家老龄事业发展和养老服务体系的通知》，http：//www.gov.cn/gongbao/content/2022/content_5678066.htm，2023年12月10日。

③ 《广东发布精神卫生云服务平台》，https：//www.sohu.com/a/51750697_115401，2021年2月9日。

第六章　完善社区居家失能老年人精神健康社会支持体系的建议 | 199

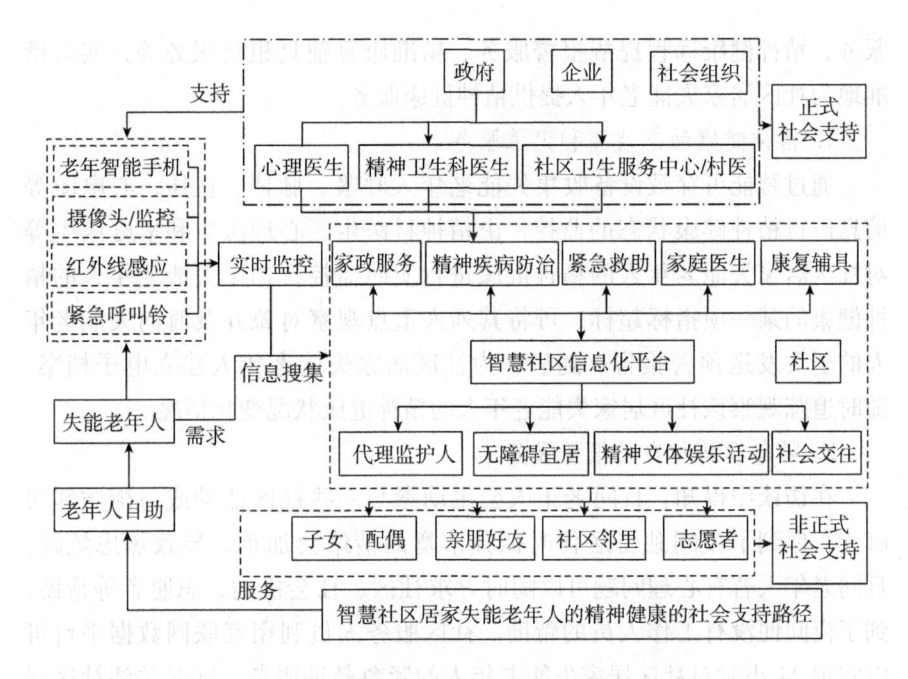

图 6-1　福利多元主义的社区居家失能老年人精神健康的社会支持路径
资料来源：作者自制。

在智慧社区等智能居家养老软件中加入精神健康监测系统和自助远程医疗系统，实时监测社区居家失能老年人是否有易怒导致的血压上升、心跳加快等情况。此外，还可利用智能机器人与社区居家失能老年人进行对话，从而推断老年人是否有较为严重的负面情绪。为解决老年人不愿进入专业精神医院进行心理咨询和心理治疗的问题，可通过自助远程医疗系统实现社区居家失能老年人线上问诊。只有将社区居家失能老年人的精神健康诉求加入智能居家养老中，才可成为全面的智慧化养老系统。

（二）利用高科技手段实现社区的精准服务

社区可以通过大数据对社区居家失能老年人的年龄、性别、身体健康状态、失能等级等进行综合分析，分析社区居家失能老年人精准的生活照料及精神健康服务需求，并能够及时匹配其所拥有的社会资源，为失能老年人提供对应服务。这将有利于合理利用社区的养老、医疗等资源解决社区服务中精神健康服务供需错位，以及精神健康服务供给的结构性不平衡问题。同时，应该重点关注智慧社区平台的动态监测和记录服务、精神健康远程提醒报警服务、精准康复辅具租赁服务等，实时精准地为社区居家失能老年人提供精神健康服务。

1. 精神健康动态监测和记录服务

通过智能可穿戴设备收集失能老年人呼吸、脉搏、血压、心电图等信息进行精神健康状态的监控，由精神科医生、心理医生和家庭医生等对社区居家失能老年人的精神健康进行实时监控，如果失能老年人的精神健康的某一项指标超标，可将其列入重点观察对象并及时向失能老年人的子女发送预警报告。随后，为社区居家失能老年人建立电子档案，随时追踪观察该社区居家失能老年人的精神健康状况变化情况。

2. 紧急救助和自动报警服务

在访谈中得知，日间老年人会主动参与一些社区活动或与街坊邻居聊天，但到了夜间独自居住时孤独落寞的情绪会加重，导致焦虑烦躁。日间老年人若有心理问题可以随时寻求社区、社会机构、志愿者等帮助，到了夜间便没有工作人员的帮助。社区服务人员利用互联网数据平台可以实现24小时对社区居家失能老年人的紧急救助服务，随时关注社区居家失能老年人的精神健康和身体健康状况，一旦精神健康超过规定的阈值就自动报警，把超标的指标上报给社区平台和失能老年人的监护人等。此外，可以完善上门服务和巡查制度。一旦出现紧急情况或标准值异常，社区护理人员或失能老年人代理监护人能够短时间内赶到失能老年人家中，进行相关的探望并提供紧急救助服务。

3. 精准康复辅具租赁服务

社区需要为失能老年人提供康复辅具租赁服务。利用互联网技术将可供选择的闲置的个人移动辅助器具（如电动轮椅、智能爬楼机等）与失能老年人的移动客户端相连。社区居家失能老年人可以选择自己需要的康复辅具实现移动、行走、外出、康复等需求，进而能够增加失能老年人的活动能力，减少因失能导致的社会隔离，提高其精神健康。

4. 精神健康的预防、远程提醒和控制服务

可以通过社区服务平台的网络客户端向社区居家失能老年人宣传精神疾病风险防范方法，简化网络客户端相关操作流程，向社区居家失能老年人宣传精神卫生服务相关的配套方案和优惠政策，让社区居家失能老年人对自己的精神健康状态进行监控，一旦出现情绪抑郁、认知功能下降等问题，及时向心理医生咨询，有助于提高社区居家失能老年人对

精神疾病的认知率，实现对精神疾病的预防和筛查。

5. 利用互联网技术在线专业化培训

精神卫生云服务平台云端聚集了大量精神卫生专家，一方面，有利于缓解精神卫生防治中病患数量庞大与专业医护人员短缺的矛盾；另一方面，有利于基层医生学习更多精神卫生知识，遇到诊疗难题向云端专家请教，提高基层医生关于精神卫生服务的专业技能和知识水平。此外，该平台还可以帮助患者或监护人快速匹配合适的医生和医疗机构，也可以为患者和监护人提供在线心理咨询、精神健康动态检查等服务。①

（三）规范精神健康社会支持的路径流程

"互联网+养老"行动是政府鼓励的，也是目前我国社区居家失能老年人精神健康社会支持的新路径。电子信息技术（即电子健康和远程技术）的形式可以满足老年人的生理、心理和社会需求，对加强研究、政策和实践具有重要意义。② 社区养老服务中心的服务平台可以通过互联网、物联网、大数据、云计算和远程智能安防监控技术，实现对社区居家失能老年人的个人信息、精神健康状况、精神健康服务诉求等信息动态实时收集，提高紧急救助能力，降低失能老年人发生意外的风险。截至 2021 年 12 月，我国 60 岁及以上老年网民规模达 1.19 亿人，较 2020 年年底增加 0.08 亿人，占网民整体的比例达 11.5%，60 岁及以上老年人口互联网普及率达 43.2%。③ 此外，50—60 岁老年前期的老年网民数量更多。因此，采用"互联网+"构建社区居家失能老年人精神健康社会支持的新路径具有可行性。

1. 信息的收集阶段

信息收集的目的在于对社区居家失能老年人精神疾病的预防、实时监控和管理。根据收集上来的数据，社区基层医师定期对收集的社区居家失能老年人呼吸、脉搏、血压等躯体健康信息以及情绪变化、睡眠变化、精神健康各项指标的变化等精神健康信息进行整合预判，及时给予

---

① 《广东省建立全国首个精神卫生云服务平台》，https://www.cn-healthcare.com/article/20151229/content-480743.html，2021 年 2 月 9 日。

② George Mois, Karen L. Fortuna., "Visioning the Future of Gerontological Digital Social Work", *Journal of Gerontological Social Work*, Vol. 63, No. 5, 2020, pp. 412-427.

③ 轻染科技：《2021 年中国 60 岁及以上老年网民规模及老年人互联网使用率分析》，http://news.sohu.com/a/536289971_121359778，2022 年 11 月 29 日。

社区居家失能老年人身体和精神健康的指导，减少社区居家失能老年人及其照护者不必要的担心和焦虑。

信息收集的要求。一是"实时监控"社区居家失能老年人的躯体健康和精神健康，需要对收集到的数据不断地清理、更换、筛选、评估等，不断用更新数据覆盖原本的数据。二是对所有搜集的躯体健康数据和心理健康数据保密处理，严禁泄露失能老年人的个人信息和健康数据。所有参与数据收集工作的工作人员必须签订保密协议，保证社区居家失能老年人的个人隐私不被泄露。

信息收集的内容。一是社区居家失能老年人的个人信息及家庭信息。失能老年人的个人信息可以通过与派出所户政科联网获得，也可以对失能老年人的个人信息和家庭信息进行收集。常见的个人信息包括：年龄、性别、婚姻等生物识别信息。社区居家失能老年人家庭信息包括子女数量、子女与失能老年人距离、联系方式等。二是躯体健康和精神健康等健康信息。社区居家失能老年人的健康信息还可以通过与医院联网，实现社区居家失能老年人健康信息的实时录入，形成社区居家失能老年人的电子档案。三是个人偏好信息。搜集失能老年人的性格、态度、兴趣爱好、专业技能、人生经历等信息，以便社会支持主体更好地为社区居家失能老年人提供精准的"对口"精神健康服务。

信息收集的方式。一是通过线下的入户访谈、人口普查等方式收集社区居家失能老年人的信息。二是通过移动智能设备（如手机、平板）、智能穿戴设备（如手表、手环和衣服）等互联网渠道收集老年人的身体健康、精神健康等信息。三是将社区服务平台的数据与社区内的基层医院、派出所等实现联网。根据社区居家失能老年人的就医检查和治疗，搜集失能老年人的患病记录、就诊记录等信息形成电子档案。

2. 综合管理平台运用阶段

平台系统运行包括硬件和软件两大块：在硬件方面，借助互联网等技术，构建智慧社区信息化服务平台。服务平台可以整合精神健康社会支持多元主体，如政府、社区、家庭、企业和非营利社会组织等。服务平台汇总各类精神健康服务资源，打造社区管理服务、精神健康预警监测、应急救援为一体的智能化、精细化社会支持体系，实现社区居家失能老年人精神健康服务供给的精准化、个性化，以保障社区居家失能老年人的精神健康。在软件方面，需大量的精神健康专业服务人才，如精神健康评估专家和社区精神健康服务人员。探索精神健康相关工作服务人员的职业晋升渠道，提高相应服务人员的工资福利待遇，实现社区精神健康服务人才队伍稳定化、专业化。建立合适的准入和退出机制，优化精神健康服务人才队伍结构，加大培训力度，提高抑郁症、认知症等精神疾病的筛查比例。

精神健康评估和筛查。通过网络平台对失能老年人精神健康状况进行追访或随诊，由精神科医生、心理医生和家庭医生定期对社区居家失能老年人精神健康状况进行评估和检测。如果失能老年人的躯体健康和心理健康出现异常，则将异常的评估结果发放给社区服务中心，由社区服务中心将相关信息发送给社会支持主体和失能老年人子女，调整相应的精神健康服务。精确的老年人精神健康评估工具不仅能够及时甄别失能老年人精神疾病的早期症状，有效评估老年人的精神健康状况，同时可以指导社会支持主体提供精准的精神健康服务。互联网技术的实施有利于高效配置我国有限的老年服务资源，同时也能更好地帮助医护人员完成看护、治疗等工作。

3. 服务提供阶段

完善社区居家失能老年人精神健康社会支持的路径流程。一方面，通过精神健康类疾病预防，减少社区居家老年人的精神疾病恶化和社会隔离增加；另一方面，当失能老年人产生精神异常时，可以利用大数据对社区居家失能老年人的精神健康诉求和社会支持主体的服务功能进行匹配，为失能老年人提供保健、医疗、照护和精神慰藉相结合的全方位服务。

4. 监督阶段

通过有效的数据收集与匹配，社会支持服务主体可以精准地为有需求的社区居家失能老年人提供精神健康服务。此外，大数据赋予社区居家失能老年人监督权，失能老年人可通过评价系统对服务进行评价，对精神健康社会支持的各主体进行监督。一是失能老年人子女、社会等对护理人员和平台运行的外部监督。失能老年人子女、社会媒体等对社区服务平台及信息安全进行监督，对于威胁失能老年人利益的各种行为依法进行投诉和举报。二是明确各部门之间的权责加强内部监督。监管部门可以通过直接访问大数据的方式，获取社区居家失能老年人的精神健康需求及接受的精神健康服务数量和质量，做到全程监督。

二 利用先进信息技术整合创新社区居家失能老年人交往方式

随着科技的发展，社区居家失能老年群体开始接触到更多的与外界沟通的方式，譬如电话和互联网。电话和互联网拓展了社区居家失能老年人传统的面对面的沟通和交流的渠道，创新了精神健康服务和科技发展相结合的服务供给方式。"互联网+"信息平台可以缩短社区居家失能老年人与亲朋好友及世界之间的距离，失能老年人足不出户就可以与亲朋好友沟通和交流，更有利于保障失能老年人精神健康。调研中发现很多低龄的社区居家失能老年人跟子女学习如何使用微信、QQ、抖音等社交软件与好友交流，如点赞、评论、发红包、拍摄视频等，有效减少了社区居家失能老年人的孤独感。智慧社区信息化平台应该与社区居家失能老年人常用的软件衔接，创新社区居家失能老年人的交往方式，做好线上和线下的网络安全教育和使用指导，让失能老年人正确使用互联网资源实现情感交流和精神慰藉。

（一）通过互联网技术实现失能老年人自我精神调适

调研中发现，社区居家失能老年人有大量独处的时间，参与的精神文体娱乐活动较少，精神生活单一；社区居家失能老年人缺乏社会参与时主要表现为发呆或者睡觉，只有极少数的失能老年人会看电视、聊天、打牌、打麻将等。

利用大数据对社区居家失能老年人的兴趣爱好进行筛选，为失能老年人精准推荐一对一的精神慰藉服务。通过互联网人机交互，社区居家失能老年人可以获得海量的喜闻乐见的文体娱乐资源。可以利用人机交互的方式，帮助失能老年人参与在线的益智游戏，如扑克牌等，缓解失能老年人内心的孤独感和空虚感，增进其精神健康，有效预防失能老年人的认知功能障碍。此外，利用互联网为社区居家失能老年人提供文化知识类的精神健康活动，如大字报阅读、国家历史、时事政治等，提高社区居家失能老年人的生活质量。还可以为社区居家失能老年人提供中国传统戏曲欣赏、相声、小品、评书、电视剧及电影等优秀的精神文化作品，陶冶失能老年人的情操，满足失能老年人的精神健康需求。

（二）通过互联网技术实现家庭成员对失能老年人的精神慰藉

随着我国市场化经济发展、居住结构变化及城市化进程加快，子女对社区居家失能老年人的照护服务越来越难以实现，"常回家看看"已经成为子女和父母的奢望。借助大数据可以实现家庭成员与社区居家失能老年人的实时互动,满足失能老年人的精神健康需求。随着智能手机、电脑等新事物、新知识的产生和传播,越来越多的老年人也紧跟时代的发展,享受科技带来的进步,提高生活水平,减少失能老年人的不适应感和孤独感。

通过摄像头、视频、远程监控系统等技术设备实现社区居家失能老年人与子女的实时视频通话。只要将家里的摄像头与手机连接,即便子女在外地也可以看到社区居家失能老年人的实时视频,与失能老年人展开实时对话。子女视频通话等沟通交流体现了对社区居家失能老年人的孝顺和尊敬,能增强失能老年人的归属感,减轻失能老年人的孤独感和抑郁症状,缓解失能老年人因年老、慢性病、失能等引起的焦虑情绪及精神压力,有效提高其主观幸福感和生活满意度。

(三)通过互联网技术实现亲朋好友与失能老年人的精神支持

由于社区居家失能老年人与子女在思想观念、生活方式等方面不可避免地存在一些差异,失能老年人更希望与亲朋好友实现实时互动聊天。借助互联网技术帮助,失能老年人的客户端(智能手环、智能手机或电脑)与常联系的亲朋好友的移动客户端实现互联。借助社区服务平台可以实现失能老年人与亲朋好友实时免费视频通话,唠家常,缓解孤独感。通过互联网技术,即便失能老年人不能外出,也可以享受到亲朋好友的问候和支持(见图6-2)。

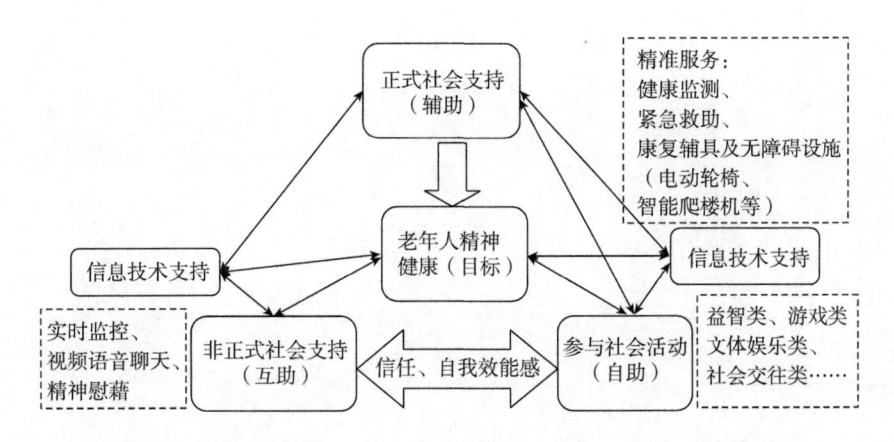

图6-2 大数据驱动的社区居家失能老年人自助、互助与辅助关系

资料来源:作者自制。

本章小结

本章从主体、客体、内容和路径等方面构建社区居家失能老年人精神健康社会支持体系。在社区居家失能老年人精神健康社会支持主体方面，政府完善相关政策法规，鼓励引导社会力量参与，出台家庭精神健康服务支持政策和增强社区邻里精神互助。在社区居家失能老年人精神健康社会支持客体方面，要尊重社区居家失能老年人精神健康有关诉求和鼓励社区居家失能老年人精神健康自我调适。在社区居家失能老年人精神健康社会支持内容方面，要整合社区服务资源发挥社区热线功能，完善精神疾病预防及动态监测服务，开展精神健康信息化代理人服务。在社区居家失能老年人精神健康社会支持路径方面，要依托智慧社区信息化平台，完善精神健康社会支持的路径和利用先进信息技术整合创新社区失能老年人交往方式。

第七章　结论与研究展望

第一节　主要结论

随着老龄化的快速发展，我国社区居家失能老年人群体不断扩大。社区居家失能老年人的精神健康问题值得关注。失能作为压力源会影响社区居家失能老年人的精神健康，需要政府、社会组织、企业、社区、社区邻里和家庭各司其职，提供精神健康服务，以保障社区居家失能老年人的精神健康。本书从社区居家失能老年人精神健康概念维度，以及精神健康的社会支持需求分析、社会支持对精神健康影响机理等方面展开研究，提出研究假设并使用2011—2018年三期CLHLS数据探索正式社会支持和非正式社会支持对社区居家失能老年人精神健康的影响。从主体、客体、内容和路径等方面探究社区居家失能老年人精神健康的社会支持存在的问题及原因，为构建我国社区居家失能老年人精神健康社会支持体系提出建议。本书发现以下结论：

第一，我国社区居家失能老年人精神健康分为认知功能、抑郁情绪和生活满意度三个维度。通过深度访谈和扎根理论分析发现，社区居家失能老年人的精神健康可以划分为认知功能维度、抑郁情绪维度和生活满意度维度。并通过三大维度分析社区居家失能老年人的精神健康的独特性，其精神健康不同于社区居家健康老年人和机构养老的失能老年人。因此，研究社区居家失能老年人精神健康具有非常重要的意义。

第二，我国社区居家失能老年人的精神健康状况不容乐观，并且失能时间越长，精神健康状况越差。本书通过对CLHLS数据统计分析发现，社区居家失能老年人中认知功能障碍和抑郁症患者所占比例快速提升。由表4-5可知，社区居家失能老年人中认知功能障碍比例由2011年的

9.72%上升到2018年的31.67%；抑郁症患者由2011年的11.06%上升到2018年的30.60%；生活不满意者由2011年的6.51%下降到18年的4.19%。由表4-4可知，社区居家失能老年人的认知功能平均得分呈现下降趋势，2011年到2014年下降缓慢，2014年到2018年急剧下降。社区居家失能老年人的抑郁情绪平均得分呈现先下降后上升的"U"形趋势，其中2011年到2014年抑郁情绪得分均值下降，2014年到2018年抑郁情绪得分均值急剧上升；2018年患抑郁症状的失能老年人343人，约占30.60%。社区居家失能老年人的生活满意度平均得分在2011年到2014年略有上升，2014年到2018年略有下降，基本保持稳定。

第三，正式和非正式社会支持影响社区居家失能老年人精神健康。根据"激励—保健"双因素理论，非正式社会支持是保健因素，如果非正式社会支持供给不足会导致社区居家失能老年人的不满意，阻碍其精神健康；正式社会支持是激励因素，正式社会支持的供给能有效提高社区居家失能老年人的满意度，促进其精神健康。

第四，子女的经济和情感支持促进社区居家失能老年人精神健康；但是有子女服务的社区居家失能老年人认知功能得分较低。社区居家失能老年人可能存在"用进废退"的情况，子女的服务支持，影响失能老年人的认知功能。具体统计结论如下：有子女经济支持的社区居家失能老年人认知功能得分较高，抑郁情绪得分较低；表示子女经济支持促进了社区居家失能老年人精神健康。有子女情感支持的社区居家失能老年人的认知功能得分更高，生活满意度得分更高；表示子女情感支持促进了社区居家失能老年人精神健康。有子女服务支持的社区居家失能老年人认知功能得分较低。社区居家失能老年人认知功能存在"用进废退"现象。从失能等级、年龄、城乡和性别来看，有子女服务支持的半失能老年人、农村社区居家失能老年人、女性社区居家失能老年人、高龄失能老年人的认知功能得分较低。这揭示在社区居家失能老年人群体中，"用进废退"现象的存在。因此，在制定相应政策时应该关注精神健康社会支持客体的主观能动性。

第五，医疗保险、养老保险和社区服务等正式社会支持能有效增进社区居家失能老年人的精神健康。具体统计结论如下：有医疗保险的社区居家失能老年人认知功能得分更高。有社区服务的社区居家失能老年人认知功能得分更高；有社区服务和养老保险的社区居家失能老年人生活满意度得分更高。从失能等级、年龄、城乡和性别来看，有养老保险的完全失能老年人和有养老保险的女性失能老年人抑郁情绪得分较高。究其原因，养老保险挤出了子女的经济支持和服务支持增加了社区居家失能老年人抑郁情绪。完全失能老年人和女性失能老年人对养老保险有一定的期望，但是养老保险待遇给付标准较低难以满足其需求，因有心理落差或引起家庭矛盾而导致其精神健康下降。

第六，社区居家失能老年人精神健康的社会支持体系是一个复杂系统，必须从主体、客体、内容和路径等多维度、多视角来构建。在社区居家失能老年人精神健康的社会支持主体方面，政府应发挥主导作用，引导社会组织有序参与，完善社区精神健康服务内容，发挥社区邻里的精神互助，出台家庭支持政策，鼓励支持社会公益力量。在社区居家失能老年人精神健康的社会支持客体方面，要尊重失能老年人精神健康服务诉求，瞄准失能老年人群体需求，发挥失能老年人的主观能动性，实现自我精神健康调适。在社区居家失能老年人精神健康的社会支持内容方面，需整合资源，丰富内容。在社区居家失能老年人精神健康的社会支持路径方面，利用智慧社区信息服务平台综合协调多元服务主体的职责，形成较为完善的社区居家失能老年人精神健康的社会支持体系。

第二节 创新点

伴随年龄的增长，老年人身体机能逐渐变弱，疾病越来越复杂化，社区居家失能老年人规模越来越庞大。社区居家失能老年人的物质保障及服务保障的研究较多，而对社区居家失能老年人精神健康研究的成果较少，研究的内容也有待深入。本书的创新之处在于：

一是研究视角创新。本书构建了新的理论分析框架用于分析社区居家失能老年人精神健康维度、服务需求和精神健康的动态社会支持体系。在社区居家失能老年人群体中探究正式和非正式社会支持对失能老年人精神健康的影响。首先，现有研究多从老年人个体层面出发分析老年人精神健康的治疗或干预方案，本书基于社区居家失能老年人群体的精神健康社会支持需求，探讨社会支持的主体和内容对社区居家失能老年人群体的影响。其次，本书的理论分析框架是对现有理论的发展，为从管理和政策层面完善社区居家失能老年人精神健康的社会支持体系提出对策建议，具有一定新意。

二是研究内容创新。以往研究多关注家庭支持对老年人精神健康的影响，很少关注养老保险、医疗保险和社区服务等正式社会支持对社区居家失能老年人精神健康的影响。本书从社区居家失能老年人精神健康服务需求入手，通过质性分析和量化分析探索并验证正式和非正式社会支持对社区居家失能老年人精神健康的影响。在此基础上本书探索构建了一个涵盖主体、客体、内容和路径的新型社区居家失能老年人精神健康社会支持体系，丰富了精神健康社会支持体系的研究内容。

三是研究发现创新。首先，本书发现社区居家失能老年人这一特殊群体的精神健康不同于社区健康老年人和机构养老的失能老年人，其精神健康更值得关注。随着失能时间的增长，社区居家失能老年人中认知功能障碍和抑郁症患者所占比例快速提升，生活不满意情况先降低后上升呈"U"字形。其次，有子女服务的社区居家失能老年人认知功能得分较低，社区居家失能老年人的认知功能可能存在"用进废退"的现象。最后，对失能老年人群体按照失能等级、性别、年龄和城乡分组回归发现，一是有子女服务支持的半失能老年人、农村社区居家失能老年人、女性社区居家失能老年人、高龄失能老年人的认知功能得分较低；二是养老保险挤出了子女的经济支持和服务支持导致失能老年人抑郁情绪增加。因此，在制定相应政策时应该关注精神健康社会支持客体的主观能动性，并完善正式社会支持的内容，如养老保险等。本书为完善社区失能老年人精神健康的社会支持体系提供了新的实证依据。

第三节 研究不足及未来展望

本书在老龄化的背景下研究社区居家失能老年人的精神健康需求及保障问题，虽然具有新意，但是也存在一定的研究不足。

一 研究不足

（一）研究样本的局限性

一是本书使用的调研数据并非针对社区居家失能老年人群体做的调研。使用过程中仅选取了完成2011—2018年三期CLHLS调研的社区居家失能老年人样本，删除了死亡、失访、非失能和非居家养老的样本。因此，样本可能存在一定的偏差。

二是本书访谈所收集的样本是根据目的性抽样进行的，尽可能实现样本的代表性和典型性，以及理论饱和。但由于时间和精力有限，没有选择更多省份的社区居家失能老年人样本，可能存在不足。

（二）精神健康测量的不足

目前我国关于社区居家失能老年人精神健康的调研数据较少，问卷中有关精神健康的测量以回顾性主观问题为主。本书在比较多个调研数据的情况下，选择CLHLS这一包含较多精神健康问题的调研数据，基本能够满足本书研究需求。根据主观问题或某一题项的精神健康测量可能存在一定偏差，尤其是阈下精神健康测量不能替代临床的精神疾病诊断。

二 研究展望

我国处于社会结构变化、产业转型和信息技术快速发展的时期，社区居家失能老年人精神健康和社会支持状况发生了许多新的变化，需要进行持续的跟踪调查及研究。随着我国人口老龄化进程的加快，社区居家失能老年人群体越来越大，其精神健康也越来越重要。本书分析社区居家失能老年人精神健康的社会支持问题具有一定的前瞻性，对完善社区居家失能老年人精神健康社会支持体系有重要意义。

第一，信息技术、智慧社区信息服务平台将在未来的社区居家失能老年人精神健康社会支持中广泛应用，需要进一步研究。利用互联网技术实时监测社区居家失能老年人的精神健康，并利用社区信息服务平台整合正式和非正式社会支持资源，完善社会支持多元服务主体的精神健康服务供给。

第二，重视对全体社区居家老年人的精神健康知识普及及精神疾病预防。目前我国以对患有精神疾病的社区居家失能老年人的治疗为主，精神疾病预防相对薄弱。随着国家对抑郁症和老年认知障碍的重视，对失能老年人其他精神疾病的关注也会越来越多，更加注重精神疾病的干预和早期预防。

第三，精神健康是一个非常重要且有意义的领域，需要更多跨学科的研究，以完善社区居家失能老年人精神健康社会支持体系，提供精准的精神健康服务。目前关于社区居家失能老年人的研究主要是在医学、心理学和社会学领域，以后会有更多学科的专家对其进行深入研究。

附　录

附录一：我国失能老年人精神健康社会支持有关的政策法规汇总表

时间	政策法案	主要内容
全国性政策		
2009	《中共中央　国务院关于深化医药卫生体制改革的意见》	对承担精神卫生服务等公共卫生服务的综合医院予以专项补助
2012	《中华人民共和国精神卫生法》	积极探索社区精神康复
2013	《中华人民共和国老年人权益保障法》	发展老年教育，丰富老年人的精神文化生活；"常回家看看"写入法律
2015	《全国精神卫生工作规划（2015—2020年）》（国办发〔2015〕44号）	探索建立精神卫生专业机构、社区康复机构及社会组织、家庭相互支持的精神障碍社区康复服务体系；建立健全精神卫生专业队伍
2015	《关于开展全国精神卫生综合管理试点工作的通知》	推进健康中国建设
2016	《关于加强心理健康服务的指导意见》	构建中国特色健康与精神健康社会工作实务体系
2016	《"健康中国2030"规划纲要》	关注精神健康
2016	《老年教育发展规划（2016—2020年）》（国办发〔2016〕74号）	重视老年教育，促进精神健康
2017	《"十三五"卫生与健康规划》	发展老年精神健康服务，推动医疗卫生与养老服务融合发展
2017	《关于印发"十三五"健康老龄化规划的通知》（国卫家庭发〔2017〕12号）	推动开展老年人心理健康与关怀服务

续表

时间	政策法案	主要内容
2017	《关于加强农村留守老年人关爱服务工作的意见》（民发〔2017〕193号）	强化家庭主体责任、发挥村民委员会权益保障作用、促进社会力量广泛参与、加强政府支持保障促进农村留守老年人关爱服务
2017	《国务院关于印发"十三五"国家老龄事业发展和养老体系建设规划》的通知（国发〔2017〕13号）	加强家庭成员、专业机构、企事业单位、社会组织、志愿者等对老年人精神关爱、心理疏导、危机干预服务网络
2017	《关于加快精神障碍社区康复服务发展的意见》	基本建立家庭为基础、机构为支撑、"社会化、综合性、开放式"的精神障碍社区康复服务体系
2020	《关于积极推行政府购买精神障碍社区康复服务工作的指导意见》	规范政府购买精神障碍社区康复服务
2020	《探索老年痴呆防治特色服务工作方案》	提高知晓率，建立健全老年痴呆防治服务网络
2020	《探索抑郁症防治特色服务工作方案》	提高抑郁症的知晓率、识别率和治疗率
2021	《关于全面加强老年健康服务工作的通知》（国卫老龄发〔2021〕45号）	提高公众对老年痴呆防治知识的知晓率 组织开展老年人失能（失智）预防与干预试点工作 重视老年人心理健康
2022	《关于开展特殊困难老年人探访关爱服务的指导意见》（民发〔2022〕73号）	建立探访关爱服务机制、丰富探访关爱服务内容、充实探访关爱服务力量、提升探访关爱服务质量、做好探访关爱服务应急处理
2023	《国家卫生健康委办公厅关于开展老年痴呆防治促进行动（2023—2025年）的通知》（国卫办老龄函〔2023〕190号）	宣传老年痴呆防治科普知识，开展老年人认知功能筛查及早期干预，进行专项培训辅导，建立老年痴呆防治服务网
地方政策		
2009	《北京市市民居家养老（助残）服务（"九养"）办法》	老年人心理健康社区服务热线，评选"孝星"活动
2017	《关于做好老年人精神关爱工作的意见》（宁民福〔2017〕63号）	督促家庭关爱、深化社区关爱、提供应急援助、推动老年所学、深化心理疏导、扩大社会参与
2019	《关于在养老服务中加强老年认知障碍照护服务工作的通知》（沪民养老发〔2019〕4号）	加强老年认知障碍社区干预、机构照护及社会宣教等，营造关注、关心、关爱认知障碍老年人的社会环境，提升老年认知障碍照护服务水平，推动养老服务高质量发展
2019	《关于本市开展老年认知障碍友好社区建设试点的通知》（沪养老发〔2019〕24号）	鼓励28家单位纳入试点的老年认知障碍友好社区建设试点单位，结合本社区特点及老年人群需求开展服务
2023	《关于开展上海市老年认知障碍防治促进行动的通知》（沪卫老龄〔2023〕3号）	引导老年人树立主动管理脑健康的理念，在全社会营造积极社会氛围，提高公众知晓率，开展筛查和干预工作，提高就诊率

资料来源：作者根据相关政策文件整理所得。

附录二：社区居家失能老年人精神健康及其社会支持访谈提纲

城乡社区居家失能老年人精神健康及社会支持的访谈提纲

A. 城乡社区居家失能老年人的访谈提纲

一、访谈说明

1. 自我介绍
2. 访谈说明：为了解您的精神健康及社会支持情况，更好地服务您的晚年生活，特开展此调查。希望您能够将真实情况和想法告诉我们，我们盼望得到您的帮助，感谢您的参与。访谈过程中如果涉及您的隐私，您有权利随时终止访谈。访谈中涉及您的个人信息及相关资料，我们将严格地遵守相关伦理规定，匿名处理并予以保密，不会对您的生活带来任何干扰。

二、访谈信息

访谈日期		编号	
开始时间		访谈地点	
生活自理能力		户籍	
文化程度		婚姻	
性别	年龄	民族	宗教信仰

三、访谈内容

第一部分：个人基本信息
1. 婚姻状况：您的婚姻状况如何？夫妻关系如何？
2. 子女情况：您的子女年龄、职业、居住地与您的居住地距离等。是否有子女去世？
3. 居住安排：您是否与子女同住，如果未同住询问原因？
4. 收入状况：您的收入是否够用，您是否满意，（若不满意）哪些方面不满意？

第二部分：身体健康状况
1. 慢性病情况：您有无慢性病（癌症/肿瘤、高血压、冠心病、糖尿病、关节炎、呼吸系统疾病、消化系统疾病、阿尔兹海默症等精神类疾病）？视力怎样，听力怎样，牙齿状况？
2. 失能等级：是否能够自理？独立完成以下活动，吃饭、穿衣服、上下床、室内走动、上厕所和洗澡，以及打电话、购物、做饭、做家务、洗衣服、外出、服药和管钱？
3. 健康自评：您对自己的健康状况是否满意，（若不满意）哪些方面不满意？
4. 是否需要照顾：是否需要他人帮助？谁在照顾您？自理能力是怎么变化的？如果不能自理或自理有困难为什么不让子女帮助？（仅问失能等级较高老年人）

第三部分：精神健康状况
1. 认知状况：是否能够正常交流？记忆力怎样？计算能力？识物能力？（MMSE 量表）
2. 抑郁情况：您的睡眠如何？您的情绪如何？经常感到孤独吗？为什么？对未来感到焦虑吗？为什么？对自己未来生活感到有希望吗？感到忧愁？（CESD 量表）

续表

三、访谈内容
3. 精神状态：观察老年人疲惫感？精神状态如何？抱怨生活？积极乐观？
4. 精神健康自评：您觉得什么是精神健康？您的精神健康吗？您的精神是否有异常？是否被别人认为异常？
5. 幸福感和生活满意度：您对目前的生活满意吗，（若不满意）哪些方面不满意？您觉得生活有乐趣吗，为什么？您目前的生活是"好的生活"吗？您认为如果不是，差距大不大，主要是哪些方面存在差距？
6. 空闲时间安排：您的空闲时间如何度过？休闲活动？发呆？睡觉？聊天？看电视？
第四部分：精神健康的社会支持
1. 家庭支持：提供哪些支持？是否影响您的精神健康？为什么？孙子女支持如何？（如果丧偶询问丧偶的时间，因何去世？去世前关系怎样的？去世是否影响精神健康？）
2. 亲朋好友支持：提供哪些支持？是否影响您的精神健康？为什么？（如兄弟姐妹、侄子侄女等）关系是否好？经常聊天、探望？每年大概能见几次？是否会给您带来快乐？
3. 社区邻里支持：提供哪些支持？是否影响您的精神健康？为什么？（如，是否经常聊天、相互帮助。会不会给您带来安全感和快乐？获得很多新鲜的消息或故事？）
4. 社区支持：提供哪些支持？是否影响您的精神健康？有社区老年人活动室？
5. 社会组织支持：是否接受过社会组织支持？
6. 政府支持：提供哪些支持？是否影响您的精神健康？为什么？
（1）经济支持：养老保险、高龄津贴、残疾津贴、长期照护津贴和补助等对您的精神健康的影响？
（2）服务支持：医疗保险服务情况是怎样的？您是否满意，您的就医感受，您是否满意，（若不满意）哪些方面不满意？
长期照护保险（仅询问上海市享受长期照护服务的失能老年人）：开始享受长期照护保险服务时间？评估等级？上门服务次数和服务内容？参加长护险后卫生与个人形象、心理和行动安全感和社区娱乐活动参与度等变化状况？
精神卫生服务：是否接受精神健康的预防和筛查？为什么？（疾病不重要？还是经济原因？）是否服用精神疾病类的药物？是否获得精神卫生知识教育宣传？从哪里获得精神卫生服务知识？
7. 其他支持：还接受过哪些组织、部门或人员的支持？提供哪些支持？是否影响您的精神健康？为什么？（护工、保姆等）
第五部分：人生故事
1. 重大生活事件：您60岁后发生的重大事件，对您精神有何影响？（亲人去世？）
2. 影响精神健康的人生故事？
3. 您对影响您的精神社会支持存在问题及原因的看法？有什么意见和建议？

B. 城乡社区居家失能老年人照料者的访谈提纲

一、访谈说明

1. 自我介绍
2. 访谈说明：为了解老年人的精神健康及社会支持情况，更好地服务老年人的晚年生活，特开展此调查。希望您能够将真实情况和想法告诉我们，我们盼望得到您的帮助，感谢您的参与。访谈过程中如果涉及您的隐私，您有权利随时终止访谈。访谈中涉及您的个人信息及相关资料，我们将严格地遵守相关伦理规定，匿名处理并予以保密，不会对您的生活带来任何干扰。

续表

二、访谈信息

编号		年龄	
访谈日期		访谈地点	
文化程度		与失能老年人关系	
开始时间		结束时间	

三、访谈内容

第一部分：照料者个人情况
1. 婚姻状况：您的婚姻状况如何？夫妻关系如何？
2. 子女情况：您的子女总数？子女是否支持照顾失能老年人？
3. 收入状况：您的收入来源？是否够用？

第二部分：身心健康状况
1. 躯体健康状况：您有无慢性病？您对自己的健康状况是否满意，（若不满意）哪些方面不满意？
2. 你的精神健康状况：照料失能老年人是否存在精神和经济压力？您的情绪如何？

第三部分：服务供给状况
（一）非正式社会支持询问
1. 您是什么时候开始照顾失能老年人的？当时是什么情况？
2. 您认为精神健康是什么？您认为失能老年人精神健康状态如何？
3. 当他确诊失能后，您当时的想法是什么？现在的想法是什么？照顾有什么困难？
4. 你每周来几次？每次多长时间？来做什么服务或帮助？了解他的内心需求与想法？你是耐心地和他说话吗？您会不会给予他鼓励和支持？
5. 您感觉亲属的关心与问候对他的生活、心情、康复有没有帮助？有哪些帮助？
6. 您还有什么事情需要告诉我？如，您的支持存在哪些问题？需要怎么解决？

（二）正式社会支持询问
1. 您从事护理行业多长时间了？之前是否做过家政（保姆）？每天照护几位老年人？
2. 您是否经过专业培训并获得老年护理证书？
3. 您在这一家多久了？失能老年人及其家人是否好相处？
4. 您每次来提供什么服务？是否会提供精神慰藉服务？
5. 您对您照护的失能老年人精神健康有什么看法？
6. 还有什么关于精神健康的社会支持的事情需要告诉我？

附录三：调研对象汇总表

附表 3-1　受访的正式社会支持社区居家失能老年人汇总表

编号	性别	年龄	学历	同住	子女	自理能力	健康状况	长照	备注
SH-01	男	87	大学	配偶空巢	2	部分自理	健康、正常衰老	三级	摔倒

续表

编号	性别	年龄	学历	同住	子女	自理能力	健康状况	长照	备注
SH-02	男	70	中专	配偶空巢	1	失能	高血压、中风	三级	老伴脑梗
SH-03	女	69	中专	配偶空巢	2	失能	三高、心脏病	三级	摔倒
SH-04	男	92	小学	丧偶独居	3	部分自理	健康、正常衰老	三级	摔倒
SH-05	男	90	大学	配偶空巢	3	部分自理	健康、正常衰老	三级	老伴92岁
SH-06	**女**	**90**	**文盲**	**丧偶独居**	**4**	**失能**	**老年痴呆**	**六级**	**儿媳代答**
SH-07	男	82	高中	配偶空巢	2	失能	中风、高血压	六级	
SH-08	女	84	小学	丧偶女儿	2	失能	胃病、耳聋	六级	摔倒
SH-09	女	89	文盲	丧偶独居	3	部分自理	健康、正常衰老	三级	摔倒
SH-10	女	86	初中	丧偶独居	3	部分自理	高血压、心脏病、	三级	精神异常
SH-11	男	90	高中	配偶空巢	2	部分自理	高血压、心脏病	三级	
SH-12	男	89	小学	丧偶独居	5	部分自理	心脏病、糖尿病	三级	
SH-13	**女**	**94**	**小学**	**丧偶儿子**	**5**	**失能**	**老年痴呆**	**三级**	**儿媳代答**
SH-14	女	64	高中	未婚独居	0	部分自理	三高、心脏病	二级	
SH-15	女	81	高中	配偶空巢	2	部分自理	高血压、脑梗	三级	配偶89岁
SH-16	女	66	中专	配偶空巢	0	部分自理	糖尿病、腿脚不便	三级	配偶瘫痪
SH-17	女	86	大学	配偶空巢	2	部分自理	胃病、缺1个肾	三级	配偶88岁
SH-18	男	85	大专	配偶空巢	2	部分自理	健康、正常衰老	三级	养老院
SH-19	**女**	**93**	**小学**	**丧偶儿子**	**1**	**失能**	**瘫痪、老年痴呆**	**五级**	**儿媳代答**
SH-20	女	74	小学	丧偶独居	0	部分自理	健康、正常衰老	三级	吃药
SH-21	**男**	**86**	**小学**	**配偶空巢**	**5**	**部分自理**	**关节炎、正常衰老**	**六级**	**女儿代答**
SH-22	女	85	小学	配偶空巢	2	失能	骨折、腿脚不便	四级	摔倒
SH-23	男	85	高中	配偶儿子	1	失能	脑梗、半瘫	六级	配偶81岁
SH-24	女	85	初中	丧偶独居	3	失能	摔倒、昏迷	四级	摔倒
SH-25	女	78	小学	丧偶独居	3	失能	骨折、腿脚不便	四级	
SH-26	男	63	初中	配偶空巢	0	部分自理	三高、糖尿病	四级	
SH-27	女	82	初中	配偶空巢	2	部分自理	患慢性病	四级	
SH-28	女	88	小学	丧偶独居	2	部分自理	患慢性病	三级	
SH-29	女	87	小学	丧偶独居	3	失能	正常衰老	五级	摔倒
SH-30	男	90	小学	丧偶儿子	1	失能	健康、正常衰老	六级	儿子60岁
SH-31	女	65	高中	配偶女儿	1	失能	中风	六级	女儿未婚
SH-32	女	84	初中	配偶空巢	2	部分自理	糖尿病、高血压	四级	

注：三高即高血脂、高血压、高血糖；黑色字体为配偶或子女代答，内含照料者的访谈。

附表 3-2　受访的非正式社会支持的社区居家失能老年人汇总表

编号	性别	年龄	学历	同住	子女	自理能力	健康状况	户籍	备注
JS-01	女	71	高中	配偶女儿	2	部分自理	高血压、腰椎间盘突出症	城市	
JS-02	男	85	大专	配偶空巢	3	失能	心脏病	城市	
JS-03	女	69	小学	配偶空巢	2	失能	高血压、脑梗	城市	
JS-04	男	67	初中	配偶空巢	1	部分自理	癌症、记忆力减退	城市	
JS-05	女	82	大学	未婚独居	0	部分自理	肠胃疾病	城市	
JS-06	男	72	高中	配偶空巢	2	失能	尿毒症、慢性病	城市	
JS-07	女	80	初中	配偶空巢	2	失能	高血压、慢性阻塞性肺疾病	城市	
JS-08	男	79	小学	配偶丧子	3	失能	高血压、心脏病	农村	儿子去世
JS-09	女	85	小学	丧偶儿子	3	失能	低血糖、贫血	农村	
CQ-01	男	74	小学	配偶儿子	5	失能	脑出血、痴呆	农村	配偶代答
CQ-02	女	81	文盲	丧偶独居	4	部分自理	高血压、摔倒	农村	
CQ-03	男	70	小学	配偶空巢	2	失能	瘫痪	农村	配偶代答
CQ-04	男	88	大学	丧偶独居	2	部分自理	糖尿病、冠心病	城市	
CQ-05	女	69	文盲	丧偶儿子	3	部分自理	身体不好	农村	再婚、信基督教
CQ-06	男	71	高中	配偶空巢	2	部分自理	高血压	城市	配偶代答
CQ-07	男	68	初中	配偶空巢	2	部分自理	心脑血管、脑梗	城市	配偶代答
CQ-08	女	98	高中	离婚儿子	3	部分自理	高血压、正常衰老	城市	精神异常
CQ-09	男	81	文盲	配偶儿子	3	部分自理	高血压	农村	
CQ-10	女	72	文盲	丧偶孙子	4	部分自理	三高、风湿	农村	
CQ-11	男	90	文盲	配偶儿子	4	部分自理	正常衰老	农村	
CQ-12	女	85	文盲	配偶空巢	5	部分自理	正常衰老	农村	配偶93岁
CQ-13	男	66	小学	配偶空巢	1	部分自理	残疾	农村	车祸残疾
HN-01	男	80	初中	配偶空巢	3	失能	心脏病、高血压	农村	配偶代答
HN-02	女	81	文盲	丧偶儿子	3	部分自理	高血压、冠心病	农村	信基督教
HN-03	女	74	初中	配偶空巢	3	部分自理	中风、摔倒	城市	
HN-04	女	85	文盲	丧偶儿子	6	部分自理	曾中风	农村	
HN-05	男	83	小学	配偶分居	4	部分自理	高血压、正常衰老	农村	分居养老
HN-06	男	62	大学	配偶女儿	1	部分自理	胃糜烂、腰椎间盘突出	农村	老伴带孙子
HN-07	女	73	文盲	配偶儿子	4	部分自理	正常衰老	农村	老伴失能
HN-08	男	70	初中	离婚同居	3	失能	高血压、冠心病	农村	前妻代答
HN-09	男	87	初中	丧偶独居	5	部分自理	正常衰老	农村	
HN-10	女	75	文盲	丧偶独居	5	部分自理	正常衰老	农村	

续表

编号	性别	年龄	学历	同住	子女	自理能力	健康状况	户籍	备注
HN-11	男	76	小学	配偶空巢	2	部分自理	正常衰老	城市	
HN-12	女	77	文盲	丧偶儿子	2	部分自理	高血压	城市	
SD-01	女	73	文盲	丧偶女儿	4	失能	胃癌	农村	
SD-02	**男**	**74**	**高中**	**配偶空巢**	**4**	**失能**	**肝癌**	**农村**	
SD-03	**女**	**80**	**文盲**	**丧偶儿子**	**3**	**部分自理**	**老年痴呆**	**农村**	儿子代答
SD-04	男	74	高中	配偶空巢	4	失能	高血压、脑梗	农村	
SD-05	女	82	文盲	丧偶儿子	4	失能	胃癌、胆结石	农村	摔倒
SD-06	**女**	**89**	**文盲**	**丧偶儿子**	**2**	**部分自理**	**正常衰老**	**农村**	儿媳代答

注：三高即高血脂、高血压、高血糖；黑色字体为配偶或子女代答，内含照料者的访谈。

附表 3-3　参与调研社区居家失能老年人的照料者信息汇总表

照护类型	与失能老人关系	年龄	身体	地区/籍贯
非正式社会支持				
CQ-01-ZH	配偶	70	高血压	重庆
CQ-03-ZH	配偶	68	胆囊炎、高血压	重庆
CQ-06-ZH	配偶	73	冠心病	重庆
JS-05-ZH	侄女	62	健康	江苏
HN-07-ZH	配偶	80	失能	湖南
HN-08-ZH	前妻	70	腰椎间盘突出	湖南
SH-06-ZH	儿媳	69	高血压	上海
SH-13-ZH	儿媳	65	健康	上海
SH-19-ZH	儿媳	70	慢性病	上海
SH-21-ZH	女儿	55	健康	上海
SH-23-ZH	配偶	81	三高	上海
SD-02-ZH	配偶	76	慢性病	山东
SD-03-ZH	儿子	56	肝硬化	山东
正式社会支持				
SH-HL-01	三级护理人员	43	健康	上海/安徽
SH-HL-02	三级护理人员	49	健康	上海/河南
SH-HL-03	四级护理人员	43	健康	上海/四川
SH-HL-04	六级护理人员	39	健康	上海/安徽
SH-HL-05	三级护理人员	41	健康	上海/江西
SH-HL-06	四级护理人员	45	健康	上海/河南
SH-GL-01	社区服务人员	46	健康	上海

续表

照护类型	与失能老人关系	年龄	身体	地区/籍贯
SH-GL-02	精神卫生中心人员	34	健康	上海
SH-GL-03	社会组织管理者	38	健康	上海
SD-YY-01	村卫生室医生	52	健康	山东
SD-YY-02	社区卫生服务员	60	健康	山东
SD-YY-03	医务社工	32	健康	山东
SD-YY-04	心理咨询师	38	健康	山东

资料来源：作者自制。

附录四：社区居家失能老年人精神健康及其社会支持访谈编码表（节选）

类属	亚类属	原始编码摘录
认知功能	老年认知症（痴呆）	我照顾了她三年，不能出门，大小便失禁，把我磨死了。后来老是发呆，慢慢地就开始胡言乱语了。（SH-06-ZH）他痴呆了，不能自理，离不开人。我有时候出门买菜，回来的时候他就坐在那，很可怜。还有一次拉屋子里，可能怕我生气训他，就用手抓了去藏（大便），弄得屋里很脏……（CQ-01-ZH）配偶身体不好有脑梗，不认识人了，属于临终关怀，医院已经不接受了，不能走路，需挂着四角的拐杖还需要人搀扶。（SH-02）
	记忆力减退、走失	年纪大了，晚上睡不着觉；经常回忆过去的事情。（SH-02）记性越来越差了，之前烧饭时忘记锅在做饭，烧焦了，差点起火……（SH-24）记忆力没有以前好了。有什么事要做，不记得了，又要回到原地，站一下，才记得起。（HN-01）记忆力，就是不好啦。老都老了嘛，啥都搞忘了。没有记性了，什么都忘得差不多了。（CQ-09）老年痴呆了，完全不能自理，经常走失。上次家里有客人来没关门，她走失了，找了好久，还好街道上有好心人给送回来了。（SH-08-ZH）
	意识模糊	脑沉沉的讲话都讲不清楚了……睡眠不好，总是想事情，整夜整夜睡不好。晚上经常起夜，要用尿不湿，有时候还会吃点安眠药。（SH-07）老伴痴呆，经常大小便失禁，很难收拾……有时候说他两句，他也知道自己错了，觉得他自己也难受但是就是控制不住，只能给他垫尿不湿，弄得到处都是……（CQ-03-ZH）白天总是坐不住，来回走，也不知道到底是怎么了。睡眠还可以，就是觉多，没有精神。可能是睡多了精神不好。天一黑就想睡，等到晚上就睡不着了。（HN-10）

续表

类属	亚类属	原始编码摘录
认知功能	狂躁症	母亲平时会大吵大叫，有较强的倾诉欲望。但是说话颠三倒四地，说得我心烦意乱的。我不听她讲，让她自己在这里说。我就出去忙家务，没空听他唠叨。我有较大的心理压力照顾老人，既爱又恨。(SH-08-ZH) 她总是无缘无故打人、骂人。我照顾她，她还和我打架，说我是小三，抢她老公。她糊涂了，总认她儿子做老公，经常叫错名字。(SH-13-ZH)
抑郁情绪	担忧（对未来的、对子女的、对配偶的）	儿子47岁了还没结婚，要是有个人照料他，料理屋里的事，撑起这个家，我也放心了……(HN-12) 儿子没工作，不仅不给父母补贴，还要我（退休金）补贴他。担心百年以后没了这份贴补儿子的生活。(SH-01) 精神状态不好，动又动不得，吃又吃不行，没用了。害怕成为家人负担……(CQ-13) 最担心就死得受折磨。老人家生病了，家人就要负担。(HN-05) 生病还没有什么，万一不能自理就麻烦了。请个护工的话，一天就要一百多。如果让子女来照顾，会影响他们工作……(HN-06) 万一我不能动了，子女们愿意来管就管，不来管就算了，把门一锁，死在家里就算了……(HN-10)
	孤独感	孤独感经常有的，活一天算一天，这么多年一个人，整夜睡不着。(SH-10) 老伴刚刚去世的时候有点孤独，突然一个人在家有点不习惯。日子久了好些了。(HN-09) 老伴突然走了，家里就剩我一个人，连个说话的都没有……(HN-10) 奶奶走了后我有点受到影响，东想西想的。晚上也睡不好，白天打瞌睡，很疲倦……(CQ-04) 不孤独，要是无聊我会出去逛逛的，看看报纸，看看电视。要让子女陪伴我们也不现实的，大家都要工作呀。(JS-07) 我希望能和子女和和睦睦待在一起，因为年纪大了生病总是希望和子女在一起。现在不在一起，心理总是会有落差，比较孤单。(JS-04) 子女又不在身边，感觉很孤独，人生了病就很想子女在身边，比较热闹，因为办事也比较方便，遇事情好商量好解决……(JS-04)
	睡眠及焦虑	坐在沙发上看电视就打瞌睡，一上床就睡不着了。要到凌晨两三点钟才睡着，五点就醒。一到五点就醒。精神不舒服，看了医生也睡不着。医生说可能有点焦虑啊，吃点药也不好。(HN-01) 不好睡，晚上一有响动就醒了，也不知道是因为焦虑还是因为什么，有时候电视开着就睡着了，一般睡着一个小时左右，醒来睡不着就看电视，自己有个电视。(CQ-03) 自己也担心身体越来越差，子女解决不了问题。担心摔倒和突发事件，叫不应。老太婆在也没办法帮我，现在教老太婆用手机，有啥事情可以打电话给子女……(SH-01)

续表

类属	亚类属	原始编码摘录
抑郁情绪	抑郁	女儿女婿会打电话、买菜、买水果。面上还是可以的,但实际上对我不好的,就因为我曾经反对他们婚姻。(SH-10)他(配偶)大男子主义,什么事情都是他说了算,什么人都要听他的才行,你没有发言权。无论对错你都要顺从,一点小事没有顺从他,就开始骂人了,你要是与他分说两句,他说你还嘴,就要开始打人,完全不讲道理。任何事情我就忍耐,不能和他一般见识,处处忍让他。(SD-05)老伴是快病,健健康康地突然脑出血,一周的时间就走了。家里冷冷清清的,还没适应过来,儿子又查出肝癌。我到处求神拜佛,希望儿子快点好起来,他要是不好,我活着也觉着没什么意思。我经常睡不着的原因就是老想着这些问题,说不定风水有问题,我算命先生看看。最近总记不得吃饭,也不饿。(SD-03)
	情绪和性格(固执刻板、敏感多疑、自尊自卑)	他们愿意来照顾我,就照顾我;如果没有人来照顾我,死在床上算了……我是希望他们能来照顾的,但是只能凭良心,随他们吧,不照顾就算了。(HN-09)我生了4个儿子女儿,如果我住到养老院去了,看他们面子上挂不挂得住,看村里人笑话他们。有子女还住养老院,这种事说出来终归不好听……(SD-01)生死、命运都是天注定的,不想开能怎样,还能急死啊。现在能活一天,就吃一天,想那些没用的事情干什么?考虑了也是白考虑。(HN-09)老伴还在的时候,过年过节孩子们都回来,老伴走了来的次数就少了,心情很不舒服。看来孩子们还是愿意同老伴待在一起,喜欢他们妈妈多过我。(HN-09)我这个人比较乐观、开朗,也没有什么心计。现在得了慢性病,没发病时我活得蛮开心的,发病时候就觉得忧郁,非常悲观……(JS-03)对目前的生活还是比较知足,"好死不如赖活着"……(JS-06)
	愧疚感	如果我不生这个病,我们老夫妻两个可以拿着退休金出去旅旅游,玩玩,这么多退休金吃吃用用也够了,但是现在生了这个毛病,这些也就不能考虑了,不能带她出去旅游玩了,我也实在没办法,生了这个病,也觉得对不起老伴,她一直悉心照顾我。(JS-04)年轻的时候应该好好照顾孩子,那时候家里穷,没钱,不准女娃儿读书,把孩子都耽误了。老大当时读书很好的,那时候为了照顾家里小的辍学了。(SD-01)
生活满意度	身份认同感	小时候学习好,读书多。打越南战争从部队回来,在村里做会计,那会也只有我才有工资拿,已经相当不错了。(SD-04)退休了之后我还在搞科研,在退休以前我和川大的工作有结合,我和他们一起开会。(CQ-04)年轻时是党员,单位党组织经常有活动,一年好几次,有人上门邀请。我说我身体不好,不能去了,但是他们会组织好,有车来接,感觉很开心,我老伴就很羡慕我。(SH-22)

续表

类属	亚类属	原始编码摘录
生活满意度	不公平感	单位由事业单位转为企业制,养老保险待遇降低了很多,比同期其他好友退休金每月少2000元左右。(SH-03)私心来讲,慢性病的老人最好报销力度加大点。退休金不要分事业单位、企业单位,退休了都一样,不要他们拿五六千,我们拿二三千,心理上总有点不平衡。我年轻时也作了很多贡献,生了重病么也希望可以得到多点照顾。(JS-04)
	意义感和价值感	人老了以后,就是好一天、坏一天的,过一天算一天,想开了,什么都不管。(SH-10)没有什么意思了吧!孩子都走了,我每天活得都很累。(HN-08)什么也做不了,住院开刀三四次,死都死过几次了。(HN-01)虽然腿脚不利索,但活着就要运动。我不想坐着等死,现在能动就尽量帮他们,等我老了不能动了,他们来照顾我。现在能帮都想帮,直到我不能动为止。(SD-03)党、政府如此关爱老人,感觉生活有奔头,有意义……(JS-05)
	幸福感	幸福,想吃什么就吃什么。(HN-05)活着就是有意义的。每天不操心,一家人健康,有吃有喝,很幸福(CQ-12)。好生活嘛!想吃鸡肉就去买,想穿的衣服也有钱去买,有得住就是好。想要什么就买,穿啥也买得到,国家有补贴那些。(CQ-09)很幸福啊,现在都80多岁了,身体很健康。保持这样能够自理就不错了,我就满足了,不用子女们照顾,给他们减轻了负担。(HN-02)对目前的生活是满意的,但是我得了这个毛病也就谈不上生活有什么乐趣了,生命好像有了终点站,今天不知道明天,一个人精神状态也差了。(JS-04)虽然不富裕,但是一家人能在一起,享受天伦之乐,我感觉很幸福……(HN-06)
	子女的事业和成就	外孙女读书非常用功,考试成绩好,经常得很多奖状、证书、钢笔,拿回来给我看,那时我真的是非常欣慰。长大了又非常孝顺我,以后肯定能有大出息的。(SD-01)我这一生也算是比较顺吧。两个儿子都安排了,他们的家庭都挺好,有老伴一直陪着我,晚年也很幸福了。(HN-11)我年轻的时候苦一下,孩子多,把他们养大,孩子们书读出来了,可以为国家出一份力,贡献自己,报答国家的好政策,好生活,要感恩!(SD-04)
安全需求	老年痴呆照护需求	痴呆啊,不认人,连她儿子都不认识。经常对着她儿子喊她老伴的名字。我照顾她的时候,老太太还经常打骂我,说我是小三,糊里糊涂的……(SH-13)公公走了后,她开始独居话特别多,经常打电话给我们。有一年多吧,就开始沉默,不愿意和我们说话了,经常自言自语……(SD-05)

续表

类属	亚类属	原始编码摘录
安全需求	医疗保障需求	患高血压、冠心病,每天都要吃药;患癌症要做化疗,平时会隐隐作痛,疼起来非常难受,都想还不如死了算了。(SD-02)自从生了大病,身体一天不如一天,看病花钱、还耽误孩子……(SD-02)
	宜居环境无障碍	交通设施缺乏适老设施,老年人日常出行不方便,时间久了就不愿意与人沟通、交流,就会感到孤单、寂寞……(SH-04) 年纪大了,骨质疏松,跌倒了,腿摔坏了……花了很多钱治。(SH-08)
	防诈骗需求	被骗过,虽然子女告诉老人没关系,但是总放不下,经常想,想来想去,见谁都说,感觉她有精神病似的……(JS-02)
爱与归属需求	子女陪伴和孝顺	我家儿媳妇对我很好,从来没骂过我,又肯做事,又给我钱用,心满意足!(HN-07)不愿意我们(子女)走,她会拉着我们的手,眼角含着泪花,不愿意我们离开……(SD-01)
	亲朋陪伴	兄弟姐妹都是高寿,都身体不好,不能经常聚,但是会电话联系。(SH-05)我没有什么知心朋友,只有日常交往的朋友,聊聊天,好呢,都是真的好……(HN-04)自从生了病,只有亲戚活动活动,以前没生病的时候和厂里的人一起,现在生病了联系少了。(JS-04)
	归属感	家里担心摔倒不让(失能老年人)出门,要带着手机报平安,超过一个小时老伴就会打电话找我。(SH-07)
	社会交往	我连累老伴不能出门。小区居民不过来的,都比较生疏。没有兴趣爱好,没办法出去走走,电视也不看的。(SH-07)
尊重需求	财产拥有和支配权尊重需求	我老家的房产宅基地和地都分给侄子们了,谁养我弟弟,就给谁。不要他们的,还会贴补他们。他们也都尊敬我,我弟弟3个儿子分家闹矛盾什么的都是我来说了算。(SH-12)
	自我决定权行动权需求	"你帮大儿子看家没帮我看,我不养老,找你大儿子去……",两个儿子偏心向了,被两头嫌弃。(CQ-03)最担心子女不孝顺,现在女儿对我不是真心的,因为她结婚的时候,我不同意。(SH-10)
	社会尊重	邻里关系都很好,见面打招呼,但是来往很少,关起门来过日子,谁也帮不上谁……(SH-05)朋友身体也不好,走不动了,生病时会派子女探望。(SH-07)非常关心我们,常喊阿姨慢走。(SH-28)
自我实现需求	身份认同	单位离退休办会打电话或来家里看望我,我很开心单位还能记得我们,想想都退休30多年了。(SH-05)

续表

类属	亚类属	原始编码摘录
	子女成就自豪骄傲	学生毕业后经常来看望我……有的考研、读博,还有出国的,感到骄傲和自豪!(JS-05)小女儿从小学习好,是正儿八经的师专毕业……还担着班主任,我很自豪。(SD-03)
自我实现需求	宗教信仰	实现自我解脱;每个礼拜去一次教堂,向善,帮助别人,为家人祈福(NH-02)。我把子孙后代交代给神,神会安排他们,我帮他们祷告,神会保他们平安。(CQ-01)白发人送黑发人,心里难受,去庙里烧香。活着太苦太累了,我们都是来人世间历劫的。希望死的时候不要受罪,来世托生到好的家庭里。(SD-05)

资料来源:作者根据访谈数据整理所得。

附录五:长期护理保险制度试点城市名单

一 2016年试点城市《关于开展长期护理保险制度试点的指导意见》

序号	省份	试点城市	序号	省份	试点城市
1	河北省	承德市	8	江西省	上饶市
2	吉林省	长春市、吉林市、通化市、松原市、梅河口市、珲春市	9	山东省(试点省份)	济南市、青岛市、淄博市、枣庄市、东营市、烟台市、潍坊市、济宁市、泰安市、威海市、日照市、临沂市、德州市、聊城市、滨州市、菏泽市
3	黑龙江省	齐齐哈尔市	10	湖北省	荆门市
4	上海市	上海市	11	广东省	广州市
5	江苏省	南通市、苏州市	12	重庆市	重庆市
6	浙江省	宁波市	13	四川省	成都市
7	安徽省	安庆市	14	新疆生产建设兵团	石河子市

二 2020年新增试点城市《关于扩大长期护理保险制度试点的指导意见》

序号	省份	试点城市	序号	省份	试点城市
1	北京市	石景山区	3	山西省	晋城市
2	天津市	天津市	4	内蒙古自治区	呼和浩特市

续表

序号	省份	试点城市	序号	省份	试点城市
5	辽宁省	盘锦市	10	贵州省	黔西南布依族苗族自治州
6	福建省	福州市	11	云南省	昆明市
7	河南省	开封市	12	陕西省	汉中市
8	湖南省	湘潭市	13	甘肃省	甘南藏族自治州
9	广西壮族自治区	南宁市	14	新疆维吾尔自治区	乌鲁木齐市

附录六：访谈材料编码过程

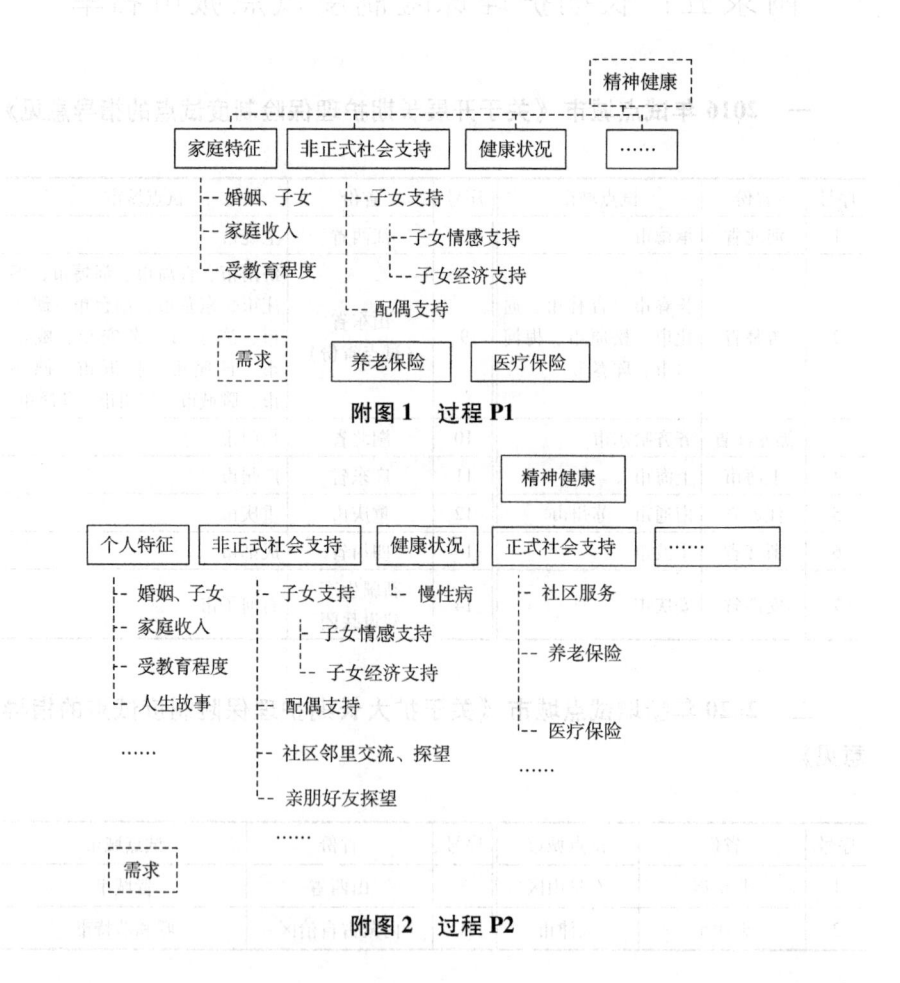

附图 1　过程 P1

精神健康
- 家庭特征
  - 婚姻、子女
  - 家庭收入
  - 受教育程度
- 非正式社会支持
  - 子女支持
    - 子女情感支持
    - 子女经济支持
  - 配偶支持
- 健康状况
- ……

需求
- 养老保险
- 医疗保险

附图 2　过程 P2

精神健康
- 个人特征
  - 婚姻、子女
  - 家庭收入
  - 受教育程度
  - 人生故事
  - ……
- 非正式社会支持
  - 子女支持
    - 子女情感支持
    - 子女经济支持
  - 配偶支持
  - 社区邻里交流、探望
  - 亲朋好友探望
  - ……
- 健康状况
  - 慢性病
- 正式社会支持
  - 社区服务
  - 养老保险
  - 医疗保险
- ……

需求

参考文献

中文文献

著作类文献

陈强：《高级计量经济学及 Stata 应用》（第二版），高等教育出版社 2014 年版。

陈向明：《质的研究方法与社会科学研究》，教育科学出版社 2000 年版。

陈晓芬、徐儒宗译注：《论语·大学·中庸》，中华书局 2015 年版。

陈昫：《中国老年残疾人"精神养老"问题研究》，中国劳动社会保障出版社 2014 年版。

陈艳：《农村老年人精神卫生服务资源配置与利用研究》，中央编译出版社 2017 年版。

费孝通：《江村经济——中国农民的生活》，商务印书馆 2001 年版。

贺寨平：《社会网络与生存状态》，中国社会科学出版社 2004 年版。

黄晨熹：《社会福利》，格致出版社 2009 年版。

江开达主编：《精神病学高级教程》，人民军医出版社 2009 年版。

刘晶：《城市居家养老人生活质量评价指标体系研究——以上海为例》，兰州大学出版社 2007 年版。

刘远立等：《老年健康蓝皮书：中国老年健康研究报告（2018）》，社会科学文献出版社 2019 年版。

汪受宽译注：《孝经译注》，上海古籍出版社 2016 年版。

王处辉：《中国社会思想史》，南开大学出版社 1989 年版。

王延中：《中国老年保障体系研究》，经济管理出版社 2014 年版。

夏国忠编著：《社区简论》，上海人民出版社 2004 年版。

杨菊华：《数据管理与模型分析：STATA 软件应用》，中国人民大学出版社 2012 年版。

叶锦成、高万红主编，叶少勤副主编：《中国精神卫生服务：挑战与前瞻》，社会科学文献出版社 2012 年版。

翟绍果：《健康老龄化下老年人精神保障研究》，中国社会科学出版社 2018 年版。

郑功成主编：《社会保障学》，中国劳动社会保障出版社 2005 年版。

［法］埃米尔·迪尔凯姆：《自杀论》，冯韵文译，商务印书馆 2011 年版。

［美］戴维·L. 德克尔：《老年社会学》，沈健译，天津人民出版社 1986 年版。

［美］弗雷德里克·赫茨伯格等：《赫茨伯格的双因素理论》，张湛译，中国人民大学出版社 2016 年版。

［英］凯西·卡麦兹：《建构扎根理论：质性研究实践指南》，边国英译，重庆大学出版社 2009 年版。

［美］马斯洛：《动机与人格》，许金声、程朝翔译，华夏出版社 1987 年版。

［美］Roberta G. Sands：《精神健康——临床社会工作实践》，何雪松、花菊香译，华东理工大学出版社 2003 年版。

［美］R. Paul Olson：《四国精神卫生服务体系比较——英国、挪威、加拿大和美国》，石光、栗克清译，人民卫生出版社 2008 年版。

［加拿大］R. 米什拉：《资本主义社会的福利国家》，郑秉文译，法律出版社 2003 年版。

［奥地利］西格蒙德·弗洛伊德：《自我与本我》，林尘、张唤民、陈伟奇译，上海译文出版社 2011 年版。

学术期刊类文献

安思琪、陈长香：《唐山市高龄失能老人精神照顾需求的现况研究》，《现代预防医学》2017 年第 20 期。

毕鸿昌：《城市社区精神养老的困境及对策研究》，《社会保障研究》2017 年第 5 期。

曹艳春、王建云：《老年长期照护研究综述》，《社会保障研究》2013 年第 3 期。

曹杨、MOR Vincent：《失能老年人的照料需求：未满足程度及其差异》，《兰州学刊》2017 年第 11 期。

曹杨：《城乡居家老人的未满足照料需求分析》，《调研世界》2017年第11期。

陈成文：《城市特困老年人的生活状况及其社会支持》，《湖南师范大学社会科学学报》1999年第4期。

陈素艳、梅永霞、张振香：《社区脑卒中患者及其照顾者在康复过程中感知社会支持的质性研究》，《中国全科医学》2020年第35期。

陈立新、姚远：《社会支持对老年人心理健康影响的研究》，《人口研究》2005年第4期。

陈娜、袁妮：《增能视阈下失能老人机构养老的社会工作介入探讨》，《中国老年学杂志》2018年第2期。

陈希希、肖水源：《我国农村社区精神疾病防治的发展现状及展望》，《实用预防医学》2004年第1期。

陈欣欣、董晓媛：《社会经济地位、性别与中国老年人的家庭照料》，《世界经济》2011年第6期。

陈艳、邬力祥：《农村老年人精神健康的公共卫生服务资源特征及政府责任》，《求索》2016年第12期。

陈艳、邬力祥、刘飞跃：《公共卫生服务均等化理念下精神卫生资源空间配置的公平性》，《求索》2015年第10期。

陈洋等：《上海市19个区县精神卫生服务筹资状况调查》，《上海交通大学学报》（医学版）2010年第8期。

党俊武：《长期照护服务体系是应对未来失能老年人危机的根本出路》，《人口与发展》2009年第4期。

丁志宏：《我国高龄老人照料资源分布及照料满足感研究》，《人口研究》2011年第5期。

董泊汛、彭现美、夏光兰：《农村老年人精神需求问题探讨——以安徽省长丰县调查资料为例》，《卫生软科学》2009年第2期。

杜旻：《社会支持对老年人心理健康的影响研究》，《人口与社会》2017年第4期。

杜舒宁、王健：《我国农村精神卫生服务供给、利用情况分析》，《中国社会医学杂志》2011年第4期。

方黎明：《社会支持与农村老年人的主观幸福感》，《华中师范大学学报》（人文社会科学版）2016年第1期。

付双乐：《不同年龄段老年人心理健康自评及其影响因素探析》，《社会工作与管理》2016年第3期。

高歌、高启杰：《农村老年人生活满意度及其影响因素分析——基于河南省叶县的调研数据》，《中国农村观察》2011年第3期。

高灵芝：《论老年弱势群体社会支持体系的构建》，《理论学刊》2003年第4期。

高月霞等：《社会支持对老年人健康相关生命质量影响研究——基于南通的实证》，《人口与发展》2013年第4期。

耿香玲、冯磊：《城镇社区老年群体精神需求与精神养老服务体系的构建——以苏州龙华苑社区为例》，《常熟理工学院学报》2009年第9期。

顾大男、仇莉：《中国高龄老人认知功能特征和影响因素分析》，《南京人口管理干部学院学报》2003年第2期。

谷琳、乔晓春：《我国老年人健康自评影响因素分析》，《人口学刊》2006年第6期。

郭斯萍：《仁者何以不忧？——试论儒家伦理与心身健康》，《南京师大学报》（社会科学版）2018年第3期。

郭斯萍、马娇阳：《精神性：个体成长的源动力——基于中国传统文化的本土思考》，《苏州大学学报》（教育科学版）2014年第1期。

韩央迪：《从福利多元主义到福利治理：福利改革的路径演化》，《国外社会科学》2012年第2期。

韩振燕、郑娜娜：《空巢老人心理需求与老年社会服务发展探析——基于南京市鼓楼区的调查研究》，《西北人口》2011年第2期。

何雪松、黄富强、曾守锤：《城乡迁移与精神健康：基于上海的实证研究》，《社会学研究》2010年第1期。

贺寨平：《社会经济地位、社会支持网与农村老年人身心状况》，《中国社会科学》2002年第3期。

贺寨平：《农村老年人社会支持网：何种人提供何种支持》，《河海大学学报》（哲学社会科学版）2006年第3期。

洪旭、杨莉：《厦门市基层重性精神病健康管理人员现况调查》，《中国心理卫生杂志》2016年第10期。

侯蔚蔚等：《居家非正式照护者与失能老年人生活满意度比较》，《中国老年学杂志》2013年第5期。

胡宏伟等：《挤入还是挤出：社会保障对子女经济供养老人的影响——关于医疗保障与家庭经济供养行为》，《人口研究》2012年第2期。

黄晨熹、汪静、陈瑛：《家庭长期照顾者的特征需求与支持政策——以上海市失能失智老人照顾者为例》，《上海城市管理》2016年第5期。

贾亮亮、张志雄、孙建娥：《河南省农村老年人精神保障问题研究——基于福利多元主义视角》，《社会福利》（理论版）2015年第10期。

金卉：《失能老人的社会地位与生活照料——基于CLHLS 2011的分析》，《浙江学刊》2017年第2期。

景天魁、毕天云：《论底线公平福利模式》，《社会科学战线》2011年第5期。

孔凡磊等：《城市老年人的社会经济地位、精神健康与长期照护需求之关系研究——以中国吉林省延吉市为例》，《延边教育学院学报》2014年第1期。

雷兰英、曹日芳：《阿尔茨海默病照料者家庭功能和生活质量调查研究》，《浙江预防医学》2014年第6期。

李芳：《老年人精神需求及其社会支持网的构建》，《学术交流》2012年第8期。

李丽霞等：《多水平模型和潜变量增长曲线模型在纵向数据分析中的应用及比较》，《中华流行病学杂志》2014年第6期。

李强：《社会支持与个体心理健康》，《天津社会科学》1998年第1期。

李松柏：《略论养老所需的社会支持》，《西北人口》2002年第4期。

梁樱：《心理健康的社会学视角——心理健康社会学综述》，《社会学研究》2013年第2期。

刘昊、李强：《子女照料对农村失能老年人精神健康的影响——来自中国家庭的微观证据》，《云南民族大学学报》（哲学社会科学版）2020年第2期。

刘慧君：《移民搬迁中的社会支持机制与农村老年人的心理健康》，《人口与社会》2016年第3期。

刘慧君、李树茁：《中国社会转型下的心理福利与社会支持》，《公共管理学报》2012年第2期。

刘继同、严俊、孔灵芝：《生物医学模式的战略升级与精神健康社会工作的战略地位》，《福建论坛》（人文社会科学版）2010年第3期。

刘连龙等：《3种典型养老方式下老年人心理状态比较》，《中国老年学杂志》2015年第20期。

刘颂：《城市老年人群精神需求状况的调查与研究》，《南京人口管理干部学院学报》2004年第1期。

刘亚飞、胡静：《谁来照顾老年父母？——机会成本视角下的家庭分工》，《人口学刊》2017年第5期。

罗萌、李晶、何毅：《中国城乡老年人自杀意念研究》，《老龄科学研究》2015年第7期。

马弘等：《中国精神卫生服务模式改革的重要方向：686模式》，《中国心理卫生杂志》2011年第10期。

马宁等：《2010年中国精神卫生机构和床位资源现状分析》，《中国心理卫生杂志》2012年第12期。

毛文君等：《成都市青羊区精神疾病患者社会保障情况对照研究》，《四川精神卫生》2008年第2期。

孟琴琴、张拓红：《老年人健康自评的影响因素分析》，《北京大学学报》（医学版）2010年第3期。

明艳：《老年人精神需求"差序格局"》，《南方人口》2000年第2期。

穆光宗：《老龄人口的精神赡养问题》，《中国人民大学学报》2004年第4期。

潘曙雅、邱月玲：《移动端网络健康互助群组的参与度对成员感知社会支持和抑郁程度的影响研究——以癫痫病症QQ群为例》，《国际新闻界》2019年第2期。

彭晨、吴明：《我国老年人失能失智及长期照护的现状》，《解放军预防医学杂志》2016年第3期。

彭华民：《福利三角：一个社会政策分析的范式》，《社会学研究》2006年第4期。

彭华民、黄叶青：《福利多元主义：福利提供从国家到多元部门的转型》，《南开学报》（哲学社会科学版）2006年第6期。

任强、唐启明:《中国老年人的居住安排与情感健康研究》,《中国人口科学》2014年第4期。

邵开封:《农村孤寡老人社会支持系统分析》,《中共南昌市委党校学报》2008年第2期。

沈雪容:《农村社会老年人非正式支持的现状与拓展——应对农村老龄化社会的路径选择》,《武汉理工大学学报》(社会科学版)2006年第3期。

石金群、王延中:《试论老年精神保障系统的构建》,《社会保障研究》2013年第2期。

时晓爽、朱晓萱:《老年人身体健康与心理健康——影响机制及社会支持的调节作用》,《西南交通大学学报》(社会科学版)2022年第5期。

苏群、彭斌霞、陈杰:《我国失能老人长期照料现状及影响因素——基于城乡差异的视角》,《人口与经济》2015年第4期。

孙建娥、王慧:《城市失能老人长期照护服务问题研究——以长沙市为例》,《湖南师范大学社会科学学报》2013年第6期。

孙唐水、郭安:《城市独居老人需要社区的精神关爱——南京市独居老人调查》,《安庆师范学院学报》(社会科学版)2011年第8期。

孙金明:《中国失能老人照料需求及照料满足感研究——基于中国老年健康影响因素跟踪调查》,《调研世界》2018年第5期。

孙薇薇:《代际支持对城市老年人精神健康的影响》,《中国社会保障》2010年第3期。

孙晓冬、张骏:《城乡丧偶老年人的精神健康:基于社会支持的研究》,《宁夏社会科学》2021年第1期。

谭琪琦、左停:《信息不对称与社区养老信息化平台建设的探索——以北京市海淀区M街道为例》,《农村经济与科技》2016年第7期。

唐咏:《高龄失能老人照顾者精神健康状况研究:基于性别分析视角》,《南方人口》2013年第4期。

唐钧:《关于城市社区服务的理论思考》,《中国社会科学》1992年第4期。

陶裕春、申昱:《社会支持对农村老年人身心健康的影响》,《人口与经济》2014年第3期。

腾丽新等:《重庆老年人心理健康服务的需求》,《中国老年学杂志》

2013 年第 12 期。

童敏：《社会工作的自助和同伴支持理念的产生和演变——西方精神健康服务模式的发展轨迹》，《华东理工大学学报》（社会科学版）2009年第 4 期。

童敏：《文化处境下的精神健康概念及其对中国本土社会工作的启示》，《马克思主义与现实》2010 年第 5 期。

同钰莹：《亲情感对老年人生活满意度的影响》，《人口学刊》2000年第 4 期。

王大华等：《亲子支持对老年人主观幸福感的影响机制》，《心理学报》2004 年第 1 期。

王瑞华：《日常生活活动能力（ADL）的测定》，《中级医刊》1994年第 4 期。

王建云、钟仁耀：《基于年龄分类的社区居家养老服务需求层次及供给优先序研究——以上海市 J 街道为例》，《东北大学学报》（社会科学版）2019 年第 6 期。

王建云等：《城市社区高龄独居老年人生命健康质量及分类保障研究》，《华东师范大学学报》（哲学社会科学版）2022 年第 4 期。

王莉莉：《对完善中国家庭照料支持政策的思考与建议》，《兰州学刊》2012 年第 6 期。

王美艳等：《新疆维吾尔族和哈萨克族居家失能老年人照护者的抑郁状况》，《中国心理卫生杂志》2015 年第 8 期。

王萍、高蓓：《代际支持对农村老年人认知功能发展趋势影响的追踪研究》，《人口学刊》2011 年第 3 期。

王萍、李树茁：《代际支持对农村老年人生活满意度影响的纵向分析》，《人口研究》2011 年第 1 期。

王萍、李树茁、张文娟：《代际支持对中国农村老年人认知功能的影响研究》，《心理科学》2005 年第 6 期。

王萍、张雯剑、王静：《家庭代际支持对农村老年人心理健康的影响》，《中国老年学杂志》2017 年第 19 期。

王武林：《中国老年人口自杀问题研究》，《人口与发展》2013 年第 1 期。

王延中：《构建三位一体中国老年保障体系的基本构想》，《社会保障研究》2014 年第 3 期。

王跃生：《农村家庭代际关系理论和经验分析——以北方农村为基础》，《社会科学研究》2010 年第 4 期。

王雪辉：《中国老年失能的理论再思考及测量模型构想》，《宁夏社会科学》2020 年第 5 期。

韦璞：《贫困地区农村老年人社会支持网初探》，《人口与发展》2010 年第 2 期。

温兴祥、程超：《贫困是否影响农村中老年人的精神健康——基于 CHARLS 数据的实证研究》，《南方经济》2017 年第 12 期。

邬沧萍、姜向群：《"健康老龄化"战略刍议》，《中国社会科学》1996 年第 5 期。

邬俊福：《城乡老年人亲子支持与主观幸福感的相关研究》，《中国健康心理学杂志》2010 年第 7 期。

武佳琳等：《居家高龄老年人照护需求及满足情况调查》，《护理学杂志》2013 年第 12 期。

伍小兰：《农村老年人精神文化生活的现状分析和政策思考》，《人口与发展》2009 年第 4 期。

伍小兰、刘吉、曲嘉瑶：《中国老年人生活自理能力变化的多水平分析》，《兰州学刊》2019 年第 4 期。

乌云特娜、七十三：《精神健康是心理健康教育的核心价值追求》，《华东师范大学学报》（教育科学版）2015 年第 2 期。

吴振云、许淑莲、李娟：《老年心理健康问卷的编制》，《中国临床心理学杂志》2002 年第 1 期。

向运华、王晓慧：《智能陪护：老年人心理健康管理的新路径》，《甘肃社会科学》2019 年第 4 期。

向运华、姚虹：《城乡老年人社会支持的差异以及对健康状况和生活满意度的影响》，《华中农业大学学报》（社会科学版）2016 年第 6 期。

肖水源：《〈社会支持评定量表〉的理论基础与研究应用》，《临床精神医学杂志》1994 年第 2 期。

肖水源：《我国精神卫生服务面临的重要挑战》，《中国心理卫生杂志》2009 年第 12 期。

行红芳：《老年人的社会支持系统与需求满足》，《中州学刊》2006

年第 3 期。

徐婷婷等：《广西壮族自治区乡镇卫生院严重精神障碍健康管理人员现况调查》，《中国全科医学》2020 年第 20 期。

徐延辉、史敏：《休闲方式、精神健康与幸福感》，《吉林大学社会科学学报》2016 年第 5 期。

许新鹏：《代际支持、身心健康与老年人生活满意度》，《社会工作与管理》2017 年第 2 期。

谢颖、陈小异：《重庆市老年人心理健康及影响因素》，《中国老年学杂志》2017 年第 12 期。

薛新东、葛凯啸：《社会经济地位对我国老年人健康状况的影响——基于中国老年健康影响因素调查的实证分析》，《人口与发展》2017 年第 2 期。

姚付新等：《中国 2004 年以来精神卫生服务的发展与问题》，《中国心理卫生杂志》2015 年第 5 期。

姚远：《中国家庭养老研究述评》，《人口与经济》2011 年第 1 期。

姚远：《非正式支持：应对北京市老龄问题的重要方式》，《北京社会科学》2003 年第 4 期。

姚远、陈昫：《老年残疾人身份认同问题研究》，《人口研究》2011 年第 6 期。

姚远、范西莹：《从尊老养老文化内涵的变化看我国调整制定老龄政策基本原则的必要性》，《人口与发展》2009 年第 2 期。

杨莉、张红星：《基于公共管理角度的社区信息化构建》，《电子科技大学学报》（社科版）2010 年第 2 期。

杨玲、宋靓珺：《基于多维健康指标的老年人口健康状况变动研究——来自 2002—2014CLHLS 纵向数据的证据》，《西北人口》2020 年第 4 期。

杨晶晶、郑涌：《代际关系：老年心理健康研究的新视角》，《中国老年学杂志》2010 年第 19 期。

杨涛、吴国清：《论农村养老社会支持系统的完善——以安徽无为县天然村为例》，《湖南农业大学学报》（社会科学版）2007 年第 6 期。

俞卫、刘柏惠：《我国老年照料服务体系构建及需求量预测——以上海为例》，《人口学刊》2012 年第 4 期。

于泽浩：《城市失能老人家庭照料的困境及应对——以北京牛街为例》，《社会福利》2009年第4期。

余泽梁：《代际支持对老年人生活满意度的影响及其城乡差异——基于CHARLS数据7669个样本的分析》，《湖南农业大学学报》（社会科学版）2017年第1期。

袁同成、沈宫阁：《农村老年福利供给体系重构的精神健康效应》，《西北大学学报》（哲学社会科学版）2016年第6期。

曾毅、陈华帅、王正联：《21世纪上半叶老年家庭照料需求成本变动趋势分析》，《经济研究》2012年第10期。

曾屹丹：《价值观冲突对心理健康的影响》，《渝西学院学报》（社会科学版）2004年第4期。

翟绍果、王健荣：《社会支持对老年人主观幸福感的影响研究——基于精神健康因素的多重中介效应》，《西北人口》2018年第4期。

翟绍果、袁晔：《老年人精神需求、精神保障与精神福利：一个文献综述》，《老龄科学研究》2017年第7期。

翟振武、李龙：《老年标准和定义的再探讨》，《人口研究》2014年第6期。

张大勇、于占杰：《家庭支持网与农村空巢家庭养老问题》，《安徽师范大学学报》（人文社会科学版）2007年第3期。

张国琴、王玉环：《新疆石河子市失能老年人心理健康状况及其相关因素》，《中国老年学杂志》2011年第10期。

张立龙、张翼：《中国老年人失能时间研究》，《中国人口科学》2017年第6期。

张月云、李建新：《老年人失能水平与心理健康：年龄差异及社区资源的调节作用》，《学海》2018年第4期。

张文娟、李树茁：《代际支持对高龄老人身心健康状况的影响研究》，《中国人口科学》2004年增刊。

张文娟、李树茁：《子女的代际支持行为对农村老年人生活满意度的影响研究》，《人口研究》2005年第5期。

张文娟、魏蒙：《中国老年人的失能水平到底有多高？——多个数据来源的比较》，《人口研究》2015年第3期。

张秀萍、柳中权、赵维良：《建立"空巢"老人社区生活支持体系的研究》,《东北大学学报》(社会科学版) 2006 年第 6 期。

赵怀娟:《城市失能老人机构照护需要及需要满足研究——以南京市调查为例》,《中国卫生事业管理》2013 年第 4 期。

赵怀娟、陶权:《失能老人家庭照护的现状及影响因素分析——对 W 市 305 名照护者的调查》,《老龄科学研究》2013 年第 3 期。

赵向红:《城市失能老人长期照料问题的应对之策》,《贵州社会科学》2012 年第 10 期。

赵延东:《社会网络与城乡居民的身心健康》,《社会》2008 年第 5 期。

郑广怀:《迈向对员工精神健康的社会学理解》,《社会学研究》2010 年第 6 期。

郅玉玲:《农村老年人养老支持力研究及社会政策建议——以浙江省为例》,《人口与发展》2009 年第 5 期。

钟仁耀:《提升长期护理服务质量的主体责任研究》,《社会保障评论》2017 年第 3 期。

钟仁耀、侯冰:《公平性视角下的养老机构分类管理机制研究》,《中共浙江省委党校学报》2017 年第 1 期。

钟仁耀、宋雪程:《中国长期基本照护保险制度框架设计研究》,《新疆师范大学学报》(哲学社会科学版) 2017 年第 1 期。

钟仁耀、王建云、张继元:《我国农村互助养老的制度化演进及完善》,《四川大学学报》(哲学社会科学版) 2020 年第 1 期。

周绍斌:《从物质保障到精神保障——老年保障的新趋势》,《福建论坛》(人文社会科学版) 2007 年第 7 期。

周绍斌:《老年人的精神需求及其社会政策意义》,《市场与人口分析》2005 年第 6 期。

周绍斌:《论老年精神保障机制的建构》,《广东社会科学》2006 年第 2 期。

周绍斌、周密:《精神保障:老年保障的新视域》,《老龄科学研究》2016 年第 2 期。

周钦、蒋炜歌、郭昕:《社会保险对农村居民心理健康的影响——基于 CHARLS 数据的实证研究》,《中国经济问题》2018 年第 5 期。

周勇:《美国精神健康领域社会工作及其对中国的启示》,《四川大学学报》（哲学社会科学版）2010年第3期。

朱婷：《我国老年人社会支持研究综述》，《法制与社会》2010年第19期。

卓日娜图娅：《贫困地区医疗资源配置与老年人健康》，《华南农业大学学报》（社会科学版）2017年第4期。

学位论文类文献

侯冰：《城市老年人社区居家养老服务需求层次及其满足策略研究》，博士学位论文，华东师范大学，2018年。

冀明奎：《华东三省市农村卫生机构财务状况研究》，博士学位论文，复旦大学，2012年。

李明：《济南市城区失能老年人居家长期照护现状及需求研究》，博士学位论文，山东大学，2015年。

梁艳：《农村"空巢家庭"老年人精神赡养状况探析——以河南省某村空巢老人为例的个案研究》，硕士学位论文，山东大学，2007年。

王文萍：《山东省精神卫生资源配置现状及其公平性研究》，硕士学位论文，山东大学，2019年。

位秀平：《中国老年人社会参与和健康的关系及影响因子研究》，博士学位论文，华东师范大学，2015年。

杨舒：《人口移出老龄化背景下农村失能老年人"居家扶助型"养老模式研究》，博士学位论文，对外经济贸易大学，2018年。

杨雅惠：《基本养老保险对老年健康的影响研究——基于CHARLS数据的实证分析》，硕士学位论文，浙江工商大学，2020年。

叶丽萍：《农村老年人社会网络类型与健康及其行为关联机制研究》，博士学位论文，华中科技大学，2019年。

卓日娜图娅：《贫困地区农村家庭禀赋、社区资源与老年人多维健康——以宁夏固原为例》，博士学位论文，西北农林科技大学，2019年。

其他类文献

《2016年中国精神卫生医疗服务行业发展现状分析及2017年发展前景预测》，中国产业信息网，https://www.chyxx.com/industry/201701/490175.html，2020年12月23日。

北京大学国家发展研究院：《2015年中国健康与养老追踪调查项目研究报告》，http://www.charls.pku.edu.cn/wd/yjbgl.html，2020年11月15日。

丁时伟、凌小娟：《醴陵民政：引导社会组织开展关爱老年人心理健康活动》，搜狐网，https：//www.sohu.com/a/337036264_100180399，2021年2月9日。

《广东省建立全国首个精神卫生云服务平台》，https：//www.cn-healthcare.com/article/20151229/content-480743.html，2021年2月9日。

湖北省民政厅：《恩施州积极引导社会组织关爱老年人心理健康》，http：//mzt.hubei.gov.cn/ywzc/sz/es/202102/t20210202_3330468.shtml，2021年2月9日。

黄雅萍：《广东发布精神卫生云服务平台》，https：//www.sohu.com/a/51750697_115401，2021年2月9日。

民政部、全国老龄办：《2024年度国家老龄事业发展公报》，中华人民共和国中央人民政府网，http：//www.gov.cn/lianbo/bumen/202410/26/content_6979487.htm，2025年1月8日。

人力资源社会保障部网站：《人力资源社会保障部办公厅关于开展长期护理保险制度试点的指导意见》，http：//www.gov.cn/xinwen/2016-07/08/content_5089283.htm，2020年11月1日。

《世界精神卫生日：中国约1.73亿人有精神疾病小心身体发出的报警信号》，http：//news.jstv.com/a/20191010/89f1fcd4fbfe428ea8934c09ae3fe4c4.shtml，2020年10月13日。

《速读第47次〈中国互联网络发展状况统计报告〉》（附报告下载），智能电视网，https：//news.znds.com/article/52203.html，2021年2月3日。

《我国失能失智老人近半亿长护险需求强劲亟需扩面》，中国经济网，http：//www.ce.cn/xwzx/gnsz/gdxw/201807/13/t20180713_29736304.shtml，2020年11月24日。

邬沧萍、穆光宁：《积极实现健康老龄化》，《光明日报》1996年4月30日。

黄雅萍：《心理学的创立者荣格》，2011年8月12日，http：//www.cgw1.com/2011/0812/1828.html，2022年12月12日。

新华社：《国家中长期教育改革和发展规划纲要（2010—2020年）》，http：//www.gov.cn/jrzg/2010-07/29/content_1667143.htm，2020年11月24日。

新华社:《新华时评:关爱老年人别忘了"精神敬老"》,http://www.gov.cn/xinwen/2017-05/02/content_5190424.htm,2021年2月9日。

新华社:《中共中央 国务院印发〈"健康中国2030"规划纲要〉》,http://www.gov.cn/xinwen/2016-10/25/content_5124174.htm,2020年11月24日。

新华社:《中共中央政治局就我国人口老龄化的形势和对策举行第三十二次集体学习》,http://www.gov.cn/xinwen/2016-05/28/content_5077706.htm,2021年2月9日。

新华社:国务院印发《"十三五"卫生与健康规划》,http://www.gov.cn/xinwen/2017-01/10/content_5158559.htm,2020年11月24日。

中国政府网:《22部门印发〈关于加强心理健康服务的指导意见〉》,http://www.gov.cn/xinwen/2017-01/24/content_5162861.htm#1,2020年11月24日。

中国政府网:《国家卫生健康委办公厅关于探索开展抑郁症、老年痴呆防治特色服务工作的通知》,http://www.gov.cn/zhengce/zhengceku/2020-09/11/content_5542555.htm,2020年11月24日。

中华人民共和国民政部:《中华人民共和国老年人权益保障法》,http://www.mca.gov.cn/article/gk/fg/ylfw/202002/20200200024078.shtml,2020年11月18日。

中华人民共和国中央人民政府:《国务院关于开展新型农村社会养老保险试点的指导意见》,http://www.gov.cn/zhengce/content/2009-09/04/content_7280.htm,2021年2月9日。

中华人民共和国中央人民政府:《国务院关于印发"十三五"国家老龄事业发展和养老体系建设规划的通知》,http://www.gov.cn/zhengce/content/2017-03/06/content_5173930.htm,2020年11月24日。

中青在线:《16.57%国人受"心病"困扰,我们应如何守护"心"健康?》,2019年11月26日 http://news.cyol.com/app/2019-11-26/confent_18253630.htm,2023年12月10日。

《最新研究!我国65岁以上老年期痴呆患病率达5.56%!》,搜狐网,2018年12月2日,https://www.sohu.com/a/279176066_100084081,2020年11月24日。

英文参考文献

著作类文献

American Psychiatric Association, *Diagnostic and Statistical Manual of Mental Disorders* (*DSM-5*), Washington, DC: American Psychiatric Association, 2013.

Barresi, Charles M. Stull, Donald E., *Ethnicity and Long-term Care: An Overview*, New York: Spring, 1993.

Duffy, K., *The Human Dignity and Social Exclusion Project: Research Opportunity and Risk: Trends of Social Exclusion in Europe*, Strasbourg: Council of Europe, 1998.

Evers, Adalbert and Thomas Olk, eds., *Wohlfahrtspluralismus: Vom Wohlfahrtsstaat zur Wohlfahrtsgesellschaft*, Berlin: Springer-Verlag, 2013.

Feinberg L., Reinhard S. C., Houser A., & Choula R., *Valuing the Invaluable: 2011 Update, the Growing Contributions and Costs of Family Caregiving*, Washington, D. C.: AARP Public Policy Institute, 2011.

Frankl, Viktor E., *The Unheard Cry for Meaning: Psychotherapy and Humanism*, New York: Washington Square Press, 1984.

Glaser B. G., Strauss A. L., *The Discovery of Grounded Theory*, Chicago: Aldine, 1967.

He W., Sengupta M., Zhang K. & Guo P., *Health and Health Care of the Older Population in Urban and Rural China: 2000 (International Population Report No. P95/072)*, Washington, D. C.: U. S. Census Bureau, 2007.

Henderson S., et al., *Neurosis and the Social Environment*, New York: Academic Press, 1989.

Kinney, Jennifer M., "Home Care and Caregiving", in James E. Birren, ed., *Encyelopedia of Gerontology*, San Diego: Academic Press, 1996.

Lazarus R. S., Folkman S., *Stress, Appraisal, and Coping*, New York: Springer, 1984.

Rose R., "Common Goals but Different Roles: The State's Contribution to the Welfare Mix", in Rose R. & Shiratori, R., eds., *The Welfare State East and West*, Oxford: Oxford University Press, 1986.

Strauss A. L., Corbin J., "Grounded Theory Methodology", in Denzin

N. K. , Lincoln, eds. , *Hand Book of Qualitative Research*, Thousand Oaks: Sage, 1994.

Strauss A. L. , Corbin J. , *Basics of Qualitative Research: Grounded Theory Procedures and Techniques* (2nd ed.), Thousand Oaks: Sage, 1998.

Tajfel H. , "Social Categorization. English Manuscript of 'La catégorization sociale'", in Moscovici S. , ed. , *Introduction à la Psychologie Sociale*, Paris: Larousse, 1972.

Thoits P. A. , "Dimensions of Life Events that Influence Psychological Distress: An Evaluation and Synthesis of the Literature, in Kaplan H. et al. , eds. , *Psychological Stress 1st ed.* , New York: Academic Press, 1982.

Wolfenden J. , *The Future of Voluntary Organisations: Report of the Wolfenden Committee*, Abingdon: Taylor & Francis, 1978.

学术期刊类文献

Andresen E. M. , Malmgren J. A. , Carter W. B. , Patrick D. L. , "Screening for Depression in Well Older Adults: Evaluation of a Short Form of the CES – D", *American Journal of Preventive Medicine*, Vol. 10, No. 2, 1994.

Alvarez E. C. , Kawachi I. , Romani J. R. , "Family Social Capital and Health: A Systematic Review and Redirection", *Sociology of Health & Illness*, Vol. 39, No. 1, 2017.

Barua A. , Ghosh M. K. , Kar N. , et al. , "Socio-demographic Factors of Geriatric Depression", *Indian Journal of Psychological Medicine*, Vol. 32, No. 2, 2010.

Ben-Shlomo Y. , Kuh D. , "A Life Course Approach to Chronic Disease Epidemiology: Conceptual Models, Empirical Challenges and Interdisciplinary Perspectives", *International Journal of Epidemiology*, Vol. 31, No. 2, 2002.

Berg C. A. , Upchurch R. , "A Developmental-contextual Model of Couples Coping with Chronic Illness across the Adult Life Span", *Psychological Bulletin*, Vol. 133, No. 6, 2007.

Blieszner R. , Mancini J. A. , "Enduring Ties: Older Adults' Parental Role and Responsibilities", *Family Relations*, Vol. 36, No. 2, 1987.

Cai S. , Wang J. , "Less Advantaged, More Optimistic? Subjective Well-being among Rural, Migrant and Urban Populations in Contemporary China", *China Economic Review*, Vol. 52, Dec. 2018.

Carstensen L. L., "The Influence of a Sense of Time on Human Development, *Science*, Vol. 312, No. 5782, 2006.

Carstensen L. L., Fung H. H., Charles S. T., "Socioemotional Selectivity Theory and the Regulation of Emotion in the Second Half of Life", *Motivation and Emotion*, Vol. 27, No. 2, 2003.

Chao S. F., "Assessing Social Support and Depressive Symptoms in Older Chinese Adults: A Longitudinal Perspective", *Aging & Mental Health*, Vol. 15, No. 6, 2011.

Chen C. M., Mullan J., Su Y. Y., et al., "The Longitudinal Relationship between Depressive Symptoms and Disability for Older Adults: A Population-Based Study", *Journals of Gerontology Series A: Biomedical Sciences and Medical Sciences*, Vol. 67, No. 10, 2012.

Chen C. M., Mullan J., Griffiths D., et al., "Trajectories of Depression and Their Relationship with Health Status and Social Service Use", *Archives of Gerontology and Geriatrics*, Vol. 53, No. 2, 2011.

Chen X., Silverstein M., "Intergenerational Social Support and the Psychological Well-being of Older Parents in China", *Research on Aging*, Vol. 22, No. 1, 2000.

Chen Y., Hicks A., While A. E., "Depression and Related Factors in Older People in China: A Systematic Review", *Reviews in Clinical Gerontology*, Vol. 22, No. 1, 2012.

Chiou C. J., Chang H. Y., Chen I. P., et al., "Social Support and Caregiving Circumstances as Predictors of Caregiver Burden in Taiwan", *Archives of Gerontology and Geriatrics*, Vol. 48, No. 3, 2009.

Cobb S., "Social Support as a Moderator of Life Stress", *Psychosomatic Medicine*, Vol. 38, No. 5, 1976.

Cong Z., Silverstein M., "Intergenerational Support and Depression among Elders in Rural China: Do Daughters-in-law Matter?" *Journal of Marriage & Family*, Vol. 70, No. 3, 2008.

Cong Z., Silverstein M., "Intergenerational Time-for-money Exchanges in Rural China: Does Reciprocity Reduce Depressive Symptoms of Older Grandparents?" *Research in Human Development*, Vol. 5, No. 1, 2008.

Cohen S., "Social Relationships and Health", *American Psychologist*, Vol. 59, No. 8, 2004.

Cutler D. M., "Declining Disability among the Elderly", *Health Affairs*, Vol. 20, No. 6, 2001.

Dean A., Kolody B., Ensel W. M., "The Effects of Types of Social Support from Adult Children on Depression in Elderly Persons", *Journal of Community Psychology*, Vol. 17, No. 4, 1989.

Dunér A., Nordström M., "The Roles and Functions of the Informal Support Networks of Older People Who Receive Formal Support: A Swedish Qualitative Study", *Ageing & Society*, Vol. 27, No. 1, 2007.

Eleanor Palo Stoller, "Formal Services and Informal Helping: The Myth of Service Substitution", *Journal of Applied Gerontology*, Vol. 8, No. 1, 1989.

Ferraro K. F., Shippee, T. P., "Aging and Cumulative Inequality: How does Inequality Get Under the Skin?" *The Gerontologist*, Vol. 49, No. 3, 2009.

Fiori K. L., Smith J., Antonucci, T. C., "Social Network Types among Older Adults: A Multidimensional Approach", *The Journals of Gerontology Series B: Psychological Sciences and Social Sciences*, Vol. 62, No. 6, 2007.

Folkman S., Lazarus R. S., "If It Changes It Must be a Process: Study of Emotion and Coping during Three Stages of a College Examination", *Journal of Personality and Social Psychology*, Vol. 48, No. 1, 1985.

Freedman V. A., Martin L. G., Schoeni R. F., "Recent Trends in Disability and Functioning among Older Adults in the United States: A Systematic Review", *Journal of the American Medical Association*, Vol. 288, No. 24, 2002.

Freedman V. A., Agree E. M., Martin L. G., et al., "Trends in the Use of Assistive Technology and Personal Care for Late-life Disability, 1992–2001", *The Gerontologist*, Vol. 46, No. 1, 2006.

Gao M., Kuang W., Qiu P., et al., "The Time Trends of Cognitive

Impairment Incidence among Older Chinese People in the Community: Based on the CLHLS Cohorts from 1998 to 2014", *Age and Ageing*, Vol. 46, No. 5, 2017.

George Mois, Karen L. Fortuna. , "Visioning the Future of Gerontological Digital Social Work", *Journal of Gerontological Social Work*, Vol. 63, No. 5, 2020.

Golden J. , Conroy R. M. , Bruce I. , et al. , "Loneliness, Social Support Networks, Mood and Wellbeing in Community-dwelling Elderly", *International Journal of Geriatric Psychiatry: A Journal of the Psychiatry of Late Life and Allied Sciences*, Vol. 24, No. 7, 2009.

Han B. , Jylha M. , "Improvement in Depressive Symptoms and Changes in Self-rated Health among Community-dwelling Disabled Older Adults", *Aging and Mental Health*, Vol. 10, No. 6, 2006.

Hu B. , Wang J. , "Unmet Long-term Care Needs and Depression: The Double Disadvantage of Community-dwelling Older People in Rural China", *Health & Social Care in the Community*, Vol. 27, No. 1, 2019.

Hyyppä M. T. , Mäki J. , "Individual-level Relationships between Social Capital and Self-rated Health in a Bilingual Community", *Preventive Medicine*, Vol. 32, No. 2, 2001.

Jennifer M. , Mellor, Jeffrey Milyo, "Is Exposure to Income Inequality a Public Health Concern? Lagged Effects of Income Inequality on Individual and Population Health", *Health Services Research*, Vol. 38, No. 1, 2003.

John Maltby, Liza Day, Louise Barber, "Forgiveness and Happiness the Differing Contexts of Forgiveness Using the Distinction between Hedonic and Eudaimonic Happiness", *Journal of Happiness Studies*, Vol. 6, No. 1, 2005.

Katz S. , Downs T. D. , Cash H. R. , et al. , "Progress in Development of the Index of ADL", *The Gerontologist*, Vol. 10, No. 1, 1970.

Kenneth M. Langa, et al. , "Extent and Cost of Informal Caregiving for Older Americans with Symptoms of Depression", *American Journal of Psychiatry*, Vol. 161, No. 5, 2004.

Kim J. I. , Choe M. A. , Chae Y. R. , "Prevalence and Predictors of Geriatric Depression in Community-Dwelling Elderly", *Asian Nursing Research*,

Vol. 3, No. 3, 2009.

Kuzuya M., Masuda Y., Hirakawa Y., et al., "High Prevalence Rate of Depression among Community-dwelling Frail Elderly Japanese", *Nihon Ronen Igakkai Zasshi, Japanese Journal of Geriatrics*, Vol. 43, No. 4, 2006.

Larsen K., Schroll M., Avlund K., "Depressive Symptomatology at Age 75 and Subsequent Use of Health and Social Services", *Archives of Gerontology and Geriatrics*, Vol. 42, No. 2, 2006.

LaPlante M. P., Harrington C., Kang T., "Estimating Paid and Unpaid Hours of Personal Assistance Services in Activities of Daily Living Provided to Adults Living at Home", *Health Services Research*, Vol. 37, No. 2, 2002.

Lee S., Tsang A., Li X. Y., Phillips, M. R., Kleinman, A., "Attitudes toward Suicide among Chinese People in Hong Kong", *Suicide and Life-Threatening Behavior*, Vol. 37, No. 5, 2007.

Lee, J., Choi M., Jung D., et al., "A Structural Model of Health-Related Quality of Life in Parkinson's Disease Patients", *Western Journal of Nursing Research*, Vol. 37, No. 8, 2015.

Lee G. R., Netzer J. K., Coward R. T., "Depression among Older Parents: The Role of Intergenerational Exchange", *Journal of Marriage and the Family*, Vol. 57, No. 3, 1995.

Li D., Zhang D. J., Shao J. J., et al., "A Meta-analysis of the Prevalence of Depressive Symptoms in Chinese Older Adults", *Archives of Gerontology and Geriatrics*, Vol. 58, No. 1, 2014.

Li S., Song L., Feldman M. W., "Intergenerational Support and Subjective Health of Older People in Rural China: A Gender-based Longitudinal Study", *Australasian Journal on Ageing*, Vol. 28, No. 2, 2009.

Lin Nan, Walter M. Ensel, "Life Stress and Health: Stressors and Resources", *American Sociological Review*, Vol. 54, No. 3, 1989.

Lin Nan, Mary W. Woelfel, Stephen C. Light, "The Buffering Effect of Social Support Subsequent to an Important Life Event", *Journal of Health and Social Behavior*, Vol. 26, No. 3, 1985.

Liu J., Li L., Zhang Z., Xu, H., "Associations between Physical Health and Depressive Symptoms in Chinese Older Adults: Do Neighborhood

Resources Matter?", *SSM-population Health*, Vol. 2, Dec. 2016.

Luo Y., Waite L. J., "Loneliness and Mortality among Older Adults in China", *Journals of Gerontology Series B: Psychological Sciences and Social Sciences*, Vol. 69, No. 4, 2014.

Lou V. W. Q., Ng J. W., "Chinese Older Adults' Resilience to the Loneliness of Living Alone: A Qualitative Study", *Aging & Mental Health*, Vol. 16, No. 8, 2012.

Ma S., Wen F., "Who Coresides with Parents? An Analysis Based on Sibling Comparative Advantage", *Demography*, Vol. 53, No. 3, 2016.

Manton K. G., Lamb V. L., Gu X. L., "Medicare Cost Effects of Recent US Disability Trends in the Elderly: Future Implications", *Journal of Aging and Health*, Vol. 19, No. 3, 2007.

Maslow A. H., "A Theory of Human Motivation", *Psychological Review*, Vol. 50, No. 4, 1943.

Merz E. M., Consedine N. S., "The Association of Family Support and Wellbeing in Later Life Depends on Adult Attachment Style", *Attachment & Human Development*, Vol. 11, No. 2, 2009.

Miller, N. A., Harrington, C., Goldstein, E., "Access to Community-based Long-term Care: Medicaid's Role", *Journal of Aging and Health*, Vol. 14, No. 1, 2002.

Mitchell P. M., Roberts T. E., Barton P. M., Coast J., "Applications of the Capability Approach in the Health Field: A Literature Review", *Social Indicators Research*, Vol. 133, No. 1, 2017.

Mitrani V. B., Lewis J. E., Feaster D. J., et al., "The Role of Family Functioning in the Stress Process of Dementia Caregivers: A Structural Family Framework", *The Gerontologist*, Vol. 46, No. 1, 2006.

Moeini B., Barati M., Farhadian M., et al., "The Association between Social Support and Happiness among Elderly in Iran", *Korean journal of family medicine*, Vol. 39, No. 4, 2018.

Nagi S. Z., "An Epidemiology of Disability among Adults in the United States", *The Milbank Memorial Fund Quarterly, Health and Society*, Vol. 54, No. 4, 1976.

Nguyen A. W. , Chatters L. M. , Taylor R. J. , et al. , "Social Support from Family and Friends and Subjective Well-being of Older African Americans", *Journal of Happiness Studies*, Vol. 17, No. 3, 2016.

Orbach I. M. , Mikulincer M. , Gilboa-Schechtman E. , Sirota P. , "Mental Pain and Its Retionship to Suicidality and Life Meaning", *Suicide and Life-threatening Behavior*, Vol. 33, No. 3, 2003.

Radloff L. S. , "The CES-D Scale: A Self-report Depression Scale for Research in the General Population", *Applied Psychological Measurement*, Vol. 1, No. 3, 1977.

Richard M. Ryan, Edward L. Deci, "On Happiness and Human Potentials: A Review of Research on Hedonic and Eudaimonic Well-being", *Annual Review of Psychology*, Vol. 52, No. 1, 2001.

Rorbert J. Calsyn, Joel P. Winter, "Predicting Different Types of Service Use by the Elderly: The Strength of the Behavioral Model and the Value of Interaction Terms", *Journal of Applied Gerontology*, Vol. 19, No. 3, 2000.

Ryff C. D. , Singer, B. H. , "Know Thyself and Become What You Are: A Eudaimonic Approach to Psychological Well-Being", *Journal of Happiness Studies*, Vol. 9, No. 1, 2008.

Santini Z. I. , Fiori K. L. , Feeney J. , et al. , "Social Relationships, Loneliness, and Mental Health among Older Men and Women in Ireland: A Prospective Community-based Study", *Journal of Affective Disorders*, Vol. 204, Nov. 2016.

Seeman T. E. , Berkman L. F. , "Structural Characteristics of Social Networks and Their Relationship with Social Support in the Elderly: Who Provides Support", *Social Science & Medicine*, Vol. 26, No. 7, 1988.

Silverstein M. , Chen X. , Heller K. , "Too Much of a Good Thing? Intergenerational Social Support and the Psychological Well-being of Older Parents", *Journal of Marriage and Family*, Vol. 58, No. 4, Nov. 1996.

Silverstein M. , Cong Z. , Li S. , "Intergenerational Transfers and Living Arrangements of Older People in Rural China: Consequences for Psychological Well-being", *Journals of Gerontology Series B: Psychological Sciences and Social Sciences*, Vol. 61, No. 5, 2006.

Silverstein M. , Bengtson V. L. , "Does Intergenerational Social Support Influence the Psychological Well-being of Older Parents? The Contingencies of Declining Health and Widowhood", *Social Science & Medicine*, Vol. 38, No. 7, 1994.

Sidney katz, et al. , "Studies of Illness in the Aged the Index of ADL: A Standardized Measure of Biological and Psychological Function", *JAMA*, Vol. 185, No. 12, 1963.

Spencer Michael S. , Chen Juan, "Effect of Discrimination on Mental Health Service Utilization among Chinese Americans", *American Journal of Public Health*, Vol. 94, No. 5, 2004.

Sun R. , "Worry about Medical Care, Family Support, and Depression of the Elders in Urban China", *Research on Aging*, Vol. 26, No. 5, 2004.

Taylor H. O. , Taylor R. J. , Nguyen A. W. , Chatters L. , "Social Isolation, Depression, and Psychological Distress among Older Adults", *Journal of Aging and Health*, Vol. 30, No. 2, 2018.

Taylor D. Jr. , Hoenig H. , "Access to Health Care Services for the Disabled Elderly", *Health Services Research*, Vol. 41, No. 3, 2006.

Tennstedt S. , Harrow B. , Crawford S. , "Informal Care vs. Formal Services: Changes in Patterns of Care Over Time", *Journal of Aging Social Policy*, Vol. 7, No. 3, 1996.

Tomaka J. , Thompson S. , Palacios R. , "The Relation of Social Isolation, Loneliness, and Social Support to Disease Outcomes among the Elderly", *Journal of Aging and Health*, Vol. 18, No. 3, 2006.

Tombaugh, T. N. , McIntyre, N. J. , "The Mini-Mental State Examination: A Comprehensive Review", *Journal of the American Geriatric Society*, Vol. 40, No. 9, 1992.

Van der Horst M. , Coffé H. , "How Friendship Network Characteristics Influence Subjective Well - being", *Social Indicators Research*, Vol. 107, No. 3, 2012.

Vickin R. Strang, Priscilla M. Koop, et al. , "Family Caregivers and Transition to Long-term Care", *Clinical Nursing Research*, Vol. 15, No. 1, 2006.

Waidmann T. A. , Liu K. , "Disability Trends among Elderly Persons and

Implications for the Future", *The Journals of Gerontology Series B: Psychological Sciences and Social Sciences*, Vol. 55, No. 5, 2000.

Wolf D. A., "The Family as Provider of Long-term Care: Efficiency, Equity and Externalities", *Journal of Aging and Health*h, Vol. 11, No. 3, 1999.

Zachary Zimmer, Julia Kwong, "Family Size and Support of Older Adults in Urban and Rural China: Current Effects and Future Implications", *Demography*, Vol. 40, No. 1, 2003.

Yang Y., George L. K., "Functional Disability, Disability Transitions, and Depressive Symptoms in Late Life", *Journal of Aging and Health*, Vol. 17, No. 3, 2005.

Zarit S. H., Femia E. E., Kim K., et al., "The Structure of Risk Factors and Outcomes for Family Caregivers: Implications for Assessment and Treatment," *Aging & Mental Health*, Vol. 14, No. 2, 2010.

Zarit S. H., Zarit J. M., "Mental Disorders in Older Adults: Fundamentals of Assessment and Treatment", *Journal of Psychosocial Nursing & Mental Health Services*, Vol. 37, No. 7, 2011.

Zeng Yi, James W. Vaupel., "Functional Capacity and Self-evaluation of Health and Life of Oldest Old in China", *Journal of Social Issues*, Vol. 58, No. 4, 2002.

Zeng Yi, James W. Vaupel., Xiao Zhenyu, et al., "The Healthy Longevity Survey and The Active Life Expectancy of the Oldest Old in China", *Population: An English Selection*, Vol. 13, No. 1, 2001.

Zunzunegui, M. V., Beland, F., Otero, A., "Support from Children, Living Arrangements, Self-rated Health and Depressive Symptoms of Older People in Spain", *International Journal of Epidemiology*, Vol. 30, No. 5, 2001.

其他类文献

Ageing W. H. O., Fund M. M., Towards an International Consensus on Policy for Long-term Care of the Ageing, Geneva: World Health Organization, 2000.

Lubben J., Gironda M., Sabbath E., Kong J., Johnson C., Social Isolation Presents a Grand Challenge for Social Work, Grand Challenges for Social Work Initiative, Working Paper, 2015, No. 7.

U. S. Department of Health and Human Services, Mental Health: A Report of the Surgeon General, 1999.

Sarason I. G. et al., A Technical Report, Washington D. C.: University of Washington, 1981.

World Health Organization, International Classification of Impairments, Disabilities and Handicaps, a Manual of Classification Relating to the Consequences of Disease, Geneva: World Health Organization, 1980.

World Health Organization, The International Classification of Functioning, Disability and Health, Geneva: World Health Organization, 2001.

后　记

随着时代变迁，青壮年劳动力外流，空巢、留守、独居老年人逐渐增多，依靠传统的土地保障和养儿防老难以保障老年人的基本生存所需。同时，社会化养老服务尚未建立健全，亟须一种新型的养老保障制度来保障老年人的生命健康质量。在华东师范大学公共管理学院学习的七年，让我对社会问题与学术责任有了更深刻的认识，也越来越想要通过自己的努力为老年人做些什么。

本书主要内容源于我的博士学位论文，后进行了大量修改和补充完善。最初关注老年人精神健康问题是2016年在中国老龄科学研究中心访学时，与魏彦彦主任聊天中提到老年人容易出现抑郁、焦虑，甚至失智等精神健康问题。2017年在华东师范大学公共管理学院攻读博士学位期间，得到了我的导师钟仁耀教授的支持，决定把博士学位论文选题定为"社区居家失能老年人精神健康社会支持体系构建研究"。2019年去美国纽约大学访学期间，吴蓓教授给了我很多有益的启发。

本书得以完成，首先衷心感谢所有被调查的社区居家失能老年人及其照料者们，感谢研究过程中参阅文献的作者们。其次，感谢朋友对调研数据收集的帮助。再次，感谢华东师范大学公共管理学院各位老师的悉心指导，感谢我的同门师兄弟师姐妹的鼓励和帮助。最后，感谢山东师范大学公共管理学院师生对本书出版的支持，感谢李佳忆、黄小申、王炜茜、王雯子瑜、杨逸敏、王湛宁、孟睿妍和卢子媛等同学帮助文字校对。

本书得以顺利出版，得到教育部人文社会科学研究青年项目（项目批准号：23YJCZH208）和山东省高等学校青创科技支持计划的资助，在此表示感谢。也要感谢中国社会科学出版社的大力支持，对为本书出版付出艰辛劳动的相关工作人员，致以诚挚谢意。

最后，感谢父母的养育之恩，以及对我毅然辞职读博和出版著作的支持，感谢弟弟和妹妹们的陪伴，感谢亲戚朋友们的关心。

由于本人研究水平有限，本书可能存在疏漏和不妥之处，恳请得到专家学者和广大读者的批评指正。

王建云

二〇二五年一月

于大明湖畔